本书为国家社会科学基金一般项目"公共健康伦理的基本理论研究"（项目编号：17BZX020）的研究成果

公共健康伦理的
基本理论

朱海林 著

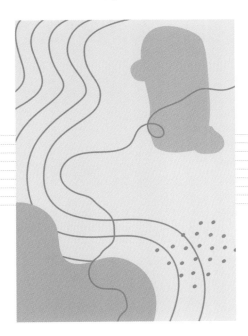

The Fundamental Theory
of Public Health Ethics

中国社会科学出版社

图书在版编目(CIP)数据

公共健康伦理的基本理论 / 朱海林著. -- 北京：
中国社会科学出版社，2024. 5. -- ISBN 978-7-5227
-3756-0

Ⅰ. R1-05

中国国家版本馆 CIP 数据核字第 2024087JE3 号

出 版 人	赵剑英	
责任编辑	郝玉明	
责任校对	谢 静	
责任印制	张雪娇	

出 版	中国社会科学出版社	
社 址	北京鼓楼西大街甲 158 号	
邮 编	100720	
网 址	http://www.csspw.cn	
发 行 部	010-84083685	
门 市 部	010-84029450	
经 销	新华书店及其他书店	

印 刷	北京君升印刷有限公司
装 订	廊坊市广阳区广增装订厂
版 次	2024 年 5 月第 1 版
印 次	2024 年 5 月第 1 次印刷

开 本	710×1000 1/16
印 张	17.75
插 页	2
字 数	289 千字
定 价	98.00 元

目　录

绪　　论

　　公共健康伦理学作为一门新兴的边缘性交叉学科，诞生于 20 世纪 90 年代的美国。中国公共健康伦理学的兴起比西方晚了十年左右，是在借鉴西方公共健康伦理学的基础上诞生的。目前，中国公共健康伦理学在研究队伍、成果数量等方面获得了较快发展，但研究范式、话语体系等方面借鉴西方的痕迹还比较明显。同时，由于公共健康伦理学"以实践中的公共卫生伦理问题为其逻辑出发点"①，公共健康实践的伦理研究是我国公共健康伦理研究的重心，而公共健康伦理的基础理论研究则显得比较薄弱，中国特色公共健康伦理学理论构建尚未完成。这种状况与公共健康伦理学作为一门独立的新兴学科和公共健康实践发展的要求相比，存有很大差距。

　　2017 年党的十九大作出了"加快构建中国特色哲学社会科学""实施健康中国战略"等重大部署；2020 年 10 月党的十九届五中全会通过的"十四五"规划中提出了"全面推进健康中国建设"的重大任务；2022 年 10 月党的二十大进一步把"推进健康中国建设"作为我国全面建设社会主义现代化国家新征程中关系全局的战略任务。这在客观上对我国公共健康伦理学的发展提出了新的更高要求。同时，从实践看，重大疫情和疾病防控、公共健康风险管理、公共卫生体系建设都离不开伦理学的智慧和贡献。公共健康伦理作为公共健康问题的伦理研究，为解决公共健康问题、推进健康中国建设提供伦理支持正是自己的"天职"和根本使命。为此，必须立足中国现实和中国语境，增强学科意识和理论自觉，加快构建中国特色公共健康伦理学。

---

　　①　翟晓梅、邱仁宗编著：《公共卫生伦理学》，中国社会科学出版社 2016 年版，第 1 页。

一 研究背景及意义

公共健康与伦理具有密切的内在关联。公共健康问题既涉及医疗卫生问题、管理问题、社会问题、法律问题，也是一个伦理问题；公共健康的维护不仅要靠医疗科技的进步和经济社会的发展，也要靠合道德性的制度安排和社会道德环境的改善。事实上，公共健康活动作为一种包括医疗卫生、公共管理等在内的社会活动，也是一种道德活动。作为一种道德活动，公共健康活动离不开道德理性的"向导"。公共健康活动与道德理性的内在关联呼唤公共健康与伦理的联姻；而 20 世纪末、21 世纪初不断暴发的公共健康危机为公共健康与伦理的联姻提供了"契机"。如 2003 年的"非典"疫情、2009 年的甲型 H1N1 流感疫情、2013 年的 H7N9 型禽流感疫情、2014 年脊髓灰质炎疫情、2014—2015 年的西非埃博拉疫情、2015—2016 年的寨卡病毒疫情以及 2018—2019 年首发刚果的埃博拉疫情等公共健康危机对人的生命健康和经济社会发展都造成了严重威胁，促使人类对公共健康危机及其应对进行系统反思。在这样的背景下，作为对公共健康危机和各种公共健康实践活动进行伦理反思的公共健康伦理就应运而生了。经过二十余年的发展，公共健康伦理日益成为国内外学界关注的一个热点。作为一门新兴学科，公共健康伦理学对伦理学特别是应用伦理学的谱系发展以及人们应对公共健康危机和推进健康建设都具有重要意义。

中国的公共健康伦理研究是随着 2003 年"非典"疫情暴发、公共健康问题日益受到社会各界特别是伦理学界广泛关注的背景下兴起的。"非典"、甲型 H1N1 流感、禽流感疫情等公共健康危机的频仍暴发，特别是新冠疫情引发的全球性公共健康危机，使公共健康问题日益成为世界各国和国际社会关注的焦点。当前，随着健康中国建设的全面推进、国家和社会各界对公共健康问题的日益重视，公共健康伦理也受到我国学界日益广泛的关注。很多学者从伦理学角度反思和研究公共健康危机和公共健康实践，为解决公共健康问题、推进健康中国建设提供伦理思路和伦理方案。应该说，从研究队伍、研究内容以及研究成果等方面看，我国公共健康伦理学的发展总体上是比较迅速的。

尽管如此，相对于公共卫生学、法学、社会学等学科的研究而言，我国学界对公共健康的伦理学研究总体上仍显得比较薄弱。从研究队伍看，虽然我国涉猎公共健康伦理研究的学者不少，但真正专门从事该领域研究的学者不多。相当一部分学者是因为某种"机缘"关注到公共健康伦理，就某一具体问题发表自己的见解之后，就将目光迅速投入自己的主要研究方向。公共健康伦理只是一些学者研究视野中的"匆匆过客"，并未成为这些学者的主要研究方向。正因为这样，我国公共健康伦理研究的主题比较分散，缺乏系统的理论建构。更为重要的是，中国公共健康伦理学是在借鉴西方公共健康伦理学话语的基础上诞生的，由于缺乏对西方公共健康伦理范式的批判性反思，缺乏对公共健康伦理基础理论的系统深入研究，学者们关注和思考的问题总体上尚未超出西方公共健康伦理学的视阈，在研究范式和话语体系等方面总体上尚未走出西方公共健康伦理学的框架，很多方面借鉴西方公共健康伦理学的痕迹都比较明显。这种状况给我国公共健康实践的伦理研究带来了不便，导致我国公共健康伦理学服务现实的能力明显不足，客观上也提出了加快公共健康伦理学科理论构建的迫切要求。

令人欣喜的是，党的十九大作出了实施健康中国战略的重大部署，把健康中国建设上升为一项国家战略。学界迅速对此作出反应，从伦理学角度对健康中国建设予以了关注。特别是2017年中国伦理学大会（北京）专设了健康伦理论坛，聚焦健康中国建设开展研讨，取得了要为健康中国建设提供全方位伦理支持的重要共识；此后，历次中国伦理学大会也都开设了健康伦理论坛，对健康伦理的一些理论和实践问题，特别是健康伦理应该如何服务健康中国建设作了深入研讨。新冠疫情暴发以后，很多学者从伦理学角度予以反思和研究，涌现出一批有价值的学术成果。但从总体上看，由于中国公共健康伦理学是在借鉴西方公共健康伦理学的基础上诞生的，既没有充分的思想准备，也没有相应的理论基础，中国公共健康伦理学的理论构建尚未完成，服务健康中国建设、解释和解决公共健康现实问题的能力尚待提升。在这样的情况下，中国公共健康伦理学必须顺势而为，加快构建立足中国现实和中国语境的中国特色公共健康伦理学。

本书的理论意义在于，聚焦公共健康伦理的基本理论，研究和阐释公共健康伦理的可能性、基本论域、本质、结构、功能及运行机制等基础理论问题，初步尝试构建公共健康伦理的基本理论体系，可以在一定程度上弥补我国公共健康伦理基础理论研究的不足，推动学界对公共健康伦理基础理论的更多重视和不断深化，为构建中国特色公共健康伦理学"添砖加瓦"。

目前，我国公共健康伦理研究的一个突出问题是基础理论研究比较薄弱，诸多基本理论问题尚未受到应有关注，甚至连"公共健康伦理何以可能"这类前提性理论问题都一直未能得到正面解答，公共健康伦理学的学科合法性一直受到质疑，理论体系构建更是任重道远。国内已有的四部公共健康伦理研究专著的主题和主要内容分别如下。史军的《权利与善：公共健康的伦理研究》（中国社会科学出版社 2010 年版）把权利与善作为公共健康伦理的主题，主要研究了权利与善的冲突及和解问题。喻文德的《公共健康伦理探究》（湖南大学出版社 2015 年版）把责任伦理作为公共健康伦理的主题，主要研究了政府、企业、媒体、公共健康专业人员及公民等主体在维护公共健康中的道德责任。翟晓梅、邱仁宗编著的《公共卫生伦理学》（中国社会科学出版社 2016 年版）分为"总论"和"各论"两篇共十四章，"总论"阐释了公共卫生的概念、一般伦理学理论、原则和方法、公共卫生的伦理基础、公共卫生伦理基本原则、健康责任、公共卫生与个人自由、健康公平等问题；"各论"则对公共卫生研究、传染病控制、遗传学与公共卫生、精神卫生、药物依赖、老龄化和长期照护等各类公共健康实践活动进行了系统论述。王文科、叶姬的《健康中国战略背景下公共健康伦理研究》（上海三联书店 2020 年版）在把握"公共健康伦理的理论基础"的基础上，以健康中国战略为背景，从伦理学角度出发研究公共卫生资源的配置、大健康产业与企业、公共健康政策、健康治理、促进与教育以及全球健康与命运共同体等公共健康实践问题。虽然权利与善的冲突、公共健康责任伦理、公共卫生的伦理基础、基本原则、健康责任、公共卫生与个人自由、健康公平等问题都是公共健康伦理的基础理论问题，但非常明显，四部专著关注的重心并不是构建公共健康伦理学科理论体系。至于学术论文和散见于其他著作中的研究，主题更为分散，均未完成公共健康伦理学科理论体系构建的任务。本书集中研究公共健康伦理的基本理论，尝试在解决公共健康伦理学的学科合法性问题的基础上，初步构建公共健康伦理的基本理论体系，有利于推动公共健康伦理的理论深化和学科发展。

本书的实践意义在于，促进社会对公共健康问题和公共健康实践的伦理反思，为加强公共健康政策的伦理论证、促使伦理学界在公共健康领域的更多发声提供理论支持，推动社会对公共健康政策道德合理性的更多重视，优化公共健康政策的设计理念，提升中国公共健康伦理学服务现实的能力。

当前，我国正在全面推进健康中国建设。作为一项社会系统工程，健康中国建设包括多方面、多层次的建设；在全面推进健康中国建设的过程中，面临着公共政策、法律、管理和伦理等方面的诸多难题，需要公共卫生学、法学、管理学和伦理学等多学科的研究和贡献。本书力图在公共健康伦理理论研究方面取得突破，初步构建公共健康伦理的基本理论体系，为全面推进健康中国建设提供伦理支持。

同时，人类社会的发展史也是一部人类应对各种公共健康危机的历史。特别是进入 21 世纪以来，全球性公共健康危机的暴发日益频仍。新冠疫情作为"二战"以来人类面临的最大危机，把公共卫生问题提到各国事程的中心，把公共健康治理推至国家治理和全球治理的前台。恩格斯说："没有哪一次巨大的历史灾难不是以历史的进步为补偿的。"① 当前，很多学者都在总结我国疫情防控的经验得失，纷纷从公共健康"预防—控制—救助—保障"体系、公共健康风险管理体系、公共健康投入和基础设施建设、公共健康法律法规体系和依法治理能力以及全球公共健康治理合作等角度提出了诸多真知灼见，对促进公共健康治理的理论和实践发展都有重要价值。从具体视角看，重大疫情防控是一项十分复杂的社会系统工程，不仅需要面对和解决公共卫生、法律政策和社会管理等方面的诸多现实难题，因而需要资源和技术、法律和制度、政策和管理等方面的治理和支持，也需要面对和解决价值观和道德观层面的诸多伦理难题和道德冲突，因而也需要伦理学方面的支持和贡献。而为包括重大疫情在内的公共健康危机应对提供伦理支持正是公共健康伦理的重要任务。本书聚焦公共健康伦理的基本理论，可以为重大疫情防控和公共健康治理的伦理研究提供学科理论支持。

二　国内外研究综述

公共健康伦理学诞生于 20 世纪 90 年代的美国，并迅速在欧洲等地陆续"开花"。在大约十年后的中国，随着 2003 年"非典"暴发、公共健康问题日

---

① 《马克思恩格斯文集》第 10 卷，人民出版社 2009 年版，第 665 页。

益受到社会各界特别是伦理学和生命伦理学者的广泛关注，公共健康伦理也应运而生。经过二十余年的发展，公共健康伦理已经成为国内外的一个学术热点。

（一）国外公共健康伦理研究动态及现状

国外的公共健康伦理研究开始于 20 世纪 90 年代的美国。正如南希·E. 卡斯（Nancy E. Kass）所说的，"公共健康伦理学的研究框架在 90 年代才开始出现"[1]。乔纳森·曼恩（Jonathan Mann）于 1997 年发表了一篇题为《医学与公共健康，伦理学和人权》的报告，认为公共健康应该在伦理学和人权的框架内进行解读，而不应该在生物学范围内来解读。[2] 虽然曼恩并不是专门从伦理学视角关注公共健康，而是从人权视角来思考公共健康领域权利与善的关系问题，但在一定程度上提出了公共健康与伦理学的联姻与对话问题。比彻姆（Dan E. Beauchamp）、斯坦博克（Bonnie Steinbock）在 1999 年主编出版了《为了公共健康的新伦理学》一书，认为公共健康应该成为伦理学研究的一个重要领域："公共健康属于伦理领域是因为它不仅关系到对于社会中疾病出现的解释，也关系到这一状况的改善。"[3] 该著的出版标志着公共健康伦理研究的兴起。此后，公共健康伦理在美国、欧洲等地获得了快速发展，产生了大量的研究论著。为方便讨论，我们把西方公共健康伦理的研究状况分两个阶段进行梳理。

1. 第一阶段： 20 世纪 90 年代至 2010 年

这一阶段西方公共健康伦理研究主要包括五个方面的内容。一是公共健康伦理的学科定位。西方公共健康伦理兴起后，首先面临公共健康伦理 "是生命伦理学的一个分支还是一门新兴独立学科" 的争议。罗纳德·拜耳（Ronald Bayer）、卡尔·科尔曼（Coleman Carl）等学者认为公共健康伦理与生命伦理是两个不同的领域，如罗纳德·拜耳等学者认为公共健康伦理是一门独立的学科，

---

① Nancy E. Kass, "A Journey in Public Health Ethics", *Perspectives in Biology and Medicine*, 2017, Vol. 60, No. 1, pp. 103 –116.

② 参见 Mann, Jonathan, "Medicine and Public Health, Ethics and Human Rights", *The Hastings Center Report*, 1997, No. 27, pp. 6 –13。

③ Dan E. Beauchamp, Bonnie Steinbock., *New Ethics for the Public Health*, Oxford University Press, 1999, pp. 65 –66.

这是因为公共健康伦理与生命伦理有着重要的区别，即生命伦理更强调个人自主，而公共健康伦理更强调人口的健康。① 丹尼尔·卡拉汉（D. Callahan）等人则认为公共健康伦理是生命伦理的一个分支学科，如丹尼尔·卡拉汉等人认为，公共健康伦理是生命伦理学的一个子领域②，M. 温尼亚（M. Wynia）认为，生命伦理学也包括公共健康、环境卫生和以人口为中心的领域③。

　　二是公共健康伦理研究的方法步骤、程序准则和理论工具。南希·E. 卡斯提出了六个步骤的分析框架，即公共健康的目标；计划的效果；已知的或潜在的负担；负担能否被最小化以及有无替代性的方法；计划实施是否公平；公平地平衡计划的利益与负担。④ 詹姆斯·丘卓斯（J. Childress）等人提出了处理公共健康伦理问题的五项程序准则，即有效性、相称性、必要性、最小侵权、公示理由。⑤ 雷斯尼克把丘卓斯提出的五项程序准则应用于反式脂肪禁令的讨论，认为反式脂肪禁令符合有效性、相称性和公示理由三个条件，而不符合必要性和最小侵权两个条件。⑥ 关于理论工具，阿曼达·伯尔斯（Amanda Burls）认为是功利主义，"功利主义原则就理应成为指导他们（公共健康人员）决策的基本伦理理论"⑦；劳伦斯·沃勒克（Lawrence Wallack）等人认为是社群主义⑧；劳伦斯·戈斯汀（L. O. Gostin）等人则认为是社会正义⑨。

① 参见 Ronald Bayer, Amy L. Fairchild, "The Genesis of Public Health Ethics", *Bioethics*, 2004, Vol. 18, No. 6, pp. 473 – 492。

② 参见 Callahan Daniel, Jennings Bruce, "Ethics and Public Health: Forging a Strong Relationship", *Public Health*, 2002, Vol. 92, No. 2, pp. 169 – 176。

③ 参见 M. Wynia, "Over Simplifications: Physicians Don't Do Public Health", *Bioethics*, 2005, Vol. 5, No. 4, pp. 4 – 5。

④ 参见 Nancy E. Kass, "An Ethics Framework for Public Health", *Public Health*, 2001, Vol. 91, No. 11, pp. 1776 – 1782。

⑤ 参见 James F. Childress, et al., "Public Health Ethics: Mapping the Terrain", *Law, Medicine and Ethics*, 2002, Vol. 30, No. 2, pp. 170 – 178。

⑥ 参见 David Resnik, "Trans Fat Bans and Human Freedom", *Bioethics*, 2010, Vol. 10, No. 3, pp. 27 – 32。

⑦ Amanda Burls, "Public Participation in Public Health Decision", In Peter Bradely and Amanda Burls (eds.), *Ethics in Public and Community Health*, Routledge, 2000, p. 148.

⑧ 参见 Lawrence Wallack, Regina Lawrence, "Talking About Public Health: Developing America's second Language", *Public Health*, 2005, Vol. 195, No. 4, pp. 567 – 570。

⑨ 参见 L. O. Gostin, Madlson Powers, "What Does Social Justice Require For The Public Health?", *Public Health Ethics and Policy Imperatives*, *Health Affairs*, 2006, Vol. 25, No. 4, pp. 1053 – 1060。

三是公共健康政策伦理。麦迪逊·鲍尔斯（Madison Powers）的《社会公正：公共健康和健康政策的道德基础》（*Social Justice：The Moral Foundations of Public Health and Health Policy*，Oxford University Press，2008）和苏迪尔·阿南德（Sudhir Anand）等的《公共健康、道德和公平》（*Public Health, Ethics, and Equity*，Oxford University Press，2006）等著作从社会公正的角度分析了公共健康政策的道德基础；迈克尔·博伊兰（Michael Boylan）的《公共健康政策与伦理》（*Public Health Policy and Ehtics*，Jluwer Academic Publishers，2004）、罗纳德·拜耳的《公共健康伦理：理论、政策和实践》（*Public Health Ethics：Theory, Policy, and Practice*，Oxford University Press，2006）等著作对公共健康政策伦理的一些相关理论和实践问题进行了研究。此外，苏迪尔·阿南德等人在跨学科的宏观视野下分卫生公平、卫生公平和社会公正、健康责任、健康评估中的伦理问题以及人类学家的观点等五个主题全面研究了健康公平问题。①

四是公共健康伦理冲突。研究焦点是公共健康领域个人权利与公共善的冲突。南希·E. 卡斯认为维护公共健康，应坚持公共善优先的原则，个人权利应该服从公共善。② 乔纳森·曼恩则认为公共善不能优先于个人权利，"强制性的公共健康政策是违反人权的，人权和公共健康应相互促进"③。此外，劳伦斯·戈斯汀等论述了平等主义正义观与自由主义正义观的冲突④；德雷克·雅琪（Derek Yach）等讨论了国家利益与全球公共健康利益的冲突⑤。

五是公共健康伦理理论和实践的综合研究。史蒂芬·荷兰德（Stephen Holland）的著作《公共健康伦理学》（*Public Health Ethics. Polity Press,*

① 参见 Sudhir Anand, Fabienne Peter, Amartya Sen, *Public Health, Ethics, and Equity*, Oxford University Press, 2006。

② 参见 Nancy E. Kass, "Public Health Ethics：From Foundations and Frameworks to Justice and Global Public Health", *Law, Medicine & Ethics*, 2004, Vol. 32, No. 2, pp. 232 –242。

③ Mann, J. "Public health：ethics and human rights", *Sante publique*, 1998, Vol. 10, No. 3, pp. 239 –250.

④ 参见 L. O. Gostin and Madlson Powers, "What Does Social Justice Require For The Public s' Health？", *Public Health Ethics and Policy Imperatives*, *Health Affairs*, 2006, Vol. 25, No. 4, pp. 1053 –1060。

⑤ 参见 Derek Yach, Douglas Bettcher, "The globalization of public health, II：The convergence of self-interest and altruism", *Public Health*, 1998, Vol. 88, No. 5, pp. 738 –741。

2007）系统地介绍了公共健康领域的伦理问题。该著于 2007 年 9 月出版后，又于 2014 年 11 月在同一出版社再版。此外还有两部值得关注的论文集。罗纳德·拜耳等主编的论文集《公共健康伦理学》汇集了 25 篇论文，分为"烟酒控制""传染性疾病""环境与职业健康""新基因对公众健康的影响""社会不平等对发病率和死亡率模式的影响"五大部分。① 安格斯·道森（Angus Dawson）等主编的论文集《伦理学、预防和公共健康》汇集了 12 篇论文，提出了许多公共健康伦理问题，如"公共利益在多大程度上可以成为国家干预的理由""法律在规范风险方面应发挥什么作用""政府是否应该积极地致力于改变我们对食物、吸烟或体育锻炼这些事情的偏好""公共产品在公共卫生中扮演什么角色"，等等。② 另外，史蒂芬·S. 科林（Steven S. Coughlin）2009 年还出版了《公共健康伦理学个案研究》（Steven S. Coughlin, *Case Studies in Public Health Ethics*, American Public Health Association, 2009）

特别值得一提的是，2008 年牛津大学出版社出版了学术季刊《公共健康伦理学》（*Public Health Ethics*）。这是一本聚焦公共健康和预防医学道德问题系统研究的国际杂志，主要刊载关于公共健康的性质、相关概念和公共健康的价值以及公共健康政策和实践中的伦理问题的文章、评论和案例研究，有力地推动了西方公共健康伦理学的发展。

2. 第二阶段：2011 年至现在

这一阶段西方公共健康伦理学研究的成果非常丰硕，内容非常广泛，在理论研究和实践研究两个方面均取得了重要进展。为方便讨论，我们从理论研究与实践研究两个方面进行梳理。

理论研究方面。一是公共健康伦理学的理论框架和体系。鲁斯·盖尔·伯恩海姆（Ruth Gaare Bernheim）、詹姆斯·丘卓斯（James F. Childress）等合著的《公共健康伦理学概要》构建了比较完整的公共健康伦理的理论体系和研究框架。全书分为两大部分。第一部分为"基础理论"，在分析公共健康伦理的内涵的基础上，探讨了公共哲学、道德规范、公共健康领域的道德考

---

① 参见 Ronald Bayer, （EDT）/ Lawrence O. Gostin（EDT）/ Bruce Jennings（EDT）/ Bonnie Steinbock（EDT）, *Public Health Ethics*, Oxford University Press, 2006。

② Angus Dawson, Marcel Verweij, *Ethics, Prevention, and Public Health*, Clarendon Press, 2007.

量、道德准则与公共健康的关系、公共健康领域的伦理冲突和两难、公共健康伦理学中的隐喻以及公共健康中的竞争与管理、政治和法律的关系等诸多视角和维度，构建了一个相对完整的公共健康伦理学的理论体系。第二部分为"公共健康的工具与干预措施"，考察的主要问题包括监督与公共健康数据；病例发现：筛查、测试及接触者追踪；免疫接种：通过接种疫苗进行保护；传染性疾病：个人控制措施；健康传播：公共健康与环境等。① 此外，梅勒妮·J. 洛克（Melanie J. Rock）等人考察了公共健康伦理框架的范围，认为公共健康伦理框架应该扩展到超越人类的所有动植物，"公共健康伦理学需要超越对人类的专注，以解释由于人与地方、植物和非人类动物的不同联系而产生的道德复杂性"②；穆罕默德·阿巴西（Mahmoud Abbasi）等从公共卫生政策中道德价值和规范的系统评价视角分析了公共健康伦理框架的演进③。

二是公共健康伦理学与相关学科的关系。南希·E. 卡斯分析了公共健康伦理学与医学伦理学产生的不同背景，认为"医学伦理学产生于 20 世纪六七十年代，而公共健康伦理学的研究框架在 90 年代才开始出现"④。丽莎·M. 李（Lisa M. Lee）分析了公共健康伦理学、生物伦理学和环境伦理学之间的关系，认为"生物伦理学和环境伦理学有共同的祖先，即奥尔多·利奥波德和范·伦斯勒·波特对连接的生物圈的最初设想"，而"公共健康伦理学广泛关注个人，社区和环境健康"，"关注个人健康与整体人口健康、动物健康和环境健康之间的关系，因而是重新连接伦理学的所有三个'领域'、促进整个星球健康的学科"。⑤ 卡洛·派崔尼（Carlo Petrini）分析了临床伦理学和公共健康伦理学的区别和联系，认为"'公共健康'的观点不同于'以病人为中

---

① 参见 Ruth Gaare Bernheim, James F. Childress, Richard J. Bonnie, Alan Melnick, *Essentials of Public Health Ethics*, Jones and Bartlett Publishers, Inc, 2013。

② Melanie J. Rock, Chris Degeling, "Public health ethics and more-than-human solidarity", *Social Science & Medicine*, 2015, Vol. 129, No. 3, pp. 61 – 67.

③ 参见 Mahmoud Abbasi, Reza Majdzadeh, Alireza Zali, et al., "The evolution of public health ethics frameworks: systematic review of moral values and norms in public health policy", *Medicine, Health Care and Philosophy*, 2018, Vol. 21, No. 3, pp. 387 – 402。

④ Nancy E. Kass, "A Journey in Public Health Ethics", *Perspectives in Biology and Medicine*, 2017, Vol. 60, No. 1, pp. 103 – 116.

⑤ Lisa M. Lee, "A Bridge Back to the Future: Public Health Ethics, Bioethics, and Environmental Ethics", *Bioethics*, 2017, Vol. 17, No. 9, pp. 5 – 12.

心’的临床观点”①。

三是公共健康伦理原则。这一阶段关于公共健康伦理原则的讨论既有前一阶段所论及问题的继续，也有一些新的观点。就前者而言，如前所述，詹姆斯·丘卓斯（J. Childress）等人在 2002 年发表的《公共健康伦理：绘制地形图》一文中提出了处理公共健康伦理问题的有效性、相称性、必要性、最小侵权、公示理由等五项程序准则。一些学者对此进行了讨论和争论。前面提到雷斯尼克认为“必要性”和“最小侵权”是两个独立的原则，而蒂莫西·阿伦（Timothy Allen）等人认为“必要性”和“最小侵权”实质上是同一个原则。② 就后者而言，温特·塞巴斯蒂安（Winter Sebastian F.）等人认为，“应将人的尊严作为公共健康伦理的主导原则”③。

四是公共健康伦理的分析方法。公共健康伦理的分析方法大体可以分为三大类。第一类是美德伦理方法。迈克尔·D. 罗齐尔（Michael D. Rozier）分析了美德在公共健康社会结构分析中的价值④；琼斯（Jones）等人把美德伦理视为医疗保健和健康服务中维护人的尊严的一种方法⑤。第二类是自由主义方法。拉吉兹·亚历克斯（Rajczi Alex）认为，“许多公共健康难题都牵涉到促进健康和个人权利之间的一种紧张关系，我们应该用大家熟悉的政府自由主义原则来解决这种紧张关系”⑥；詹宁斯·布鲁斯（Jennings Bruce）也认为，公共健康伦理学的进一步发展应从一些政治理论如自由主义传统的道德词汇中获得直接的支持⑦。第三类是“基本条件方法”、数据研究等其他方

---

① Carlo Petrini, "Person: centre both of clinical ethics and of public health ethics", *Istituto Superiore di Sanita. Annali*, 2018, Vol. 48, No. 1, pp. 1 – 4.

② 参见 Timothy Allen, Michael J., "Selgelid. Necessity and least infringement conditions in public health ethics", *Medicine, Health Care and Philosophy*, 2017, Vol. 20, No. 4, pp. 525 – 535。

③ Winter Sebastian F., Winter Stefan F., "Human Dignity as Leading Principle in Public Health Ethics: A Multi-Case Analysis of 21st Century German Health Policy Decisions", *Health Policy and Management*, 2018, Vol. 7, No. 3, pp. 210 – 224.

④ 参见 Michael D., "Rozier. Structures of Virtue as a Framework for Public Health Ethics", *Public Health Ethics*, 2016, Vol. 9, No. 1, pp. 37 – 45。

⑤ 参见 Jones, David Albert, "Human Dignity in Healthcare: A Virtue Ethics Approach", *The New-Bioethics*, 2015, Vol. 21, No. 1, pp. 87 – 97。

⑥ Rajczi Alex, "Liberalism and Public Health Ethics", *Bioethics*, 2016, Vol. 30, No. 2, pp. 96 – 108.

⑦ 参见 Jennings Bruce, "Right Relation and Right Recognition in Public Health Ethics: Thinking Through the Republic of Health", *Public Health Ethics*, 2016, Vol. 9, No. 2, pp. 168 – 177。

法。S. 马修·廖（S. Matthew Liao）提出应以"基本条件方法"来确定基本健康作为人权的目标，认为"促进和维持基本健康的基本条件包括充足的营养、基本保健和基本教育"①；安吉拉·巴兰坦（Angela Ballantyne）分析了公共健康伦理研究应该重视数据研究方法的运用②。

实践研究方面。这一阶段关于公共健康伦理实践的研究范围非常广泛，既有公共健康伦理实践的总体研究，也有从公共健康伦理视角对艾滋病、新冠疫情、移民健康等一系列公共健康现实问题的研究。

一是公共健康伦理的一般实践与应用研究。乔治·马克曼（Georg Marckmann）等人提出了公共健康伦理实践的一个系统框架，用于指导专业人员进行规划、实施和评估公共健康干预。这个系统框架包括一套明确的规范标准和把这套规范标准应用于公共健康和政策实践的方法。③ 丹尼尔·戈德堡（Daniel S. Goldberg）在当代健康伦理学和社会改革的大背景下提出了健康的社会决定因素的概念，并着重分析了疾病和流行病尤其是不公正、系统性的不平等以及复合劣势的累积效应的直接原因背后的更大原因。④ 斯蒂芬·荷兰德分析了公共卫生信息的伦理，研究涉及公共卫生信息与研究实践的区别；治理、研究例外论和比例审查；隐私、匿名和重新认证；可识别数据；同意、信任和可信赖性等诸多方面。⑤ 此外，布鲁斯·詹宁斯（Bruce Jennings）等从公共健康伦理角度专门研究了急救伦理⑥；丽莎·M. 李考察了公共卫生监督的伦理学问题⑦；费尔柴尔德·艾米（Fairchild Amy L.）等人讨论了世界

① S. Matthew Liao, "Human Rights and Public Health Ethics in Advance", *Social Philosophy Today*, 2019, Vol. 35, No. 1, pp. 9 – 20.

② 参见 Angela Ballantyne, "Adjusting the focus: A public health ethics approach to data research", *Bioethics*, 2019, Vol. 33, No. 3, pp. 357 – 366。

③ 参见 Georg Marckmann, Schmidt Harald, Sofaer Neema, et al., "Putting public health ethics into practice: a systematic framework", *Frontiers in Public Health*, 2015, Vol. 3, No. 6, pp. 1 – 8。

④ 参见 Daniel S. Goldberg, *Public Health Ethics and Social Determinants of Health*, Springer International Publishing, 2017。

⑤ 参见 Stephen Holland, *Ethics and Governance of Public Health Information*, Rowman & Littlefield, 2019。

⑥ 参见 Bruce Jennings, et al., *Emergency Ethics: Public Health Preparedness and Response*, Oxford University Press, 2016。

⑦ 参见 Lisa M. Lee, "An Ethics for Public Health Surveillance", *Bioethics*, 2020, Vol. 20, No. 10, pp. 61 – 63。

卫生组织、公共健康伦理在公共卫生监督中的作用①。

二是公共健康政策伦理。丹尼尔·斯特雷奇（Daniel Strech）《公共卫生与健康政策伦理：概念、方法与案例研究》（*Ethics in Public Health and Health Policy*：*Concepts*，*Methods*，*Case Studie*，Springer，2013）、安格斯·道森（Angus Dawson）《公共健康伦理：政策和实践中的关键概念和问题》（*Public Health Ethics*：*Key Concepts and Issues in Policy and Practice*，Cambridge University Press，2011）两部著作是两项代表性成果。前者详尽论述了公共健康政策伦理的概念和方法，并作了大量的案例研究；后者把公共健康伦理作为公共健康政策和实践中的关键概念和问题进行研究。此外，阿尔贝托·朱比利尼（Alberto Giubilini）等考察了需求对公共卫生伦理和政策的影响，集中关注疫苗接种政策、抑制抗菌素耐药性的政策、隔离政策三个有不同需求的公共健康政策②；费舍尔分析了卫生政策与公共卫生伦理中系统思维的应用③。

三是艾滋病防控、新冠疫情防控以及移民健康问题等一些公共健康实践具体领域的伦理研究。艾滋病防控的伦理研究方面，鲁德·柯奈特（Rod Knight）等人从公共健康伦理学的角度考察了艾滋病毒检测问题④；利泽·道尔森（Liza Dawson）等人从公共健康伦理学的角度分析了艾滋病分子监测问题⑤。新冠疫情暴发以后，一些学者从公共健康伦理学的角度对新冠疫情防控进行了研究。如德布拉·德布莱恩（Debra DeBruin）等人认为新冠疫情防控引发了从临床伦理到公共健康伦理的转变⑥；詹尼弗（Jennifer）在积极的公共健康伦理学的视角下考察分析了新冠疫情防控中全球和国家卫生社区的积

---

① 参见 Fairchild Amy L．，Dawson Angus，Bayer Ronald，et al．，"The World Health Organization，Public Health Ethics，and Surveillance：Essential Architecture for Social Well-Being"，*Public Health*，2017，Vol. 107，No. 10，pp. 1596 – 1598。

② 参见 Alberto Giubilini，Julian Savulescu，"Demandingness and Public Health Ethics"，*Moral Philosophy and Politic*，2019，Vol. 6，No. 1，pp. 65 – 87。

③ 参见 Michele Battle Fisher，*Application of Systems Thinking to Health Policy & Public Health Ethics*，Springer，Cham，2015。

④ 参见 Rod Knight，Jean Shoveller，Devon Greyson，et al．，"Advancing population and public health ethics regarding HIV testing：a scoping review"，*Critical Public Health*，2014，Vol. 24，No. 3，pp. 283 – 295。

⑤ 参见 Liza Dawson，Stephen R. Latham，"Molecular HIV Surveillance and Public Health Ethics：Old Wine in New Bottles"，*Bioethics*，2020，Vol. 20，No. 10，pp. 39 – 41。

⑥ 参见 Debra DeBruin，Jonathon P. Leider，"COVID-19：The Shift From Clinical to Public Health Ethics"，*Public Health Management & Practice*，2020，Vol. 26，No. 4，pp. 306 – 309。

极责任问题①；罗杰·逸诺·钟（Roger Yat-Nork Chung）等人分析了用公共健康伦理框架消除新冠疫情应对中的歧视问题②。此外，威尔德（Wild V.）、道尔森（Dawson A.）把移民问题作为公共健康伦理学的一个核心问题来探讨，从公共健康伦理学的角度对移民健康问题进行了研究。③ 大卫·B. 雷斯尼克（David B. Resnik）从公共健康伦理学视角考察了餐饮政策④；维拉尼·艾丽丝·霍金斯（Virani Alice Hawkins）等从公共健康伦理学角度考察了生物银行⑤；初雷克·阿都（Schuklenk Udo）等从公共健康伦理学角度考察了肥胖预防⑥；丽莎·M. 李从公共健康伦理学角度分析了对医护人员进行强制季节性流感免疫的理由⑦。

四是公共健康伦理的教育与培训问题。图尔钦斯基·西奥多（Tulchinsky Theodore）等人分析了在公共健康、政策领域、公众教育、世俗社区和其他利益相关者中开展公共健康伦理的教育的必要性。⑧ 西蒙·洛达·巴勃罗（Simón-Lorda Pablo）等人介绍了美国公共健康伦理学研究生的课程内容。⑨ 温斯（Viens）等人介绍了在英国公共卫生工作人员中开展公共卫生伦理和法

① 参见 Jennifer Prah Ruger，"Positive Public Health Ethics：Toward Flourishing and Resilient Communities and Individuals"，*Bioethics*，2020，Vol. 20，No. 7，pp. 44 – 54。

② 参见 Roger Yat-Nork Chung, Alexandre Erler, Hon-Lam Li, et al.，"Using a Public Health Ethics Framework to Unpick Discrimination in COVID-19 Responses"，*Bioethics*，2020，Vol. 20，No. 7，pp. 114 – 116。

③ 参见 Wild V.，Dawson A.，"Migration：a core public health ethics issue"，*Public Health*，2018，Vol. 158，No. 2，pp. 66 – 70。

④ 参见 David B. Resnik，"Food and Beverage Policies and Public Health Ethics"，*Health Care Analysis*，2015，Vol. 23，No. 2，pp. 122 – 133。

⑤ 参见 Virani Alice Hawkins, Longstaff Holly，"Ethical considerations in biobanks：how a public health ethics perspective sheds new light on old controversies"，*Genetic Counseling*，2015，Vol. 24，No. 3，pp. 428 – 32。

⑥ 参见 Schuklenk Udo, Zhang Erik Yuan，"Public health ethics and obesity prevention：the trouble with data and ethics"，*Monash Bioethics Review*，2014，Vol. 32，No. 1 – 2，pp. 121 – 140。

⑦ 参见 Lisa M. Lee，"Adding justice to the clinical and public health ethics arguments for mandatory seasonal influenza immunisation for healthcare workers"，*Medical Ethics*，2015，Vol. 41，No. 8，pp. 682 – 686。

⑧ 参见 Tulchinsky Theodore, Jennings Bruce, Viehbeck Sarah，"Integrating Ethics in Public Health Education：the Process of Developing Case Studies"，*Public health reviews*，2015，Vol. 36，No. 4，pp. 4 – 13。

⑨ 参见 Simón-Lorda Pablo, Barrio-Cantalejo Inés M, Peinado-Gorlat Patricia，"Content of Public Health Ethics Postgraduate Courses in the United States"，*Bioethical Inquiry*，2015，Vol. 12，No. 3，pp. 409 – 417。

律方面的教育、培训和经验。① 另外，科鲁奇·马西米里诺（Colucci Massimiliano）等还对公共健康伦理培训作了调查研究，发表了《我需要公共卫生伦理培训吗？意大利居民信念、知识和课程的调查研究》② 等论文。

五是社区、全球公共健康伦理、老年人健康照护等其他领域的公共健康伦理研究。代表性成果主要有彼特·布雷德利（Peter Bradley）的著作《公共与社区健康伦理》（*Ethics in Public and Community Health*, Oxford University Press, 2016）、所罗门·贝纳塔（Solomon Benatar）的著作《全球健康与全球健康伦理》（*Global Health and Global Health Ethics*, Cambridge University Press, 2011）、德鲁·H. 巴雷特（Drue H. Barrett）的著作《公共健康伦理：跨越全球的案例》（*Public Health Ethics*: *Cases Spanning the Globe*, Springer, 1st ed. 2016）、乔斯林（Jocelyn Chase MD）等人的论文《照顾体弱的老年人：将公共卫生伦理纳入临床实践》（Jocelyn Chase MD, MSc Bioethics. , "Caring for Frail Older Adults During COVID-19: Integrating Public Health Ethics into Clinical Practice", *Journal of the American Geriatrics Society*, 2020, Vol. 68, No. 8, pp. 1666 – 1670）

（二）国内公共健康伦理研究动态及现状

中国公共健康伦理学是在 2003 年"非典"暴发、公共健康问题日益受到社会特别是伦理学界关注的背景下兴起的。2004 年 10 月，肖巍发表《关于公共健康伦理的思考》一文，首次提出了"公共健康伦理学科的建立和发展"③ 问题。随后，张福如的《关于建立公共健康伦理的思考》（《江西社会科学》2004 年第 12 期）和邱仁宗的《公共卫生伦理学刍议》（《中国医学伦理学》2006 年第 1 期）两文分别率先阐释了公共健康伦理、公共卫生伦理的概念。自此，公共健康伦理或公共卫生伦理（二者实质系同一概念，是 public health ethics 的两种译法，国内学者均有使用）作为学科概念受到关注。

----

① 参见 Viens A. M. , Vass Caroline, McGowan Catherine R. , et al. , "Education, training, and experience in public health ethics and law within the UK public health workforce", *Public Health*, 2020, Vol. 42, No. 1, pp. 208 – 215。

② 参见 Colucci Massimiliano, Chellini Martina, Anello Paola, et al. , "Do I need training in public health ethics? A survey on Italian residents' beliefs, knowledge and curricula", *Istituto Superiore di Sanita. Annali*, 2017, Vol. 53, No. 1, pp. 9 – 16。

③ 肖巍：《关于公共健康伦理的思考》，《清华大学学报》（哲学社会科学版）2004 年第 5 期。

作为一门新兴的边缘性交叉学科，公共健康伦理学在中国兴起至今短短十余年时间里获得了较快发展，呈现出"初步繁荣"的局面。为方便起见，我们把国内公共健康伦理研究历程也分两个阶段进行梳理。

1. 第一阶段：2003—2010年

中国公共健康伦理学在兴起之初的几年显得非常"活跃"，包括伦理学特别是生命伦理学方面在内的许多学者投入公共健康伦理学研究之中，产生了不少研究成果。从内容上看，这一阶段国内的公共健康伦理研究主要是从以下五个方面进行的。

一是对公共健康危机的伦理反思。这是表征中国公共健康伦理学兴起的一个重要领域。"非典"、甲型 H1N1 流感暴发后，一些学者从伦理学角度对这些公共健康危机及其应对策略展开讨论，发表了一系列研究论文。如王殿卿《"非典"的道德反思》（2003），樊嘉禄、刘燕、陈发俊《对非典的伦理反思》（2004），邹开军、郑文清《公共卫生危机中的伦理学思考》（2004），肖巍《甲型 H1N1 流感凸显公共健康伦理危机》（2009），张福如《论公共健康伦理在公共健康危机管理中的作用》（2009），等等。从内容上看，学界对公共健康危机反思的伦理问题主要包括：在应对公共健康危机过程中不同主体的道德责任；对政府、健康组织以及公众的行为和活动进行道德评价；对国家应对公共健康危机的政策措施予以伦理审视；如何协调公共健康与个人权利之间的冲突；在应对全球性公共健康危机的过程中，怎样处理国家利益与全球健康的关系；人类自身对公共健康危机的暴发是否负有责任、负有何种责任，等等。

二是公共健康伦理的内涵和学科定位。关于公共健康伦理的内涵，主要有四类界定。第一类是"伦理问题说"。如肖巍认为，公共健康伦理"是关于公共健康的伦理学研究，它旨在研究与公共健康相关的所有伦理问题"[1]，包括公共健康制度伦理、公共健康理论伦理、公共健康政策和法制伦理、公共健康问题的伦理分析以及公共健康原则和规范伦理等五个方面。第二类是伦理规范说。如邱仁宗认为，"公共卫生伦理学是人类有关在人群中促进健康、

---

[1] 肖巍：《公共健康伦理：概念、使命与目标》，《湘潭大学学报》（哲学社会科学版）2006 年第 3 期。

预防疾病和伤害的行动规范，这些规范体现在一些原则之中，对我们在人群中促进健康、预防疾病和伤害的行动起指导作用"①。第三类是"伦理反思说"。喻文德、李伦认为，"公共健康伦理既是对政府责任的伦理反思，也是对公众责任的伦理规范，是对职业责任的伦理导向"②。张国霞认为，"公共健康伦理是对公共健康实践的伦理反思，是现代社会人类在全球范围内追求最低的、最大化意义上的普遍生命健康伦理"③。第四类是"道德责任说"。张福如认为，"公共健康伦理是指个人、团体、国家对公共健康应该承担的道德责任，或者说是个人、团体、国家在对待公共健康时应该遵守的行为准则和规范"④。

关于公共健康伦理的学科定位，学界的观点可以分为两大类。一类是把公共健康伦理视为伦理学或生命伦理学的一个分支领域。龚群认为，"公共健康领域可以看作伦理学研究的重要领域，公共健康领域里的诸多问题，涉及到伦理学以及政治哲学的一些基本问题"⑤。张国霞认为，"在公共健康领域存在着伦理问题，亦可看作伦理学研究的领域之一"⑥。肖巍认为，公共健康伦理作为一门新兴的交叉学科，"公共健康伦理的学科性质注定其必须在跨学科的交叉中成长"，"它既属于一门在当代公共健康实践中发展起来的应用伦理学，也是一门研究公共健康专业人士道德行为规范的职业伦理学；既是传统医学伦理学在当代公共健康领域的新拓展，也是当代生命伦理学研究的新方向和新层面——人口健康层面的生命伦理学研究"⑦。另一类是把公共健康伦理视为一门新兴的独立学科。如史军认为，"由于生命伦理与公共健康伦理所产生的社会背景不同，它们有不同的任务与使命"⑧。公共健康伦理的研究任务主要是"如流行病、家长式干预、免疫、隐私、限制自由（如隔离）等公众健康中的伦理问题"，"公共健康伦理必须形成自己独立的理论体系，

① 邱仁宗：《公共卫生伦理学刍议》，《中国医学伦理学》2006 年第 1 期。
② 喻文德、李伦：《论公共健康伦理的理论实质》，《社会科学辑刊》2008 年第 6 期。
③ 张国霞：《当代中国公共健康领域的伦理价值限制》，《医学信息》2010 年第 6 期。
④ 张福如：《关于建立公共健康伦理的思考》，《江西社会科学》2004 年第 12 期。
⑤ 龚群：《公共健康领域里的几个相关伦理问题》，《伦理学研究》2008 年第 2 期。
⑥ 张国霞：《当代中国公共健康领域的伦理价值限制》，《医学信息》2010 年第 6 期。
⑦ 肖巍：《公共健康伦理：一个有待开拓的研究领域》，《河北学刊》2010 年第 1 期。
⑧ 史军：《生命伦理与公共健康伦理的冲突》，《湖北大学学报》（哲学社会科学版）2007 年第 1 期。

以应对公共健康中不断出现的伦理问题"。①喻文德、李伦也认为，"生命伦理与公共健康存在深刻的差异：生命伦理突出个体善和个人自主，而公共健康强调公共善和人口的健康"，"生命伦理学的价值取向不适合公共健康"。②

三是公共健康的伦理原则。我国学界的研究主要有以下三种情况。第一是"九原则说"。邱仁宗将公共卫生伦理原则概括为九个方面："（1）使目标人群受益；（2）避免、预防和消除对他们的伤害；（3）产生效用：受益与伤害和其他代价相抵后盈余最大；（4）受益和负担公平分配并确保公众参与，包括受影响各方的参与；（5）尊重自主的选择和行动；（6）保护隐私和保密；（7）遵守诺言；（8）信息的透明和告知真相；（9）建立和维持信任。"③翟晓梅也持有与此类似的观点。第二是"五原则说"。史军认为，公共健康实践的伦理原则有五条："要求社会公共健康福利最大化或最优化的整体功利原则、要求对个人权利侵害最小的最小侵害原则、要求对权利受到侵害者提供补偿的补偿正义原则、要求公共健康政策信息公开透明的公众知情原则，以及要求全体社群成员共同努力的社群参与原则。"④王春水等认为"公共卫生伦理学的基本原则主要有：效用原则、公正原则、尊重原则、互助原则以及相称性原则"⑤。第三是"正义原则说"。李伦等认为，社会正义是公共健康的核心价值和首要原则。⑥王喜文等认为，当代公共健康伦理应关注的三方面社会公正问题，即医疗保健资源分配公正问题、"环境公正"问题以及全球健康公正问题。⑦

四是公共健康伦理冲突。主要有以下五种情况。第一是公共健康领域内部权利与善的冲突。代表性成果是史军的专著《权利与善：公共健康的伦理研究》。该著认为，权利与善的冲突是公共健康伦理研究的主题，它体现在预

---

① 史军：《生命伦理与公共健康伦理的冲突》，《湖北大学学报》（哲学社会科学版）2007 年第 1 期。
② 喻文德、李伦：《论公共健康伦理的主导价值取向》，《兰州学刊》2009 年第 12 期。
③ 邱仁宗：《公共卫生伦理学刍议》，《中国医学伦理学》2006 年第 1 期。
④ 史军：《公共健康实践的伦理原则探析》，《科学技术与辩证法》2007 年第 2 期。
⑤ 王春水、翟晓梅、邱仁宗：《试论公共卫生伦理学的基本原则》，《自然辩证法研究》2008 年第 11 期。
⑥ 参见李伦、喻文德《论公共健康的社会正义问题》，《湖南大学学报》（社会科学版）2010 年第 3 期。
⑦ 参见王喜文、张肖阳、肖巍《社会公正：公共健康伦理的时代课题》，《河北学刊》2010 年第 1 期。

防免疫、强制隔离、知情同意及信息公开等公共健康实践的几乎所有领域。该著在分析公共健康实践各领域权利与善的冲突、分析"权利对善的优先"和"善对权利的优先"两种冲突情形的基础上，阐释了权利与善和解的伦理原则、方法与途径。① 第二是公共健康领域的利益冲突。如肖巍认为，在公共健康领域主要存在四类利益冲突：证明以及限制政府使用强制手段及责任问题、公共健康干预与利益的不一致问题、SARS 和艾滋病类的传染性疾病对现有的伦理道德关系产生冲击、公共健康研究题目的选择及公共健康资源投放问题。② 第三是公共健康伦理与生命伦理的冲突。史军认为，生命伦理与公共健康伦理的冲突表现在个体善与公共善的冲突、个人自主与政府干预的冲突、义务论与目的论的冲突及自由主义与社群主义的冲突等多个方面。③ 第四是公共健康与个人权利之间的冲突。龚群认为，"公共健康与个人自由权之间既有相冲突的一面，又有相促进的一面。在面对着公共健康风险和危机时，个人的自由权利与公共健康保护就呈现一种紧张关系。而对于这种危机的处理，一般是以公共健康之名实行对个人自由权利的干预"④。李伦等也认为，"在公共健康实践中，个人权利与公共健康的冲突是不可避免的"⑤。第五是公共健康与个体责任之间的冲突。张福如认为，个体责任主体因素是威胁公共健康安全的一个重要因素："从个体责任主体来看，威胁公共健康安全的因素包括两个相互联系的方面：个体的思想意识和个体的行为习惯。"就前者而言，"威胁公共健康安全的思想意识可以分为'有意伤害'和'无知而伤害'两种"；就后者而言，不注意公共卫生和个人卫生的行为习惯都会对公共健康安全产生威胁。⑥

　　五是公共健康伦理的实践路径。主要包括三个视角。第一个视角是研究发挥公共健康伦理作用的基本途径。张福如认为公共健康伦理在公共健康危

---

①　参见史军《权利与善：公共健康的伦理研究》，中国社会科学出版社 2010 年版。

②　参见肖巍《公共健康伦理：概念、使命与目标》，《湘潭大学学报》（哲学社会科学版）2006 年第 3 期。

③　参见史军《生命伦理与公共健康伦理的冲突》，《湖北大学学报》（哲学社会科学版）2007 年第 1 期。

④　龚群：《公共健康领域里的几个相关伦理问题》，《伦理学研究》2008 年第 2 期。

⑤　李伦、喻文德：《论公共健康的社会正义问题》，《湖南大学学报》（社会科学版）2010 年第 3 期。

⑥　张福如：《关于建立公共健康伦理的思考》，《江西社会科学》2004 年第 12 期。

机管理中有重要作用。要切实发挥公共健康伦理的作用,"必须建立与时代相适应的公共健康的思想道德体系,必须努力提高个体的道德水平"①。第二个视角是研究维护公共健康的途径。史军认为,我国的公共健康实践应该从法律、制度与文化三个层面进行,"在法律层面,需要平衡个人的权利与政府的权力";"在制度层面,需要公正地分配公共健康资源";"在文化层面则需要着力培育社群观念"。②岳凯辉等认为,实现公共健康必须从发展经济、完善法律、健全制度、舆论监督、政府的宏观调控、道德调节等六个方面入手。③第三个视角是从公共健康伦理角度提出实现精神健康的对策。肖巍认为,"精神健康目前已成为公共健康领域面临的世界性难题",解决这一难题,必须从三个方面努力:"一是加强社会和政府有关部门对于提高精神健康服务的社会责任意识";"二是公平地分配精神健康服务";"三是关注社会弱势群体,尤其是关注老年人、贫困人口、妇女、儿童及青少年的精神健康问题"。④

2. 第二阶段:2011年至现在

与前一阶段相比,这一阶段我国公共健康伦理理论研究方面比较沉寂,但实践研究方面发展迅速。

理论研究方面:从一定程度上可以说,这一阶段我国公共健康伦理理论研究是"比较沉寂的十年"。除了喻文德的《公共健康伦理探究》(2015年)和翟晓梅、邱仁宗的《公共卫生伦理学》(2016年)两部专著外,这一阶段理论研究方面的成果不多,内容上大体可以归纳为三个方面。

一是公共健康伦理的基础理论研究。这一阶段我国公共健康伦理基础理论研究方面的一个亮点是2016年翟晓梅、邱仁宗的专著《公共卫生伦理学》的出版。该著是一部系统研究公共健康伦理的理论和实践的著作。在"导论"部分安排两章对公共卫生的概念、主要伦理学理论、基本伦理学原则、伦理学方法以及公共卫生的伦理基础进行了较为详细的阐释;在"第一篇"分六

---

① 张福如:《论公共健康伦理在公共健康危机管理中的作用》,《江西师范大学学报》(哲学社会科学版)2009年第4期。

② 史军:《对我国公共健康实践的伦理思考》,《中州学刊》2008年第2期。

③ 参见岳凯辉、骆叶、张金钟《实现公共健康的途径初探》,《中国医学伦理学》2009年第3期。

④ 肖巍:《公共健康伦理:一个有待开拓的研究领域》,《河北学刊》2010年第1期。

章分别阐释了公共卫生伦理学基本原则、健康责任、公共卫生与个人自由、健康公平、卫生资源配置、医疗卫生市场等六个问题①（这六个问题兼有理论分析与实践研究）。此外，还有一些零星的理论研究方面的成果。如鲁琳、胡晓燕的《公共卫生伦理学的研究内容及伦理思考》一文在分析公共卫生伦理学的研究内容的基础上，分析了公共卫生伦理学的思考方式。② 马乔恩、马俊峰的《马克思对公共卫生的生命伦理批判及当代启示》一文分析了马克思通过讨论公共卫生问题对资本主义社会的生命伦理反思与批判，并在此基础上，马克思对公共卫生的生命伦理批判的启示。③

二是公共健康伦理原则。公共健康伦理原则仍然是这一阶段中国公共健康伦理学讨论相对较多的问题。翟晓梅、邱仁宗在《公共卫生伦理学》一书中认为公共卫生伦理学的基本原则是"效用原则""公正原则""尊重原则""共济原则"和"相称原则"。④ 韩跃红等认为，为维护公共健康而制定的政策措施应该遵循公益原则、公开原则和公正原则等三项伦理原则。⑤ 蔡昱认为公共卫生伦理最重要的原则是"个体权利与整体利益的统一"和"团结互助"。⑥ 苏玉菊、王晨光认为公共卫生规则的伦理原则是"不妨害原则""最大利益原则"和"父爱主义原则"。⑦ 丛亚丽认为公共卫生伦理有五个核心价值："促进健康公平；平衡公共善与个人自由的张力；团结协作；信息公开透明、公众知情；最小伤害、适度干预。"⑧

三是公共健康责任伦理研究。代表性成果是喻文德的专著《公共健康伦理探究》（2015）。该著对公共健康责任伦理的研究包括理论和实践两个层面。

---

① 参见翟晓梅、邱仁宗编著《公共卫生伦理学》，中国社会科学出版社 2016 年版。
② 参见鲁琳、胡晓燕《公共卫生伦理学的研究内容及伦理思考》，《中国医学伦理学》2016 年第 2 期。
③ 参见马乔恩、马俊峰《马克思对公共卫生的生命伦理批判及当代启示》，《甘肃社会科学》2020 年第 3 期。
④ 翟晓梅、邱仁宗编著：《公共卫生伦理学》，中国社会科学出版社 2016 年版，第 66—77 页。
⑤ 参见韩跃红等《生命伦理学维度：艾滋病防控难题与对策》，人民出版社 2011 年版。
⑥ 蔡昱：《论作为公共卫生伦理基础的"超个体的个体"和"人类生命共同体"——兼论自由主义和社群主义的前提错误》，《中国医学伦理学》2020 年第 4 期。
⑦ 苏玉菊、王晨光：《论公共卫生规制的伦理与法律原则——寻求公共利益与个人权益的平衡》，载姜明安主编《行政法论丛》第 16 卷，法律出版社 2014 年版。
⑧ 丛亚丽：《公共卫生伦理核心价值探讨》，《医学与哲学》2015 年第 10A 期。

理论层面主要阐释了责任伦理的基本理论以及公共健康伦理为何是一种责任伦理、公共健康道德责任的确证、公共健康伦理的社群主义理论资源等问题；实践层面主要针对公共健康实践中的一系列负面行为和现象，系统研究了政府、企业、媒体、公共健康从业人员以及公民在公共健康实践中的道德责任。① 此外，一些学者分析了公共健康实践中主体的道德责任，如周山东、王泽应从伦理学角度分析了突发公共卫生事件中公民的健康责任②；张斌分析了政府、公众、卫生职业者等主体的道德责任③。

实践研究方面：实践研究是这一阶段我国公共健康伦理研究的主要方面，研究内容涉及公共健康实践的环节、领域和具体问题以及健康中国建设的伦理研究等诸多方面。

一是公共健康政策、监测、传播等公共健康实践环节的伦理研究。公共健康政策的伦理研究方面，李迪豪从道义论与效益论相结合的角度出发建构了一个包括义利均衡总原则和总效原则、微创原则、均等原则、差补原则四个原则在内的公共卫生政策伦理评估体系④；李红文分析了公共卫生政策中个人权利与共同善之间的冲突⑤；白丽萍分析了公共卫生政策的伦理意蕴⑥。公共健康监测的伦理研究方面，巴璐、蔡慧媛、戎或分析了公共健康监测面临的伦理问题，并分析了公共卫生监测伦理学与临床伦理学的差异⑦；张海洪、丛亚丽在阐释世界卫生组织《公共卫生监测伦理指南》主要内容的基础上，分析了健康数据收集、分析和解释的伦理问题⑧。公共健康传播方面，李玉

① 参见喻文德《公共健康伦理探究》，湖南大学出版社 2015 年版。
② 参见周山东、王泽应《突发公共卫生事件中公民健康责任的伦理分析》，《东南学术》2020 年第 4 期。
③ 参见张斌《公共卫生实践中诸主体的道德责任》，《医学与哲学》2013 年第 7A 期。
④ 参见李迪豪《道义论与效益论域下公共卫生政策伦理评估体系建构》，《求索》2013 年第 4 期。
⑤ 参见李红文《个人权利与共同善：公共卫生政策中的伦理冲突及其解决》，《医学与哲学》2016 年第 9A 期。
⑥ 参见白丽萍《公共卫生政策的缘起及其伦理关涉》，《医学与哲学》（人文社会医学版）2011 年第 7 期。
⑦ 参见巴璐、蔡慧媛、戎或《公共卫生监测中的伦理问题及其借鉴意义》，《医学与哲学》（人文社会医学版）2019 年第 12 期。
⑧ 参见张海洪、丛亚丽《世界卫生组织〈公共卫生监测伦理指南〉要点及启示》，《医学与哲学》（人文社会医学版）2018 年第 11A 期。

梅、吴晓娜以"北大博士质疑麻疹疫苗接种事件"和"环保专家的微博事件"两个公共卫生事件为例，分析了公共卫生从业人员应遵循的伦理道德①；曹瑞琪以"双黄连可抑制新型冠状病毒"的相关科技新闻报道为例，分析在该事件中媒体存在的伦理失范问题、负面效应和原因，并提出了相应的对策建议②；希吉尔考察了公共卫生事件中微博的伦理失范问题③。

　　二是公共健康具体领域和具体问题的伦理研究。代表性成果是翟晓梅、邱仁宗的《公共卫生伦理学》和王文科、叶姬的《健康中国战略背景下公共健康伦理研究》两部专著。前者从公共健康伦理学角度对"公共卫生研究""传染病控制""遗传学与公共卫生""精神卫生""药物依赖"及"老龄化与长期照护"等六个公共健康实践问题进行了系统研究。后者在把握"公共健康伦理的理论基础"的基础上，以健康中国战略为背景，从伦理学角度出发研究公共卫生资源的配置、大健康产业与企业、公共健康政策、健康治理、促进与教育以及全球健康与命运共同体等公共健康实践问题。此外，还有一些对全球公共健康、甲型 H1N1 流感疫情、H7N9 型禽流感疫情防控等问题进行伦理研究的成果。如张肖阳、肖巍分析了全球公共健康伦理实践应用的三个维度："伦理目标：保护全球健康和生命安全""价值观：人类卫生健康共同体""伦理原则：公正与关怀"④；张晓丽等以禽流感事件为例分析了公共卫生事件中的动物伦理问题⑤；陈开亮分析了公共卫生专业伦理教育问题⑥。

　　三是新冠疫情防控的伦理研究。新冠疫情的突然暴发引起了伦理学界的广泛关注，在很短的时间内涌现了一大批从伦理学视角关注和思考疫情防控的论文。中国伦理学会"中国伦理在线"专门开辟"疫情防控"专栏，发表了一批有影响的研究论文。中国伦理学会两个会刊《道德与文明》《伦理学研

　　① 参见李玉梅、吴晓娜《公共卫生事件传播应遵守的公共健康伦理道德》，《首都公共卫生》2014 年第 5 期。

　　② 参见曹瑞琪《公共卫生事件中科技新闻报道伦理失范探析》，《新闻传播》2020 年第 17 期。

　　③ 参见希吉尔《公共卫生事件中微博的伦理失范探析》，《视听》2020 年第 4 期。

　　④ 参见张肖阳、肖巍《"全球公共健康伦理"：建构危机时刻的全球伦理共识》，《探索与争鸣》2020 年第 4 期。

　　⑤ 参见张晓丽等《公共卫生事件中的动物伦理问题浅探》，《中华医学会医学伦理学分会第十九届学术年会暨医学伦理学国际论坛论文集》，2017 年 7 月 20 日，第 661—664 页。

　　⑥ 参见陈开亮《公共卫生专业伦理教育现状与完善研究》，《中国医学伦理学》2012 年第 2 期。

究》，以及《中国医学伦理学》《医学与哲学》《中国公共卫生事业管理》等相关专业期刊纷纷开辟专栏，发表了很多疫情防控伦理研究的成果。此外，《人民日报》《光明日报》以及多家学术期刊也开辟了疫情防控专栏或专题，刊登了一系列包括从伦理学角度在内的多学科角度研究疫情防控的论文。从伦理学角度对新冠疫情防控的研究涉及的问题非常广泛，如重大公共卫生事件防控的道德理念、突发公共卫生事件中的伦理矛盾、疫情防控干预措施的道德辩护、疫情防控中的个体权益、突发公共卫生事件临床研究、重大公共卫生事件报道中的职业规范与媒介伦理、重大公共卫生事件中的公共伦理责任、重大突发公共卫生事件跨界治理的伦理秩序，等等。

四是健康中国建设的伦理研究。从 2015 年 3 月 5 日李克强同志在十二届全国人大三次会议上的《政府工作报告》中首次提出"健康中国"的概念，到党的十九大作出"实施健康中国战略"的重大部署，健康中国建设作为国家战略得以全面推进。一些伦理学、生命伦理学、公共健康学等方面的学者从伦理学角度对健康中国建设予以了关注和研究。特别是在 2017 年、2018 年、2019 年中国伦理学大会健康伦理论坛上，从伦理学角度关注健康中国建设都是论坛的焦点。众多学术报告和论文均从不同角度对健康中国建设予以了探讨，达成了伦理学可以而且应该为健康中国建设提供全方位伦理支持的基本共识。

另外，特别值得一提的是，2016 年 8 月，北京大学主办了"公共健康伦理与科研诚信国际研讨会"。来自世界卫生组织的全球卫生伦理高级顾问安卓斯·赖斯（Andreas Reis），澳大利亚悉尼大学安格斯·道森（Angus Dawson）教授，北京大学王培玉、张大庆、丛亚丽教授，中国疾病预防控制中心梁晓峰教授等国内外百余位专家学者参加了会议。会议就公共健康伦理的概念、框架、全球公共健康伦理以及中国公共健康伦理的核心问题等方面进行了深入研讨。

应该说，我国公共健康伦理研究的发展总体上是比较迅速的，在十余年的时间内吸引了一大批学者加入这一问题的研究之中，也取得了一系列重要成果。尽管如此，与国外相比，我国公共健康伦理研究仍有不小差距。在西方，不仅有了较为完整的公共健康伦理框架和较为成熟的理论建构，美国、加拿大等国的一些大学还开设了公共健康伦理学方面的课程。而我国公共健康伦理的基础理论研究仍比较薄弱，诸多基本理论问题尚未受到应有关注，公共健康伦理学科理论体系构建尚未完成。本书聚焦公共健康伦理的基本理论，试图初步构建公共健康伦理的基本理论体系，有利于推动我国学界对公共健康伦理基础理论的更多重视和不断深化，有利于促进公共健康伦理理论研究和学科发展，亦有利于推动社会对公共健康实践的伦理反思，有利于提升公共健康伦理服务现实的能力。

三　研究框架和主要特点

本书聚焦公共健康伦理的基本理论，在正面回答"公共健康伦理何以可能"、探讨解决公共健康伦理学科合法性的基础上，重点研究公共健康伦理的基本论域、本质、结构、功能和运行机制，并兼及公共健康伦理的实践应用和中国特色公共健康伦理学的构建问题。

本书包括绪论和正文八章。各章的主要内容如下。第一章"公共健康伦理何以可能"：在把握公共健康与公共健康伦理的内涵和公共健康伦理学的学科定位的基础上，立足于公共健康与伦理的关系，从公共健康与伦理的外在关系和内在关联以及公共健康危机和公共健康实践的历史与现实两个方面探寻公共健康伦理所以可能的根据。第二章"公共健康伦理的基本论域"：阐释了公共健康伦理的三个层面即宏观层面的公共健康制度伦理、中观层面的公共健康组织伦理、微观层面的公共健康角色伦理；三大"正面战场"即公共健康危机应对中的伦理问题、重点疾病预防控制中的伦理问题、公共健康风险管理中的伦理问题；三个支持领域即公共健康传播、健康环境建设、健康产业发展中的伦理问题。第三章"公共健康伦理的本质"：从利益伦理、制度伦理和责任伦理三个维度揭示公共健康伦理的本质，分别阐释公共健康利益伦理的实质和基本主题、公共健康制度伦理的实质和基本框架以及公共健康责任伦理的三重维度。第四章"公共健康伦理的结构"：分析了公众健康、公民权利、健康正义等公共健康伦理的内构要素，讨论了公益、效用、公正、尊重等四个公共健康伦理的基本原则，并从主体、主体需要和主体意识三个方面考察了公共健康伦理的关系结构。第五章"公共健康伦理的向度与功能"：在考察公共健康伦理的四个基本向度，即教化伦理与生活伦理、义务的道德与愿望的道德、协调性道德与进取性道德以及原则伦理与境遇伦理的基础上，阐释了公共健康伦理的认识、调节、导向、教育等四个基本功能，并分析了制约公共健康伦理功能发挥的内外部因素。第六章"公共健康伦理的运行机制"，在分析公共健康伦理运行基本目标的基础上，阐释公共健康伦理运行的外部机制和内部机制，并分析了公共健康伦理运行外部机制可能具有的积极与消极两种性质，考察了公共健康伦理运行的过程。第七章"公共健康伦理的实践应用：冲突及协调"，在把握公共健康伦理实际应用的直接形态——作为公共健康治理重要维度的公共健康伦理治理的基础上，以我国新冠疫情防控为例，分析公共健康治理面临的主体性、事实性和规范性三类道德冲突，提出协调公共健康治理中的道德冲突的基本思路。第八章"在理论自觉与范式转换中加快构建中国特色公共健康伦理学"，在分析构建中国特色公共健康伦理学的重要性和紧迫性的基础上，探讨中国公共健康伦理学的理论自觉与范式转换，阐释中国特色公共健康伦理学的现实使命。

本书贯穿着三个意识。一是学科意识。公共健康伦理学从诞生之日起，就一直存在"是生命伦理学的一个分支还是一门新兴独立学科"的巨大争议。学科定位不清、学科合法性至今存疑也是制约公共健康伦理学发展的一个重要瓶颈。我们认为，公共健康伦理学是一门以公共健康伦理为研究对象的新兴的边缘性交叉学科，具有区别于生命伦理学的独立学科性质。本书在探讨解决公共健康伦理学科合法性的基础上，在把公共健康伦理学作为一门独立学科的视野下探讨公共健康伦理的基本论域、本质、结构、向度、功能和运行机制等基础理论问题，为构建公共健康伦理的基本理论体系作出初步尝试。

二是中国意识。立足中国现实、中国语境是构建中国特色公共健康伦理学、发挥我国公共健康伦理学现实功能的基本前提。但客观地说，我国的公共健康伦理学是在借鉴西方公共健康伦理学的基础上兴起的，未能完成基于中国现实和中国语境、贯穿中国意识的理论构建。本书注重立足中国现实、中国语境，所论及的一系列基本理论问题，都"生长"于中国的公共健康实践，如健康中国建设、中国的公共健康治理体系、中国的艾滋病防治、中国的新冠疫情防控，等等。特别是对公共健康伦理的实践应用、中国公共健康伦理学的理论自觉和范式转换以及中国特色公共健康伦理学的现实使命等问题的讨论，更是直接体现了鲜明的中国意识。

三是问题意识。公共健康伦理作为公共健康伦理学的研究对象，包含的问题不可胜数。本书不求面面俱到，而是聚焦公共健康伦理的基本理论，集中探讨事关公共健康伦理的学科合法性和理论构建的一些亟待回答和解决的基本理论问题。主要包括三大类：第一类是在我国公共健康伦理研究中占有重要地位但长期受到忽视的问题，如"公共健康伦理何以可能"这一前提性的元理论问题；第二类是在公共健康伦理研究中长期存在争议的问题，如"公共健康伦理究竟是生命伦理学的一个分支还是一门新兴的独立学科"；第三类是作为公共健康伦理理论构建重要拼图的一系列基本理论问题，如公共健康伦理的本质、结构、功能、运行机制等。注重点面结合、学科意识与问题意识相成互补是本书的一个特点。

第一章 公共健康伦理何以可能*

目前，我国学界对公共健康伦理的内涵与公共健康伦理学的学科定位这一基本理论问题仍然存在明显分歧，"公共健康伦理何以可能"这一前提性的元理论问题仍然没有得到正面解答，公共健康伦理学的学科"合法性"在很大程度上受到质疑。因此，在把握公共健康伦理内涵与公共健康伦理学的学科定位的基础上，正面解答公共健康伦理何以可能的问题，解决公共健康伦理学的学科"合法性"，就成为公共健康伦理学理论深化和学科发展的重要突破口。

第一节 公共健康伦理的内涵与公共健康伦理学的学科定位

公共健康伦理学诞生已有二十余年的历程，目前国内外学术界都早已习惯了使用"公共健康伦理"或"公共卫生伦理"的概念。但迄今为止，"公共健康伦理是什么""公共健康伦理学究竟是生命伦理学的一个分支还是一门新兴独立学科"这两个基础理论问题仍然存在很大争议。回答公共健康伦理何以可能的问题，解决公共健康伦理学的学科"合法性"，必须首先厘清公共健康伦理的内涵和公共健康伦理学的学科定位。

一 公共健康与公共健康伦理释义

（一）公共健康

关于公共健康，目前国内外学术界都尚未形成一致的界定。在国外，关于公共健康的定义很多，归纳起来大体可以分为两类。一类是把公共健康直

---

* 本章主体部分以《公共健康伦理何以可能》为题，已发表在《道德与文明》2017 年第 6 期。

接定义为公众的健康。如约翰·M. 那斯特（John M. Last）认为，"公共健康是指导维持和改进所有人健康的科学、实际技能和信念的综合"①。学界采用更多的是邱卓斯（James F. Childress）等人的界定。邱卓斯等认为，公共健康是"通过社会有组织的努力来实现的预防疾病、延长生命和保护健康的科学和艺术"②。另一类则认为把公共健康定义为公众的健康过于宽泛，无法确定个人健康和公众健康的界线。如马克·A. 罗斯坦（Mark A. Rothstein）就把公共健康限定在政府干预的范围内，提倡"作为政府干预的公共健康"③。世界卫生组织于 1952 年采纳了耶鲁大学公共卫生学院温思络（Charles-Edward A. Winslow）教授对公共健康的定义："公共健康是一门通过有组织的社区活动来改善环境、预防疾病，延长生命和促进心理和躯体健康，并能发挥个人更大潜能的科学和艺术。"④

在国内，由于对 public health 一词存在"公共卫生"与"公共健康"两种译法，"公共卫生"与"公共健康"就成为学界惯常的两种用法。其中，邱仁宗、翟晓梅、王春水等人都使用了"公共卫生"这一概念。如邱仁宗认为，公共卫生是"由政府、社会或社区采取的旨在通过改善社会条件来促进人群健康、预防和控制疾病在人群中流行的干预措施"⑤。翟晓梅等认为，公共卫生是"由政府、社会或社群通过有组织的努力来改善社会条件以促进人群健康、延长寿命以及预防和控制疾病和损伤在人群中流行的科学和技艺"⑥，"公共卫生最重要的一个特征就是努力改善群体的机能和寿命。公共卫生工作的目的是监测和评价群体的健康状况，制定战略和干预措施，以减轻损伤、疾病和残疾的负担"⑦。王春水等认为，"公共卫生旨在理解和消除人群疾病

---

① John M. Last, *Public Health and Human Ecology*, East Norwalk：Appleton and Lange, 1987, p. 6.

② James F. Childress, et al., "Public Health Ethics, Mapping the Terrain", *Law, Medicine & Ethics*, 2002, Vol. 30, No. 2, pp. 170–178.

③ Mark A. Rothstein, "Rethinking the Meaning of Public Health", *Law, Medicine & Ethics*, 2002, Vol. 30, No. 2, pp. 144–149.

④ C.-E. A. Winslow, "The untilled field of public health", *Science*, 1920, Vol. 51, No. 1, pp. 23–33.

⑤ 邱仁宗：《公共卫生伦理学刍议》，《中国医学伦理学》2006 年第 1 期。

⑥ 翟晓梅、邱仁宗编著：《公共卫生伦理学》，中国社会科学出版社 2016 年版，第 5 页。

⑦ 翟晓梅：《公共卫生的特征及其伦理学问题》，《医学与哲学》（人文社会医学版）2007 年第 11 期。

和伤害的社会条件，关注人群的健康和疾病、伤害的预防控制努力提高群体的生活质量和延长健康寿命"①。李立明等把公共卫生分为狭义与广义，"狭义的公共卫生就是指疾病的预防控制"，"广义的公共卫生以促进人群的全面健康为目的，是人群健康的基石"②。特别值得一提的是，2003 年时任国务院副总理的吴仪在全国卫生工作会议上的讲话中对公共卫生作出了明确界定："公共卫生就是组织社会共同努力，改善环境卫生条件，预防控制传染病和其他疾病流行，培养良好卫生习惯和文明生活方式，提供医疗服务，达到预防疾病、促进人民身体健康的目标。"③

肖巍、史军等人则主张使用公共健康的提法。如肖巍认为，"公共健康是指公众的健康，或者是人口的健康"，"凡是与公众健康相关的问题都可以理解为公共健康问题，如社会医疗体系与制度、社会卫生体制与应急系统、医院与医生、卫生医疗和保健资源的分配、劳动保护、卫生状况、环境保护、流行病、健康教育、交通以及一些个人行为，如性行为和吸烟等"。④ 史军主张采用美国医学协会（IOM）给公共健康所下的定义，"公共健康是作为社群成员的集体行为，以保证人们能够拥有获得健康的条件"⑤，他认为这"是目前最为恰当的公共健康定义"⑥。

应该说，尽管学界对公共健康的认识还存有许多争议，但上述界定都有三个关键词，即预防疾病、行为干预、人口（群体）健康，这说明学界对公共健康的根本目标和实现途径等基本问题的认识是一致的：公共健康是通过疾病预防和行为干预等活动来促进和维护整体人口的健康。可见，公共健康具有四个基本特征，即以维护整体人口的健康为根本目标；以疾病预防为主要内容；以行为干预为主要手段；公共健康的维护需要政府、社会各界和公众的广泛参与。比如，我们说新冠疫情防控是一种典型的公共健康实践活动，

① 王春水、翟晓梅、邱仁宗：《试论公共卫生伦理学的基本原则》，《自然辩证法研究》2008 年第 11 期。

② 李立明、姜庆五主编：《中国公共卫生概述》，人民卫生出版社 2017 年版，第 1 页。

③ 吴仪：《在全国卫生工作会议上的讲话》，2003 年 7 月 28 日。

④ 肖巍：《公共健康伦理：一个有待开拓的研究领域》，《河北学刊》2010 年第 1 期。

⑤ Institute of Medicine, *The Future of Public Health*, Washington, D. C. : National Academy Press, 1988, p. 19.

⑥ 史军：《权利与善：公共健康的伦理研究》，中国社会科学出版社 2010 年版，第 47 页。

就是因为它具备上述四个基本特征：新冠疫情防控以维护整体人口的健康为目标，以预防控制新冠病毒的传播为主要内容，以追踪、隔离、检测和救助等干预措施为主要手段；新冠疫情防控需要政府、社会各界和公众的广泛参与与通力协作。中国新冠疫情防控之所以能在短时间内基本控制住国内疫情，就是全国上下团结抗"疫"的重大战略成果。

（二）公共健康伦理

公共健康伦理是公共健康伦理学的研究对象。公共健康伦理研究最早源于西方。我国学界在翻译"public health ethics"时出现了"公共卫生伦理"与"公共健康伦理"两种译法，导致我国学术界也出现了这两个概念同时使用的局面。邱仁宗、翟晓梅、王春水等学者都使用了"公共卫生伦理"这一概念。如邱仁宗认为，"公共卫生伦理学是人类有关在人群中促进健康、预防疾病和伤害的行动规范，这些规范体现在一些原则之中，对我们在人群中促进健康、预防疾病和伤害的行动起指导作用"[1]。翟晓梅等认为，"公共卫生伦理学是用伦理学的理论、原则和方法探讨和解决公共卫生实践中提出的实质伦理学和程序伦理学问题，在解决这些伦理问题中设法制定在人群中促进健康、预防疾病和损伤的行为规范"[2]。学界使用更多的是公共健康伦理的概念。前文描述的我国关于公共健康伦理界定的四类观点中，"伦理问题说""伦理反思说"和"道德责任说"三类界定使用的都是"公共健康伦理"。

应该说，"公共卫生伦理"与"公共健康伦理"两个提法虽然并无实质的区别，但在一定程度上体现了学者们分析视角和关注重心的细微差异。我们倾向于使用"公共健康伦理"的概念。主要原因是，"公共卫生的特点是，强调促进健康，预防疾病和损伤"[3]；作为公共卫生或公共健康的伦理研究，"公共健康伦理"的概念，更能凸显作为自身研究对象的公共卫生或公共健康"强调促进健康"的特点。无论是就公共健康实践的内容，如公共健康危机应对、各类疾病预防控制、公共健康风险管理以及公共健康传播等，还是就公共健康实践的价值目标，即维护和实现社会整体人口的健康而言，使用"公

---

① 邱仁宗：《公共卫生伦理学刍议》，《中国医学伦理学》2006年第1期。
② 翟晓梅、邱仁宗编著：《公共卫生伦理学》，中国社会科学出版社2016年版，第55页。
③ 翟晓梅、邱仁宗编著：《公共卫生伦理学》，中国社会科学出版社2016年版，第8页。

共健康伦理"的概念都具有更强的"包容性",更能凸显公共健康伦理的价值意义。相比较而言,"公共卫生伦理"的概念虽然能够充分体现其研究对象——公共卫生的实践特性,但在体现维护和促进公众健康的价值目标、凸显公共健康伦理的价值意义方面显得有些"力不从心"。

从分析视角看,公共健康学与伦理学是公共健康伦理的两个基础学科,目前两个学科领域均有学者关注和研究公共健康伦理。同时,公共健康伦理学与管理学、法学、社会学等学科也有不同程度的联系,这些领域也有学者关注公共健康伦理。客观地说,不同学科对公共健康伦理的关注,在研究视角、理论工具和研究方法等方面总是存在一定的差异,因而对公共健康伦理存在不同的理解。在这样的情况下,必须尽快消除不同学科特别是公共健康学与伦理学之间的理论隔阂,促进公共健康学、伦理学及其他相关学科之间的交流、对话。事实上,公共健康伦理是公共健康与伦理的结合。因此,对公共健康伦理的理解,既离不开公共健康学的视角,也离不开伦理学视角;应该从公共健康学与伦理学相结合的角度来把握公共健康伦理的内涵。

从公共健康学与伦理学相结合的角度看,公共健康伦理是在公共健康活动中产生并用以规导各类主体的行为及其相互关系的道德观念、道德规范和伦理精神。公共健康活动的主体包括政府、公共健康机构和公共健康专业人员、相关媒体、企业、民间组织以及公众。公共健康活动的内容非常广泛,"公共卫生工作是由与公共卫生有关的所有人的行动,以及包括法律、法规、政策、措施和办法等在内的行动组成"[①]。公共健康伦理既是调整主体公共健康行为和活动、协调主体之间健康利益关系的一种道德观念和行为规范,又是主体把握公共健康活动的一种实践精神。

作为公共健康问题的伦理研究,公共健康伦理的研究领域和公共健康实践是重合的。从这个意义上说,公共健康伦理就是对政府、公共健康机构和专业人员、相关媒体、企业、民间组织及公众组织或参与的公共健康实践的伦理研究。公共健康伦理的内容或任务至少应该包括:确立公共健康伦理原则和公共健康实践具体领域的道德规范;为公共健康制度和政策提供价值导向和伦理依据;调整公共健康主体的行为和活动;协调公共健康领域的利益

---

① 翟晓梅、邱仁宗编著:《公共卫生伦理学》,中国社会科学出版社2016年版,第8页。

关系，促进公共健康资源的正义分配；解决公共健康实践面临的道德冲突和伦理难题；通过公共健康道德评价和道德教育造就道德的公共健康主体，等等。

公共健康伦理的领域和公共健康实践重合意味着公共健康伦理的目的是由公共健康的目的决定的。一般地说，公共健康的目的是预防疾病，维护公众健康。公共健康的目的决定了公共健康伦理研究的目的——为预防疾病、维护公众健康提供价值原则和伦理指导。在这一点上，尽管学界存在诸多不同的提法，但实质精神总体上是一致的。如肖巍认为，"公共健康伦理的主要使命是为促进公众健康、预防疾病、减少风险和伤害提供伦理支持"[①]。喻文德、李伦认为，公共健康伦理研究的目的是"为公共健康提供伦理辩护"，"确立新的价值取向"。[②] 张福如认为，公共健康伦理的目标是"使人类生活在其中的自然环境社会环境更有利于个体的生存和发展，更有利于整个人类社会的生存和发展"[③]。显然，建设更有利于整个人类社会生存和发展的自然环境和社会环境与上述维护和促进健康的目标总体上仍然是一致的。

二　公共健康伦理学的学科定位

如前文所述，公共健康伦理学从诞生之日起，国内外学界对其学科定位就一直存在它究竟是生命伦理学的一个分支还是一门新兴独立学科的巨大争议。学科定位不清、学科合法性至今存疑也是制约公共健康伦理学发展的一个重要瓶颈。我们认为，公共健康伦理学是一门新兴的边缘性交叉学科。作为一门新兴的独立学科，公共健康伦理学与医学伦理学、生命伦理学既有不可分割的密切联系，也存在产生背景、研究对象和视域以及价值目标等方面的显著差异。

不可否认，公共健康伦理学的确脱胎于生命伦理学，"公共健康伦理是生命伦理学在 21 世纪的新发展"[④]，而生命伦理学又是医学伦理学的扩展，因而

---

① 肖巍：《公共健康伦理：概念、使命与目标》，《湘潭大学学报》（哲学社会科学版），2006 年第 3 期。

② 喻文德、李伦：《论公共健康伦理的主导价值取向》，《兰州学刊》2009 年第 12 期。

③ 张福如：《关于建立公共健康伦理的思考》，《江西社会科学》2004 年第 12 期。

④ 肖巍：《公共健康伦理：一个有待开拓的研究领域》，《河北学刊》2010 年第 1 期。

公共健康伦理学与生命伦理学、医学伦理学有着十分密切的联系，三者均涉及疾病预防与治疗、个人健康与公共健康问题的伦理研究。虽然如此，公共健康伦理学与生命伦理学、医学伦理学的产生具有不同的背景，侧重于不同的研究对象，承担着不同的任务和使命。医学伦理学起源于医疗实践中医患关系的特殊性；生命伦理学是医学伦理学的拓展，诞生于 20 世纪 70 年代，以医学、技术、生物学应用于生命中的伦理问题为研究对象；而公共健康伦理学诞生于 20 世纪 90 年代，虽然脱胎于生命伦理学，但研究领域和公共健康实践重合，与生命伦理学有显著差异。从这一角度看，公共健康伦理学具有区别于医学伦理学、生命伦理学的独立学科性质。

具体地说，公共健康伦理学与医学伦理学、生命伦理学的区别主要有以下三点。第一，产生背景不同。医学伦理学起源于医疗实践中医患关系的特殊性。如公元前 4 世纪被视为医学伦理学最早文献的《希波克拉底誓言》，要求医生治病救人要尽力而为，医生要采取最有利于病人的措施和方案，医生要替病人保守秘密。1948 年、1949 年世界医学联合会通过的《日内瓦宣言》和《医学伦理学法典》都发展了《希波克拉底誓言》的精神，要求医务人员要首先关心病人的健康、医务人员应无例外地保守病人的秘密。传统意义上的医德是传统医学伦理的主要内容。随着医疗卫生和生物医学技术的发展，医学已经从医生与病人间一对一的私人关系发展为以医患关系为核心的社会性事业，收益和负担的分配以及分配是否公正的问题，病人、医务人员与社会价值的关系及其导致的伦理难题就成为现代医学伦理学的新内容。

生命伦理学诞生于 20 世纪六七十年代。一般认为，"催生"生命伦理学诞生的背景主要有三大事件。一是 1945 年广岛的原子弹爆炸所造成的巨大杀伤及其引起的基因突变。原子弹爆炸不仅造成数十万人死亡，而且使大量受害者的家庭遭受基因突变，并可能一直遗传下去。这引起很多研制原子弹的科学家的反思，有些科学家开始转变思想，投身反战和平运动。二是 1945 年在德国纽伦堡对纳粹战犯的审判。有些科学家和医生也是受审的战犯，这些科学家和医生曾经在没有取得本人同意的情况下对集中营的受害者进行惨无人道的人体实验。比如，在冬天极寒的天气条件下，剥光受害者的衣服在露天冷冻，从而观察人体因冷冻发生的变化。三是 1962 年美国科普作家蕾切尔·卡逊（Rachel Carson）出版的科普读物——《寂静的春天》，讲述了农药对人类赖以生存和发展的环境的危害，向科学家和人类敲响了环境恶化的警钟。这本书在世界范围内引起人们对环境问题的关注，把环境保护问题摆在了世界各国的眼前。1972 年 6 月联合国在斯德哥尔摩召开了"人类环境大会"，各国共同签署了"人类环境宣言"。生命伦理学作为 20 世纪 60 年代首先在美国诞生的一门新兴学科，也是迄今为止世界上发展最快的交叉学科之一。世界各国，特别是欧美、日本等国的生命伦理研究机构如雨后春笋纷纷成立，世界性、区域性和各国的生命伦理学术会议纷纷召开，产生了大量的研究成果。更重要的是，生命伦理学诞生后在很短的时间内就受到多学科学者和社会各界的广泛关注，并在一些国家付诸体制化实践。一些国家建立了总统或政府的生命伦理学委员会，包括中国在内很多国家的医院纷纷专门建立了伦理委员会。

公共健康伦理学是 20 世纪末特别是 21 世纪初随着公共健康危机的不断暴发，公共健康危机受到越来越多的伦理学等方面学者的关注和反思的背景下兴起和发展起来的。不同的时代背景对公共健康伦理学提出了不同的任务和使命，因而应该有自己独立的理论体系和研究论域。

第二，研究对象和视域不同。医学伦理学是"运用一般的伦理学原理来解决、调整和研究医疗健康中不断发展着的道德现象、道德问题和道德建设的学说"[1]。"医学伦理学主要研究医学和医疗保健领域的伦理学问题"[2]，如医学伦理的基本原则和道德规范、医务人员之间及其与病人之间的关系、卫生部门与社会之间的关系，等等，涉及患者、医务人员与社会效益之间的关系、冲突和伦理学难题。生命伦理学作为医学伦理学的扩展，比医学伦理研究的范围要广泛得多，"包括技术、医学、生物学对于生命的应用时所遇到的各种伦理学问题"[3] 都是生命伦理学的研究对象。也就是说，生命伦理学不仅要研究传统的医学伦理问题，而且要研究生命科学、生物医学技术使用和发展所带来的伦理问题，如生殖技术、生育控制、器官移植、基因工程、克隆技术、安乐死、医患关系等都是生命伦理的关注热点。而公共健康伦理学以

---

① 赵增福主编：《医学伦理学》，高等教育出版社 2007 年版，第 3 页。
② 卢风、肖巍主编：《应用伦理学导论》，当代中国出版社 2002 年版，第 169 页。
③ 卢风、肖巍主编：《应用伦理学导论》，当代中国出版社 2002 年版，第 169 页。

公共健康伦理为对象，公共健康伦理研究公共健康实践中的伦理问题。公共健康实践的内容非常广泛，公共健康制度和政策的设计和实施、公共健康主体组织和参与的公共健康活动，包括公共健康危机应对、各类疾病预防控制、公共健康风险管理等各个领域，以及公共健康决策、干预、服务和保障等各个环节的活动都是公共健康实践的重要内容。公共健康伦理作为在公共健康活动中产生并用以约束与调节公共健康主体行为和公共健康利益关系的伦理，其对象明显超出了医学伦理和生命伦理的范畴。

同时，从研究视域看，公共健康伦理学作为生命伦理学科分化的产物，作为生命伦理学的新拓展，虽然脱胎于生命伦理学，但由于其对象——公共健康的内容和影响因素的广泛性，促进健康、预防疾病不单是生物医学问题，而且是一个公共政策问题，使得公共健康伦理问题不仅涉及传统医学和生物技术使用中的伦理问题，同时也涉及公共健康政策及其实施中的伦理问题。众所周知，公共政策是国家公共权力运行的基本方式和体现，是政府制定和实施的进行社会公共管理、维护公共利益的重要途径和手段。公共健康政策是国家在公共健康领域实施的公共政策，公共性是公共健康政策的本质属性；政府作为公共健康利益的代表，是公共健康决策的决定者、公共健康计划的制定和实施者。因而公益、公正是公共健康伦理的本质属性和要求。而医疗实践、生物技术实践关注的是个体，临床医疗都是着眼于个体健康和个体患者的医疗，以医患关系为核心，要求尊重患者的自主和知情同意权。生命伦理也是如此。尊重、有利、不伤害作为生命伦理基本原则，强调的实质上都是尊重和保障个人权利。可见，公共健康实践与医疗、生物技术实践内容和特点的区别决定了公共健康伦理与医学伦理、生命伦理研究视域的差异。

第三，价值目标有着不同的侧重。公共健康伦理与医学伦理、生命伦理研究对象和视域的不同决定了它们在价值目标上的不同侧重：医学伦理、生命伦理侧重于追求个体善，即个体健康权利和利益的最大化；而公共健康伦理侧重于追求公共善，即群体和社会整体健康利益的最大化。"由于传统的生命伦理学是建基于个人主义的价值观之上，它强调个人权利的优先性，而在公共健康实践中却经常会为了全体人口的健康对个人的自由、隐私等权利进行干预或限制。"① 事实上，医疗实践和生物技术实践关注的是个体的治疗、干预及其后果。比如，临床医疗实践就是患者在医生的指导下选择治疗方案的过程。这就决定了以医疗实践和生物技术实践中的伦理问题为对象的医学伦理、生命伦理的价值目标都侧重于个体健康和个人权利。而公共健康实践旨在促进和维护公众健康，公共健康制度、政策和具体决策都是由集体作出的，不仅要关注群体干预的后果，而且要理解和把握造成群体疾病或伤害的原因，强调群体健康和疾病的预防控制。在公共健康实践中虽然也不能忽视对疾病的治疗，但它关注和强调的重心在于预防。这就决定了以公共健康实践中的伦理问题为对象的公共健康伦理的价值目标侧重的是群体和社会整体人口的健康。

公共健康伦理学作为一门新兴的边缘性交叉学科，以公共健康学与伦理学为基础学科。公共健康伦理的理论、原则、规范和要求要在公共健康领域发挥作用，不仅应该与一般伦理学理论和原则相一致，而且应该与一般的公共健康学相一致。事实上，公共健康伦理学与公共健康学的研究领域是重合的，公共健康学以人们的公共健康活动为对象，而公共健康伦理学则是以伦理学的眼光来看待公共健康活动。公共健康伦理学的这种交叉学科的性质决定了它的一个基本任务是寻求伦理学与公共健康学的结合点，在理论和实践上厘清公共健康与伦理的关系，找到解决两者矛盾的方法和原则。

作为一门新兴的边缘性交叉学科，公共健康伦理学是一门系统性和关联性很强的学科。虽然，公共健康伦理学在产生的背景、研究对象和视域、价值目标等方面都已形成区别于其他相关学科的显著特点，但由于它的研究对象与公共健康实践重合，而公共健康实践与社会各个领域是相互交织在一起的。因此，伦理学和公共健康学只是公共健康伦理学的基础学科；同时，公共健康伦理学与管理学、法学、社会学等学科也有不同程度的联系，并以生命伦理学、医学伦理学及传统健康伦理思想作为重要理论来源。为此，必须努力打破不同学科之间的学术界限和壁垒，促进各相关学科之间的交流、对话，形成跨学科综合研究的氛围，构筑跨学科研究共同体，以适应构建公共健康伦理学科体系和回答、解决复杂公共健康现实问题的需要。

---

① 史军：《遭遇公共健康的生命伦理学》，《伦理学研究》2008 年第 4 期。

公共健康伦理学作为一门新兴的边缘性交叉学科，也是一门具有显著实践特性的学科。不言而喻，公共健康学是一门实践性很强的学科，伦理学更是人类把握世界的一种方式。公共健康伦理学作为二者相结合的交叉学科，继承了二者实践性强的特点。公共健康伦理学作为一门具有显著实践特性的新兴交叉学科，基本使命和价值就在于为推进公共健康建设、回答和解决现实公共健康问题、促进社会整体人口健康提供伦理依据、伦理方案和伦理支持。公共健康建设是一项社会系统工程，在各个层面、各个领域、各个环节中都面临诸多亟待研究和突破的现实问题。从伦理学角度正面解答这些问题，或者为之提供伦理依据、伦理方案和伦理支持是公共健康伦理学的学科价值和现实功能的集中体现。如揭示公共健康实践中的善与恶、正当与不正当、应该与不应该，提出公共健康实践所要求的道德原则规范体系，调整人们的公共健康行为、活动和利益关系，等等，都体现了公共健康伦理学显著的实践特性。

第二节　公共健康伦理所以可能的外在和内在根据

目前，学界对公共健康伦理的内涵和公共健康伦理学的学科定位这样的基础理论问题之所以仍然存在明显分歧，一个关键因素在于公共健康伦理是公共健康与伦理的结合，但"公共健康与伦理的关系""公共健康伦理何以可能"这一前提性的元理论问题仍然没有一个明确、系统的阐释和理论框架为其提供合法性的理论根据。人们一直有意无意地回避或忽略这一问题，似乎只要习惯了"公共健康伦理"这一概念，上述问题就不言自明了，因而在理论和实践上都未能厘清公共健康与伦理的关系，鲜有学者关注和思考公共健康伦理何以可能的问题。正是在这样的情况下，国外一些学者非常推崇一种"面向问题与行动"的公共健康伦理学。如卡尔·科尔曼等人认为："公共健康伦理集中关注监督和改善人口健康措施的设计与实施。"[1] 南希·鲍姆等人

① Carl H. Coleman, etc., "The contribution of ethics to public heath", *Bulletin of the World Health Organization*, 2008, Vol. 86, No. 8, p. 578.

提出了应对公共健康伦理挑战的分析框架。这一框架包括六个方面的考虑，即决定规划行动在人口层次上的效用、提供行动效率和需要的证明、确立公平目标和提出计划实施策略、证明责任、评价与计划行动相关的成本与效率、考虑政治的可能性与社群的可接受性等。①这种"面向问题与行动"的公共健康伦理看似合理，似乎为解决现实问题提供了行动方案，但由于缺乏必要的理论基础，其提供的实践方案可能流于各种行动方案和策略的车轮实施，最终无法形成统一、有效的公共健康伦理框架。

那么，"公共健康与伦理的关系""公共健康伦理何以可能"作为前提性的元理论问题，为什么历经二十余年一直未能受到应有关注，至今未有学者作出正面解答？笔者认为，主要原因在于公共健康学与伦理学的理论隔阂造成的学科间的知识交叉不足：公共健康领域的学者们由于缺乏相应的伦理学理论而无法深入解答一些深层次的理论问题；而伦理学者们在关注和思考公共健康伦理问题时，依据的仍然是目的论、道义论和德性论等传统的伦理学理论，公共健康伦理现象仅仅被作为这些传统理论的新的素材，从而使公共健康伦理问题最终沦为传统伦理学知识系统内部问题。事实上，任何一门学科兴起之初，都必须解决学科合法性问题。公共健康伦理学也不例外。解决公共健康伦理学的学科合法性，必须消除公共健康学与伦理学之间的理论隔阂，促进公共健康学与伦理学的知识交叉和对话，找到公共健康与伦理结合、公共健康伦理所以可能的有力根据。否则，公共健康伦理学的学科合法性将受到质疑，公共健康伦理学将被置于别的学科理论之下而丧失独立性，从而制约公共健康伦理学的理论深化和学科发展，影响公共健康伦理学现实功能的发挥。

公共健康伦理作为公共健康伦理学的研究对象，是公共健康与伦理的结合，既与公共健康活动相关，也与伦理活动相关，包含了公共健康活动与伦理活动、公共健康学与伦理学之间的关系问题。而公共健康与伦理之间的关系，既存在一种外在的关系，也存在一种内在的关联。因此，解答公共健康伦理所以可能的问题，应该立足于公共健康与伦理的关系，从二者之间的外

---

①　参见 Nancy M. Baum and Sarah E. Gollus, "Looking Ahead: Addressing Ethical Challenges in Public Health Practice", *Law*, *Medicine & Ethics*, 2007, Vol. 35, No. 4, pp. 657–667。

在关系和内在关联两个方面去寻找其所以可能的根据。

一　外在根据：公共健康需要伦理导向

立足于公共健康与伦理的关系来寻找公共健康伦理所以可能的根据，首先要把握公共健康与伦理之间的外在关系。所谓公共健康与伦理之间的外在关系，指的是公共健康与伦理作为两种类别的事物，公共健康学与伦理学作为两门学科，人们既可以从伦理学的角度研究公共健康活动在伦理上的合理性、正当性，研究道德规范对公共健康活动的规导、制约作用，要求公共健康活动必须符合一般的伦理原则，也可以从公共健康学的角度考察人的健康发展、健康正义对道德发展的促进作用。质言之，公共健康与伦理的外在关系，即公共健康与伦理作为两种类别的事物存在的互相需要的关系。

当然，从学科性质和归属看，公共健康伦理学是一门应用性和综合性的伦理学，伦理学是其根本的学科属性。因此，我们思考和回答公共健康伦理何以可能的问题，外在关系方面应该着力回答公共健康是否需要伦理。从这一视角看，公共健康伦理之所以可能的外在根据，在于公共健康需要伦理导向。具体地说，在公共健康活动中，伦理的导向作用主要表现在三个方面。第一，公共健康制度安排和决策需要伦理论证。不言而喻，公共健康问题既是一个医疗卫生问题，也是一个重要的社会问题和法律问题。作为一个医疗卫生问题，公共健康的维护要依靠医疗科技的发展和进步；作为一个社会问题、法律问题，维护公共健康需要制定实施合理的法律、政策和措施。而公共健康领域的相关法律、政策和措施是否合理，还必须经受道德的检验，必须具备道德合理性。这就要求各种公共健康的法律、政策和措施的制定实施除了要经过充分的科学、法律论证外，还要进行充分的伦理论证，即对其是否符合相应的道德要求、是否体现应有的伦理精神以及实际道德效应等方面进行充分的论证和评估。以艾滋病防控这一公共健康问题为例。在过去相当长一段时期，由于对艾滋病问题的认识偏差，我国艾滋病防治所主要采取的是公共卫生进路，希冀通过围堵、隔离等措施来解决艾滋病问题。的确，从理论上看，只要让所有可能的阳性者都得到检测、治疗，是可以迅速控制艾滋病传播的。但从实践上看，情况远非如此，许多易感人群都处于地下状态，根本无法对他们进行检测；许多艾滋病患者害怕暴露身份，无法对他们进行治疗、救助和关怀，艾滋病防治远未实现普遍可及。今天看来，我国艾滋病防控的传统公共卫生进路既缺乏科学论证，又缺乏伦理论证，不能获得伦理辩护。

第二，公共健康活动效率的提高和目标的实现必须具备道德基础。公共健康的维护既离不开医疗科技的进步和社会经济的发展，也离不开道德的进步，表现为公共健康制度道德合理性的增强、医疗卫生资源的公正分配、公共健康机构和组织、公共健康专业人员以及社会公众的道德素质的提高，等等。换言之，公共健康活动效率的提高和目标的实现必须具备双重基础：一是物质技术基础，包括经济、科技特别是医疗科技发展水平、资源的有效利用等；二是道德基础，包括公共健康主体的道德水准和道德境界，主动性、积极性和创造性的发挥，人际关系的协调等。正如厉以宁所指出的："效率的任何增长总是离不开物质技术条件的。……但要知道，假定没有道德力量、信念、信仰等等在这些场合会发生巨大的作用，依靠物质技术条件，人们仍然只能产生常规的效率，而不可能产生超常规的效率。"① 厉以宁所说的虽然是经济效率问题，但同样适用于公共健康活动效率。在社会经济、医疗科技基础一定的条件下，道德基础对于公共健康活动效率的提高和目标的实现具有决定性意义。同时，公共健康活动不仅是预防疾病、延长生命和保护健康的科学活动，也是人们理性化的认识和实践活动，既要求主体遵循客观规律，体现主体认识和把握世界的认知理性能力，又要求主体把握其中的"应该"，体现主体对人道、正义、自主等方面的价值追求，需要道德理性的有效引导。如果不能认识客观规律，公共健康活动肯定不能实现应有的效果；即使认识了客观规律，如果缺乏道德理性的有效引导，主体也可能做出违反客观规律的事情；只有对公共健康活动进行合乎理想目标的价值引导，使其朝着应然的、道德合理的方向发展，才能提高公共健康活动的效率，实现公共健康活动的价值目标。

第三，公共健康活动必须接受道德评价。对公共健康活动的评价有三个基本维度，即科学合理性、法律合理性和道德合理性；只有那些同时具有科学合理性、法律合理性和道德合理性的公共健康行为和活动，才能在实践中

① 厉以宁：《超越市场与超越政府》，经济科学出版社 1999 年版，第 81—82 页。

得到社会的理解和支持，实现预期的效果。所谓公共健康活动的道德合理性，指的是主体的公共健康行为和活动必须合乎一定的价值准则和道德要求，必须具有伦理正当性与合理性。主要包括：国家政府应该根据相应的价值准则和道德要求来设计和安排公共健康制度，只有那些坚持了正确的价值导向、具有道德合理性的制度政策在实践中才能得到有效实施，并得到社会的理解、支持与拥护，实现预期的效果；公共健康机构应该根据相应的价值准则和道德要求来实施公共健康行为和活动、处理公共健康组织内外各种利益关系；公共健康机构管理者和公共健康专业人员应该根据相应的价值准则和道德要求来履行职责；此外，相关媒体、企业和民间组织、普通公众在公共健康活动中也都负有相应的道德责任，其行为和活动也必须符合一定的道德准则。总之，公共健康活动的正当性与合理性不仅需要以其维护健康的有效性来证明，而且要以其伦理上的正当性与合理性来证明。只有经过道德评价，被证明是具有道德合理性的公共健康活动才具有充分的实施理由。

总之，公共健康需要伦理导向和伦理反思。事实上，公共健康本身不仅是医学问题、社会问题，也是一个典型的伦理问题。从人类的公共健康发展的历程看，正是随着经济与社会的发展、世界医疗科技的不断进步以及各国应对公共健康问题的经验不断丰富，特别是各国日益注重对公共健康问题的伦理检视，注重公共健康政策的伦理论证，注重公共健康活动的道德基础和道德合理性维度的考量，各国的公共健康制度和政策才日益科学、理性，人类维护公共健康的能力、各国公共健康状况和水平才不断提升。

二 内在根据：公共健康具有伦理属性

从公共健康与伦理的内在关联去寻找公共健康伦理所以可能的内在根据，是解答公共健康伦理何以可能的更重要的方面。所谓公共健康与伦理之间的内在关联，指的是基于公共健康与伦理之间的内在同质性，公共健康与伦理不再被视为两个类别，公共健康学与伦理学也不再被视为两门学科；二者互相内在地包含了通往彼此的规范或精神：不仅伦理内在地包含了通往公共健康所需要的规范和价值，公共健康也内在地包含了通往道德发展和进步的要求和精神。严格地说，公共健康伦理只有立足于公共健康与伦理的内在关联才能找到自己作为一门新兴独立学科存在的根本理由。如果公共健康与伦理仅仅是一种外在的互相需要的关系，公共健康伦理学就只能是公共健康学与伦理学的机械组合，即一般意义上关于公共健康学与伦理学之间关系的学问；只有基于内在的关联，公共健康伦理才可能是一门公共健康与伦理内在结合的交叉学科。

那么，公共健康与伦理内在关联的机制是什么呢？既然公共健康与伦理互相内在地包含了通往彼此的规范或精神，那么，公共健康与伦理内在关联的机制，从伦理活动与伦理学的角度看，就是伦理活动与伦理学本身所衍生出的符合公共健康要求并促进公共健康发展的机制，伦理内在包含的通往维护公共健康所需要的规范和价值；从公共健康活动与公共健康学的角度看，就是公共健康活动、公共健康学本身所衍生出的符合伦理并促进道德发展和进步的机制，公共健康也内在地包含了通往道德发展和进步的要求和精神，如渗透在公共健康活动主体和各个环节中的道德合理性及其所体现出来的人道、正义、尊重、自主、仁爱等伦理精神。

在现实的公共健康伦理学研究中，人们往往注重前一个方面，即从传统伦理学理论出发，研究伦理活动与伦理学本身所衍生出的符合公共健康要求并促进公共健康发展的机制。这方面的研究当然是非常必要的。但是，至今很少有人从公共健康活动与公共健康学的角度，研究公共健康活动本身所衍生出的指向伦理活动与伦理学的内在机制。事实上，与前者一样，公共健康活动与公共健康学指向伦理活动与伦理学的机制也是构成严格意义上公共健康伦理学的一个内在前提，同样是不可或缺的。

由于伦理活动与伦理学指向公共活动与公共健康学的机制在学界已有讨论，且公共健康伦理学是一门应用性和综合性的伦理学的学科属性，这里我们仅讨论公共健康活动与公共健康学指向伦理活动与伦理学的机制。从这一角度看，公共健康伦理之所以可能的内在根据，在于公共健康本身具有伦理属性，公共健康活动也是一种道德活动。首先，公共健康活动的主体也是道德主体。主体是认识活动和实践活动的承担者，"是社会历史地对自然、社会和人自身进行控制、改造的人"①。从前述公共健康的概念可以看到，公共健康活动的主体是政府、社会和公众。其中，政府作为公共利益的代表者，是

① 姚新中：《道德活动论》，中国人民大学出版社1990年版，第58页。

维护公共健康的核心。社会是一个范围非常广泛的概念，其中，各种群体和组织，如医疗和公共健康机构，以及与公共健康相关的媒体、企业和相关民间组织等，都是重要的社会主体。公众则既是公共健康活动的对象，也是公共健康活动的重要参与者与配合者，因而也是公共健康活动的重要主体。从伦理学的角度看，政府、社会和公众同时也是天然的道德主体。这是因为，当我们在对公共健康进行道德评价时，不仅要评价事，而且要评价人。前者是对疾病预防和行为干预等公共健康活动中的政策措施、具体行为、资源分配、权利与义务实现等方面的道德合理性评价；后者则是对各类主体在公共健康活动中的表现的道德评价。

其次，公共健康活动的目标也是道德发展的重要目标。众所周知，人的全面发展既是经济与社会发展的最终目的和归宿，也是道德发展的终极目标。所谓人的全面发展，不仅仅指满足人的各种物质生活需求，还包括满足人们在社会生活、精神生活、政治生活等各方面的各种价值需求，其根本前提是使人的体力和智力上的各种潜能得到充分展现。而要充分展现人的体力和智力上的各种潜能，维护和促进健康是必由之路。而这正是公共健康活动的直接目标。反过来说，公共健康活动以促进社会整体人口的健康、提高社会公共健康水平作为自己的根本目标。而社会公共健康的水平也是社会道德发展和进步状况的重要体现，透过一个社会的公共健康状况可以从一个侧面衡量社会的文明程度。这是因为，公共健康的水平不仅是社会经济、医疗科学技术发展的直接体现，也是社会文化、道德发展的综合体现；社会公共健康的状况越好，不仅表明这个社会的经济与科技发展水平越高，而且在一定程度上表明社会道德发展的程度越高。

最后，公共健康活动本身内蕴道德意识、道德要求和伦理精神。从公共健康活动的预备和展开形态看，公共健康活动总是蕴含或体现着一定的道德意识和道德要求。不言而喻，公共健康活动总有一定的动机和目的，具有一定的社会意义和社会价值。作为一种具有社会意义和社会价值的活动，公共健康活动总是在一定社会意识和准则的指导下进行的。指导公共健康活动的社会意识和准则，包括政治、法律、道德等多方面的内容。其中，道德意识和道德准则也是影响和制约公共健康活动的一个重要方面。同时，影响和制约公共健康活动的政治、法律等其他意识和准则也总是以一定的道德意识为基础，蕴含和体现着一定的道德要求。从这个意义上说，公共健康活动也是主体基于一定道德意识、体现一定道德规范和准则而实施的活动，或者说是一种具有一定道德动机和道德目的、蕴含或体现一定道德要求的活动。一定公共健康道德意识和道德规范的引导和约束正是公共健康活动具有社会意义和社会价值的重要内在因素。

从公共健康活动的完成形态看，在一定道德意识和道德要求指导下的公共健康活动达到维护公共健康的目的、实现一定的社会意义和社会价值，本身也蕴含和体现着尊重生命、伦理正义等重要伦理精神。就前者而言，一切公共健康活动，无论是预防疾病、行为干预，还是健康教育、保护健康、延长生命；也无论是制定公共健康方面的法律政策措施、建立或完善公共健康体系、医疗资源投入，还是应对公共健康危机、防范公共健康风险，都指向人的生命安全和健康的维护，无不深刻体现了尊重生命的伦理精神。事实上，生命健康权作为公民一项最基本的权利，也是维护公共健康的最终目的；尊重生命作为一项"金规则"已经成为古今中外几乎所有制度和思想的基本价值取向之一，自然也是公共健康活动的基本价值取向和伦理精神。无论是公共健康实践的目标还是政策措施和行为活动都内在地蕴含着尊重生命的伦理精神。就后者而言，伦理正义是古往今来人类始终探寻的一种普遍伦理原则的基本出发点之一，它"集中反映着社会对人们道德权利与道德义务的公平分配和正当要求"[1]，是现代社会进行制度安排和制度创新的重要依据。正如罗尔斯所说，"正义是社会各种制度的首要美德，如同真理是思想体系中的首要美德一样"[2]。公共健康领域的制度安排也是社会制度安排的一个重要方面。长期以来，由于经济与社会发展的不平衡，不同地区、不同群体在享有医疗卫生资源、健康权利等方面都还存在不同程度的差异和不平衡现象，公共健康实践面临着公共健康利益与个体健康权利、政府干预与公民自主等方面的矛盾和冲突。而公共健康旨在通过疾病预防和行为干预等活动来促进和维护整体人口的健康，即坚持以满足社会整体的公共健康需要、维护和实现社会整体健康利益为基本价值取向，实现公共健康资源在不同地区和不同群体间、

---

① 万俊人：《现代性的伦理话语》，黑龙江人民出版社 2002 年版，第 97 页。

② ［美］约翰·罗尔斯：《正义论》，何怀宏等译，中国社会科学出版社 1988 年版，第 1 页。

健康权利和义务在不同主体间的公正分配，保障社会成员平等地享有健康权利，凸显了公平正义的伦理精神。

事实上，同一个公共健康活动，从不同视角看可能是多种不同性质和内容的活动。以新冠疫情防控为例。从公共健康学角度看，新冠疫情防控是一种重大传染病疫情防治活动；从管理学角度看，它是一种社会管理活动；从伦理学角度看，则是一种道德活动。同样，艾滋病防控既是一种疾病防治活动，也是一种社会管理活动，从伦理学角度看也是一种道德活动。可见，公共健康道德活动是从道德这一特定视角进行评价的公共健康活动。同时，客观地说，公共健康活动总是或直接或间接地在一定公共健康道德意识和道德规范的影响或支配下进行的。从这个意义上说，一切公共健康活动都是公共健康道德活动。比如，后面我们将要讨论的公共健康危机应对、重点疾病预防控制、公共健康风险管理，公共健康传播、健康环境建设、健康产业发展，公共健康决策、干预、服务、保障等，都总是在一定道德意识和道德规范的影响、指导或支配下进行的，都可以而且应该予以道德评价，因而都是公共健康道德活动。

第三节　公共健康伦理所以可能的
历史和现实根据

如果说基于公共健康与伦理外在关系和内在关联的外在根据和内在根据为公共健康伦理提供了学科合法性根据，使公共健康伦理学具备了作为一门新兴独立学科的可能性，那么，20世纪末不断暴发的公共健康危机所唤起的伦理反思和伦理自觉，以及公共健康实践在客观上提出的全方位伦理支持的迫切要求，则使公共健康伦理的可能性变成了现实性，为公共健康伦理学的诞生提供了历史和现实根据。

一　历史根据：公共健康危机的伦理反思

公共健康伦理学诞生于20世纪90年代初的美国，并迅速在90年代后期的欧洲和21世纪初的中国落地开花。虽然这些地区由于不同的历史文化背景、经济政治条件和公共健康实践模式而形成了不同的公共健康伦理模式或公共健康伦理学道路，但公共健康伦理问题的出现，却表现出了一种具有普遍意义的共同特征，即公共健康伦理学的兴起，是医疗卫生领域和学术界在经历了无数次的公共健康危机之后所作的伦理反思和理论建构。

在人类历史上暴发的各种公共健康危机中，对人类健康威胁最为严重的是各类疾病特别是传染病的流行。如瘟疫、麻疹、霍乱、天花、黑死病、艾滋病、SARS、禽流感以及新冠疫情等，每一次传染病的大流行，都对人类健康和人类社会的发展产生了不同程度的影响，进而引发不同程度的公共健康危机和社会危机，甚至造成世界性的灾难，常常导致数以十万、百万甚至千万计的人死亡。比如，公元前 430 年，雅典瘟疫的大流行直接导致雅典军队25% 的士兵死亡，成为雅典帝国垮台、雅典文明走向衰落的一个重要因素。古罗马时期，不仅瘟疫流行次数增多，公元 2 世纪，罗马帝国还发生了黑死病的流行；公元 6 世纪开始暴发的鼠疫，持续了半个世纪，死亡人数达 1 亿，这也成为东罗马帝国衰落的一个直接因素。公元 14 世纪中期，人类历史上最具毁灭性的鼠疫在欧洲暴发，导致整个欧洲 1/3 的人口死亡。此后，鼠疫在欧洲反复流行，直到 17 世纪末才停止。在欧洲战胜鼠疫之后不久，又发生了霍乱的流行，19 世纪后的 100 多年里，暴发了 7 次全球性的霍乱。在中国历史上，也发生过很多传染病的流行。比如，东汉和明末清初就曾两次发生瘟疫的大流行，给人们的生命健康和社会发展带来了严重破坏。

20 世纪以来，世界医疗科技迅速发展，人类公共健康状况有了很大改善，但传染病的暴发和流行仍然严重威胁着人类的生命健康。其中，最具破坏性的是流感和艾滋病。比如，1918 年至 1919 年暴发的西班牙流感夺去了 2000多万人民的生命。被视为"现代黑死病"的艾滋病也夺走了数千万人的生命，至今仍未克服，不但对人类的生命健康造成了巨大伤害，也对世界各国的经济与社会发展构成了前所未有的威胁。在艾滋病流行严重的国家，因艾滋病病死率高而导致全国人口死亡率上升，大量青壮年因患艾滋病早逝，人均期望寿命下降。2002 年 11 月 16 日在广东暴发的流行病"非典型性肺炎"（即SARS），持续到 2003 年 7 月 5 日结束，波及 32 个国家和地区，近万人被感染。2009 年开始在全球范围内大规模流行的甲型 H1N1 流感，肆虐了几大洲，到 2010 年 8 月才结束。2014 年 2 月在西非国家几内亚开始暴发的新一轮埃博拉疫情，迅速波及多个国家和地区。根据 2015 年 5 月 6 日世界卫生组织发布的数据，在疫情最严重的几内亚、利比里亚和塞拉利昂三个国家共有 26593 人被感染，11005 人死亡。新冠疫情危机更是"二战"以来人类面临的最大危机。根据世界卫生组织公布的数据，截至 2020 年 7 月 30 日，全球新冠累计确诊病例达 16812755 例；死亡病例达 662095 例。[①]

公共健康危机不仅包括重大传染病疫情导致的危机，而且包括许多由公共安全危机对人类生命与健康造成的严重威胁。比如，2011 年 3 月日本福岛第一核电站发生的核泄漏导致的放射性污染事件，造成 20 多万人转移。根据日本方面 2011 年 5 月公布的资料，日本福岛近岸 300 公里的海域受到放射性污染，但中国国家海洋局的监测结果表明，这次核泄漏的影响范围实际远远大于日本公布的范围（日本福岛以东 800 公里以内 25.2 万平方公里的公海海域都受到明显的放射性污染）。2003 年 12 月 13 日我国重庆开县发生的天然气井喷事故，造成 243 人中毒死亡，6 万多人被紧急疏散。2005 年 11 月 13 日，中国石油天然气股份有限公司吉林石化分公司双苯厂硝基苯精馏发生爆炸，造成 60 多人伤亡，并引发松花江水污染。2013 年我国多地发生婴儿接种乙肝疫苗后出现不良反应甚至死亡的公共卫生事件。

人类在与疾病特别是重大传染病的长期斗争中，不仅创造和发展了医学，也创造和发展了优秀的医学文化、医学伦理思想。在西方，医学伦理最早是作为一种职业道德，产生于医务工作者与疾病的斗争实践。公元前 4 世纪产生了西方医学伦理传统最早的代表——古希腊医学家希波克拉底。他的诸多著作被集成《希波克拉底全集》，其中的《原则》《操行论》，尤其是《希波克拉底誓言》奠定了医学道德的基础。在《希波克拉底誓言》中，他把病人的健康视为医学的最高职责，要求医生对病人尽力而为，做到公正、不伤害。在古罗马，公元 1 世纪的盖伦创立了医学和生物学知识体系，同时也提出了医生不能一面赚钱一面从事伟大艺术——医学的医德思想。在古印度，公元前 5 世纪的名医妙闻的《妙闻集》、公元前 1 世纪的名医阇罗迦的《阇罗迦集》对医学的本质、医师的职业道德都有重要论述。如妙闻提出了"医者四德"的思想，认为作为医学要有正确的知识、广博的经验、聪明的知觉、对

病人的同情。在古阿拉伯，公元 11 世纪，迈蒙尼提斯所著的《迈蒙尼提斯祷文》是一篇医学伦理的重要文献，对行医动机、态度等方面作了精辟论述。在近代，随着西方医学的发展，西方医学伦理思想也得到迅速发展。18 世纪，德国学者胡弗兰德被称为《希波克拉底誓言》的《医德十二箴》提出了救死扶伤、治病救人的医德要求，至今在医学界广为流传。1781 年英国医学家托马斯·帕茨瓦尔为曼彻斯特医院起草《医院及医务人员行动守则》，并出版了《医学伦理学》，标志着医学伦理学作为一门独立学科的形成。1847 年美国成立"医学会"，以帕茨瓦尔的《医院及医务人员行动守则》为基础，制定了医德教育标准和医德守则。

在中国，早在远古时期人们与伤病的艰苦斗争中就产生了《淮南子·修务训》《帝王世纪》《世本》《通鉴外记》等文献，体现了最早的医德和医学伦理观念。春秋战国时期诞生的中国第一部系统的医学理论著作《黄帝内经》，从古代朴素的唯物主义立场出发，阐述了病理、诊断、预防和治疗等医学技术问题，并在医学道德方面作了系统论述，奠定了中国古代传统医德的雏形；战国时期扁鹊在总结前人医疗经验的基础上，创造了望、闻、问、切的诊断方法，并提出了看病行医"六不治"的原则，成为我国最早的医学伦理规范之一。东汉张仲景的《伤寒杂病论》在继承前人医德思想的基础上，提出了济世救人的从医目的思想。隋唐时期孙思邈的《千金要方》《千金翼方》不仅是我国古代十分重要的中医药典籍，也是中国医学史上最早全面系统阐述医德思想的巨著。宋代以后，我国医学伦理和医德思想发展逐渐走向成熟，产生了宋代张杲《医说》、林逋《省心录·论医》、陈自明《妇人大全良方》、金元时期张从正《保命集·原道论》、明代李梴《医学入门》、徐春甫《古今医统》、龚廷贤《万病回春》、陈实功《外科正宗》、张介宾《景岳全书》、李中梓《医宗必读》、萧京《轩岐救正论》等一大批医德文献。特别值得一提的是，清代喻昌的《医门法律》由于在"治病"篇中较系统地论述了医生职业道德而被誉为"临床伦理学"。

中外历史上源远流长的医学伦理思想为当代思考和应对公共健康问题提供了重要思想资源。但也应该看到，中外历史上医学伦理思想大都局限于医生职业道德领域，主要是对医患关系特别是医生对待病人的态度、医生的职业道德规范和伦理精神等方面的思考和总结，很少涉及公共健康问题的思考和应对。即使是历史上医学和思想家们对健康的思考，也主要局限于个体疾病和健康方面，很少涉及对群体性、地区性、全国性甚至世界性公共健康问题和公共健康危机的认识、研究和应对。比如，在中国，早在春秋时期，人们就开始认识到自然界对人体健康的影响。如公元前541年就有"六气到处病说"（阴、阳、风、雨、晦、明），用以解释疾病产生的原因。在西方，古希腊医学家希波克拉底认为疾病是由人的自身原因引起的。边沁认为，"健康就是没有病，也因此没有作为病征之一的所有各种病痛"①。同时，在相当长的历史阶段，健康一词都仅局限于医学领域。这一情况也充分表明，在相当长的历史时期人类对健康的认识是很狭隘的，未能从更大的范围和更高的层面，去认识社会大系统对健康的影响以及健康所具有的社会性、公共性因素。

从人类自觉应对公共健康危机的角度看，以14世纪欧洲鼠疫流行为标志，我们可以把人类应对公共健康危机的历程分为两个大的阶段。14世纪以前，由于科学技术和管理经验等方面的原因，人类对公共健康危机的应对是被动的，基本上没有什么预防措施；对发生过的公共健康危机，人们也很少进行社会和伦理层面的反思。在相当长一段时期，"人们由于认识的局限性，往往习惯对风险与灾难做出某种超自然的解释，认为是'上帝的行为'"②。14世纪以后，这种局面逐渐发生变化。比如，在14世纪，为控制鼠疫，建立了传染病防治的检疫和隔离制度；为控制麻风病，诞生了很多防治麻风病的专门医院。此后，世界各国预防和应对公共健康危机的意识不断增强。这一方面得益于人类医疗科技的发展、制度措施的完善和应对经验的增加；另一方面，也得益于人类对公共健康危机的反思。这种反思不仅包括医疗卫生、法律政策和社会方面，也包括伦理层面。伦理层面对公共健康危机的反思与医疗卫生、法律政策层面的反思不同，它主要从伦理的角度反思相关法律制度、政策措施是否具有道德合理性；在应对公共健康危机的过程中，国家政府、公共健康机构和公共健康专业人员、相关民间组织乃至公众是否承担了相应的道德责任；对各方面的健康利益关系的认识和处理是否符合伦理正义的要求和精神，等等。

---

① ［英］边沁：《道德与立法原理导论》，时殷弘译，商务印书馆2000年版，第101页。
② 张晓玲主编：《突发公共卫生事件的应对及管理》，四川大学出版社2017年版，第1页。

　　归纳起来，公共健康危机唤起的伦理反思和伦理自觉包括个体、社会和国际三个层面。其中，个体层面主要反思个体在应对公共健康危机中应该承担怎样的道德义务、享有怎样的道德权利；如何认识和处理个人权利与公共健康的关系；当个体权利与公共健康发生冲突，特别是当政府的干预措施造成对个人权利的侵害时个人应该如何应对，等等。社会层面主要反思国家应对公共健康危机的政策措施是否具有道德合理性，能否获得伦理辩护；医疗卫生资源分配是否公正；政府在何种情况下可以限制公民个人权利，等等。国际层面主要反思公共健康危机的暴发除了客观因素外，人类自身对公共健康危机是否负有责任以及负有何种责任；在应对全球性公共健康危机的过程中，如何认识和处理国家利益与全球公共健康的关系；医疗卫生资源在各国特别是发达国家与发展中国家的分配是否公正；各国政府在应对全球性公共健康危机中应该承担怎样的道德责任，等等。

　　总之，公共健康危机应对需要伦理反思。公共健康伦理正是随着 20 世纪末特别是 21 世纪初公共健康危机如禽流感、SARS、甲型 H1N1 流感的不断暴发，公共健康危机受到越来越多的伦理学等方面学者的关注和反思的背景下兴起和发展起来的。回顾人类应对重大疾病和公共健康危机的历史，正是随着世界医疗科技的不断进步、人类应对公共健康危机的经验不断丰富，日益注重对公共健康问题的伦理检视，注重对公共健康危机应对政策措施的道德合理性维度的考量，注重对国际公共健康利益关系的伦理反思，人类抗击各种公共健康危机的能力和效果才不断增强。可以说，对公共健康危机的伦理反思不仅意味着一种新的伦理形态和学科——公共健康伦理学的兴起，也是公共健康伦理学这一新兴学科的一个重要领域；为应对公共健康危机提供伦理支持不仅是公共健康伦理的一大"正面战场"，也是公共健康伦理的一个现实使命。

二　现实根据：公共健康实践的伦理呼唤

　　公共健康实践是一个范围非常广泛的社会实践领域。与公共健康的概念仍然存在明显争议一样，人们对公共健康实践的领域也仍然存在诸多不同意见。"'狭义派'认为，公共卫生领域应是防范较近的引起疾病和操作的风险因素"；"'广义派'则认为，健康有其社会、文化、经济基础，对于这些基础公共卫生不能置之不顾，公共卫生应关注社会和经济资源更公正的分配"。①
我们赞同广义的理解。如前所述，公共健康是通过疾病预防、行为干预等活动来促进和维护整体人口的健康。具体地说，应对公共健康危机，包括重大疾病传染病的预防控制，公共健康风险管理，公共健康传播、健康环境建设、健康产业发展以及公共健康决策、干预、服务、保障，等等，都属于公共健康实践的范畴。

公共健康实践具有区别于一般医疗实践的显著特征。其中，一个最重要的区别是公共健康实践具有公共性。主要表现在五个方面。一是公共健康实践主体具有公共性。医疗实践虽然也涉及政府及相关部门和医疗机构，涉及医疗制度和政策，但医疗实践的直接主体是医生。而公共健康实践虽然也需要政府、社会各界和公众的广泛参与，但公共健康实践最重要的主体是作为公共利益代表者的政府及相关部门和机构，如卫生部门、疾控中心。事实上，公共健康活动主要是由政府及相关部门和机构领导、策划、组织，由在政府及相关部门和机构工作的公共卫生人员具体实施的；政府是公共健康实践、维护公共健康最重要的主体。二是公共健康实践对象和目标具有公共性。医疗实践的对象是病人个体，目标是治愈病人所患疾病。而公共健康实践的对象是一定范围或领域内的群体或人群，有时候甚至是一个国家、一个地区的所有成员甚至全人类。公共健康实践的直接目标是维护一定范围或领域内的群体或人群健康，最终目标是通过维护群体或人群健康来维护社会整体人口的健康。如新冠疫情防控的对象就显然超出了人群和地域的范围，最终目标是通过各地区、各国的防控维护社会整体人口直至全人类的生命健康。三是公共健康实践内容和方式具有公共性。医疗实践以治疗疾病为主要内容，是病人在医生指导下选择治疗方案，强调病人的自主性和知情同意权。而公共健康实践的主要内容是预防疾病，实践方式包括健康教育、行为干预、收集和利用人群监测和疾病特别是传染病数据，改善决定或影响健康的各种因素和社会条件，包括开展自然生态环境和人文社会环境建设，等等。其中，涉及公共健康实践的政策措施及行动决策。显然，公共健康政策措施和行动决策均由集体作出，在很大程度上具有强制性。四是公共健康实践关系具有公

① 翟晓梅、邱仁宗编著：《公共卫生伦理学》，中国社会科学出版社 2016 年版，第 7—8 页。

共性。医疗实践的核心是医患关系，人际性是医患关系的特点。医患关系虽然也涉及经济、法律等多方面的内容，亦涉及医院与患者甚至卫生部门、医疗机构与患者及其家属之间的关系，但从本质上说主要是一种人际关系。而公共健康实践关系复杂得多，不仅包括政府及相关部门、公共健康机构、媒体、企业各种内部与外部之间错综复杂的关系，也包括上述机构和组织与公众之间的关系。五是公共健康问题的产生具有公共性。不言而喻，公共健康实践的直接目的是要解决现实的公共健康问题。而导致公共健康问题产生的因素大多具有公共性。比如，职业病、地方病等公共健康问题主要是由公共工作环境和生活环境，包括自然生态环境和人文社会环境造成的；食物中毒、群体性不明疾病、重大传染病等公共健康危机是由公共性的偶发事件或因素引发的；公共卫生服务的可及性、均等化、公平性等公共健康问题则直接涉及公共政策等因素。

公共健康实践需要全方位的伦理支持。而医学伦理学和生命伦理学囿于自身的对象和功能，虽然有时可以满足公共健康实践某个具体领域或具体方面的需要，或者作为思考和解决公共健康实践某个具体问题的伦理视角或思路，但不能完全满足公共健康实践的整体需要，无法为公共健康实践提供全方位的伦理支持。

具体而言，之所以说医学伦理学不能满足公共健康实践的需要，是因为医学伦理学以医疗实践中的伦理问题为对象，而医疗实践与公共健康实践虽然在尊重生命、关注疾病与健康等方面具有一致性，但在主体、对象和目标、内容和方式及其所涉及的关系上有着显著的区别。因此，医学伦理学的一些理论和方法、原则和规范虽然可以作为认识和处理公共健康实践某些具体领域、具体问题的思路或视角，能够满足公共健康实践的某些具体需要，帮助解决公共健康实践中的某些具体问题，但不能满足公共健康实践的整体需要，不能为公共健康实践提供全方位的伦理支持。事实上，传统医学伦理学在公共健康危机应对、重大传染病预防和控制、公共健康风险管理、医疗卫生资源分配、食品和药品安全、公共健康服务和保障、健康环境卫生等方面都显得力不从心，很难为这些领域的公共健康实践提供伦理支持。究其原因，一个基本因素在于医疗实践注重疾病治疗、注重个体健康，作为医学实践的伦理研究，医学伦理学是一门关于医患关系、主要应用于医疗实践和医学科学研究领域的职业伦理学和应用伦理学。而公共健康实践注重疾病预防、注重群体和社会整体人口健康，公共性是公共健康实践的最大特点。为具有公共性的公共健康实践提供全方位的伦理支持显然是医学伦理学所无法承担和完成的使命和任务。

之所以说生命伦理学不能满足公共健康实践的需要，是因为生命伦理学以生命科学和生物医学技术发展中的伦理问题为对象，这一对象与公共健康实践虽然在尊重生命、重视健康等方面具有一致性，但在研究的范围、目标和方式上存在显著的差异。"生命伦理学是医学伦理学的扩展。"① 确实，生命伦理学在研究对象和范围上与医学伦理相比有很大拓展，它不仅要研究传统的医学伦理问题，而且要研究生命科学、生物医学技术使用和发展所带来的伦理问题。生命伦理学的研究内容主要包括四个方面，即"所有卫生专业提出的伦理学问题"；"生物医学和行为研究"（如人体实践的伦理学问题）；"广泛的社会问题"；"动物和植物的生命问题"。② 虽然，生命伦理学有些内容或领域与公共健康实践领域存在交叉或重合，如影响健康的环境问题既是生命伦理学的关注对象，也是公共健康实践中的一个重要问题；同时，生命伦理学有些原则和规范，如有利、不伤害、尊重、公正等也能用以指导和规范公共健康实践的一些具体领域。但从总体上看，生命伦理学的内容和领域与公共健康实践存在很大区别，公共健康实践的很多内容和领域都是生命伦理学所无法企及的对象。同时，生命伦理学不管是对人的生命还是对动植物的生命的关注和重视，重心均在于个体，基本价值目标指向的是以个体生命和健康为内容的个体善。

而公共健康实践的直接目标和重心在于群体和整体人口的健康，虽然维护群体和整体人口的健康最终必须落实到个体健康，但实现群体和整体人口的健康是公共健康实践的出发点。从价值目标看，实现群体和整体人口的健康作为一种公共善，所指向的是一种共同利益或公共利益。正是共同利益或公共利益的价值目标使公共善的维护具有一定的强制性。比如，国家应对公共健康危机、预防控制重大传染性疾病的政策措施，均可能强调公共健康对

① 邱仁宗：《生命伦理学》，中国人民大学出版社2010年版，第4页。
② 邱仁宗：《生命伦理学》，中国人民大学出版社2010年版，第5页。

个体权利的优先性，在很多情况下为维护公共健康都会采取一些限制和牺牲个人权利的做法。总之，生命伦理学的对象、范围及价值目标与公共健康实践的明显区别决定了它也无法承担和完成为公共健康实践提供全方位伦理支持的使命和任务。

　　总之，公共健康实践的公共性，包括公共主体、公共目标、公共政策、集体决策、群体干预等都具有明显的强制性特点，从而使以注重治疗、侧重个体、尊重自主选择为特点的传统医学伦理学、生命伦理学无法承担和完成为公共健康实践提供全方位伦理支持的使命和任务。为公共健康实践提供全方位伦理支持的使命和任务自然落到了公共健康伦理学的身上。公共健康伦理学就是应公共健康实践的伦理呼唤而生的一种新的伦理形态和应用伦理学科，其基本现实使命就是满足公共健康实践的道德需要，为公共健康实践提供全方位的伦理支持。

第二章 公共健康伦理的基本论域*

作为公共健康伦理学的研究对象，公共健康伦理是公共健康与伦理的结合，其涉及的领域与公共健康实践的领域重合，范围非常广泛。从层次看，宏观的公共健康政策、中观的公共健康组织、微观的公共健康活动的承担者和参与者个人等三个层面的活动都在此列。从内容看，公共健康危机应对、重点疾病预防控制以及公共健康风险管理是维护公共健康的主要"正面战场"；公共健康传播、健康环境建设和健康产业发展是维护公共健康的主要支持领域；公共健康决策、干预、服务和保障是公共健康实践的基本环节。此外，食品安全、药物依赖、精神卫生、老龄化与长期照护等也都是公共健康具体实践领域。作为公共健康问题的伦理研究，公共健康伦理的论域自然包括这些层面和领域中的伦理问题。

本书研究公共健康伦理的基本理论，考察公共健康伦理的基本论域旨在认识和把握公共健康伦理的基本对象和基本实践场域。公共健康实践具体领域中的伦理问题暂不作讨论；公共健康实践基本环节中的伦理问题我们将在第六章"公共健康伦理的运行机制"中详细讨论。因此，这里我们主要探讨公共健康伦理的三个层面、三个"正面战场"和三个支持领域。

第一节 公共健康伦理的三个层面

公共健康伦理的三个层面是宏观公共健康政策、中观公共健康组织和微

---

* 本章主体部分以《公共健康伦理的基本论域》为题，已发表在《齐鲁学刊》2018 年第 3 期；第三节中的"一、公共健康传播中的伦理问题"以《健康传播的伦理审视》为题，已发表在《昆明理工大学学报》（社会科学版）2021 年第 3 期。

观公共健康活动的承担者和参与者个体三个层面上的伦理问题，由此构成宏观层面的公共健康政策伦理、中观层面的公共健康组织伦理和微观层面的公共健康角色伦理。

一　宏观层面：公共健康政策伦理

宏观层面的公共健康政策伦理是国家公共健康政策中的伦理问题和道德评价，是国家从社会整体的公共健康利益出发，为维护公共健康而设计和实施的相关政策中所蕴含的价值导向、道德原则和伦理精神的总和。主要包括三点。

一是存在于公共健康政策中的道德原则和道德要求。不言而喻，公共健康政策也是一定的规则体系，其基本功能就是通过规则体系，来规范和约束人们的行为和活动，规定公共健康主体的权利和义务，分配健康资源，调节各种健康利益关系，维护和实现公共健康。公共健康政策虽然不是直接的道德规则，但国家在设计公共健康政策、确定主体的权利与义务、分配健康资源、调节各种健康利益关系时，都离不开一定的价值导向，也离不开一定道德原则和道德要求的规导。"公共健康实践和政策中的主要道德规范包括保护人群免受伤害并提高公共健康效益、有用和有效、分配正义和公平、尊重所有人、隐私与保密、团结、社会责任、社区参与、透明度、问责制与信任。"[①]我国以"人人享有卫生保健"为目标的公共健康政策设计和安排，则体现了人本、公平等原则。其中，人本原则要求公共健康政策的设计和安排要坚持以人为本，即公共健康政策的目标、内容及效果都应该体现尊重人、理解人、关心人，为满足每一位社会成员的健康需要、实现每一位社会成员的健康利益服务。公平也是公共健康伦理的一个重要价值原则。在公共健康领域，它是指社会通过相应的公共健康政策设计，使社会成员获得应有的健康利益和享有健康资源的平等机会，并通过正当合理的分配，使社会成员共享公共健康发展的成果。

二是公共健康政策所蕴含的伦理精神和道德价值理想。"公共健康政策必

---

①　Mahmoud Abbasi, Reza Majdzadeh, Alireza Zali, et al., "The evolution of public health ethics frameworks: systematic review of moral values and norms in public health policy", *Medicine*, *Health Care and Philosophy*, 2018, Vol. 21, No. 3, pp. 387 –402.

须实现如下几个目标：第一，公平分配公共卫生资源；第二，实现全民医保；第三，对无力治疗的病人给予医疗救助；第四，处理医疗纠纷，促进医患和谐等。"① 应该说，公共健康政策的这些目标都不同程度地蕴含着公正、平等、关怀、尊重等价值目标和伦理精神。公共健康政策伦理的一项重要功能，也正是从道德合理性的角度，对公共卫生资源的分配和各种利益关系的协调进行有效规范和引导，把人们的行为和活动控制在公共健康政策所要求的秩序之内。这种规范和引导，除了直接通过相应的道德原则和规范的约束和导向作用外，公共健康政策自身蕴含的伦理精神和道德价值理想也是一个不可或缺的重要方面。公共健康政策正是从这些伦理精神和道德价值理想出发，通过相应的道德评价，营造社会舆论氛围，唤醒主体的道德自觉，促使主体依据公共健康政策的规则体系来认识和处理各种利益关系。

三是人们对公共健康政策所作的道德评价。公共健康政策的正当性与合理性不仅要以其维护公共健康的有效性来证明，也要以其道德合理性来证明，即只有获得道德上的正当性和合理性的依据之后，才能得到社会成员的普遍认可和遵循。比如，"为保护其他个人或整个社区的健康，公共健康政策通常要求个人作出牺牲"②。显然，公共健康政策的这种要求必须具有正当性和合理性，必须能够获得伦理辩护，才能得到社会认同进而发挥实际效用。公共健康政策在道德上的正当性和合理性，直接体现为合乎一定的道德规范和道德要求，国家应该根据这些道德规范和道德要求来设计和安排公共健康政策。从本质上说，公共健康政策和道德规范都是规则体系，公共健康政策设计必须以一定的道德为基础，公共健康政策需要道德的价值支撑。公共健康政策伦理就是以公共健康政策的伦理维度为中心的价值观念、道德规范和道德要求，是公共健康政策通过其强制性的规则体系在协调各种健康利益矛盾和冲突时所表现出来的道德性。换言之，是人们从一定的公共健康政策中引出道德观念和道德价值，根据道德标准对公共健康政策作出评价。

---

① 喻文德：《公共健康伦理探究》，湖南大学出版社 2015 年版，第 5 页。

② Alberto Giubilini, Julian Savulescu, "Demandingness and Public Health Ethics", *Moral Philosophy and Politics*, 2019, Vol. 6, No. 1, pp. 65 – 87.

二　中观层面：公共健康组织伦理

中观层面的公共健康组织伦理是公共健康组织实施的公共健康行为和活动中的伦理问题和道德评价，是在处理公共健康组织之间、公共健康组织与外部各因素之间关系时应遵循的道德原则和道德要求。

一般地说，公共健康组织可以分为三大类：一是公共健康行政组织，即对社会公共健康行使管理职能的行政组织，在我国具体指各级卫生行政系统，它通过制定和执行卫生政策来引导和促进公共健康事业发展；二是为公共健康服务的机构，直接或间接为公众提供医疗预防、治疗、保健和康复等服务，具体包括医疗机构、疾病预防控制机构、妇幼保健机构、健康教育机构以及卫生信息机构等；三是与公共健康相关的民间组织（NGO，又称非政府组织），是具有组织性、非政府性、非盈利性等特征的组织，是公共健康行政组织和公共健康服务机构的有益补充。中观层面的公共健康组织伦理主要包括三个方面的内容。

一是公共健康组织的道德责任问题。这是中观公共健康伦理的核心问题。公共健康组织的道德责任问题不仅是公共健康伦理中的一个重要的基础性理论问题，更是一个具有重大意义的现实问题。公共健康组织的道德责任问题虽然在国内外都早已确立，但在实践中违反公共健康道德责任的现象仍时有发生。因此，强化公共健康组织的道德责任，使公共健康组织在自身的行为和活动中勇于承担相应的责任和义务，造就真正负责的公共健康组织，是公共健康建设的关键一环，不仅关系到公共健康组织的自身建设和发展，而且关系到整个社会公共健康状况和水平。

二是公共健康组织伦理规范建设。公共健康组织伦理规范可以分为社会和个体两个层面。前者是公共健康组织伦理规范的共性，是全社会同类所有公共健康组织应该共同遵循的伦理规范，是社会对同类所有公共健康组织提出的处理各种关系的原则和规范，包括对公共健康行政组织、公共健康服务机构以及民间组织提出的伦理规范；后者是单个公共健康组织根据自身实际确立的伦理规范。这里说的公共健康组织伦理规范建设是从社会层次而言的。比如，当前我国在公共健康建设中，要着力构建以诚信、尊重、公益、公正等为主要内容的公共健康组织伦理规范体系，为各类公共健康组织的行为和活动提供应有的价值导向和善恶标准。

三是公共健康组织与外部各因素之间关系中的伦理问题。公共健康组织作为一个开放的系统，涉及个人、组织、社会乃至国际环境等多个层面的关系。如公共健康组织与国家政府的伦理关系、公共健康组织与服务对象和社会公众之间的关系以及公共健康组织之间的关系，等等。在不同层面，公共健康伦理具有不同的内容和表现形式。比如，在公共健康组织与国家政府的关系上，公共健康行政组织和服务机构是国家政府公共健康政策的直接执行者，要求公共健康组织领会国家的公共健康政策精神，接受政府在公共健康领域的各项部署和安排，用好政府在公共健康领域的资源投入；在发生公共健康危机的特殊情况下，要认真响应政府的危机应对措施，承担相应的处置任务。这是对公共健康组织最起码的伦理要求。在公共健康组织与服务对象和社会公众之间的关系上，要求公共健康行政组织全心全意为社会公众服务，保障社会公众的知情同意等各项权利；要求公共健康服务机构端正服务态度，增强服务意识，以社会主义人道主义精神尊重、关爱每一位患者和服务对象。公共健康组织之间的关系，又包括公共健康行政组织与公共健康服务机构之间、公共健康行政组织与民间组织之间以及公共健康服务机构与民间组织之间的关系等三个方面。

三　微观层面：公共健康角色伦理

微观层面的公共健康角色伦理是微观公共健康主体即个体的行为和活动中的伦理问题和道德评价，是个体在公共健康活动中承担的不同角色的伦理问题。这里讲的个体，既包括公共健康组织管理者和公共健康专业人员，也包括普通社会成员。因此，微观层面的公共健康角色伦理包括对公共健康组织的管理者、公共健康专业人员以及普通社会成员提出的伦理问题。主要包括两个方面。

一方面，公共健康组织管理者和公共健康专业人员的道德素质和道德能力问题。不言而喻，公共健康组织管理者的价值观和行为方式是影响公共健康实践的重要因素。公共健康组织管理者和公共健康专业人员即便是很小的缺陷都有可能导致严重的后果。因此，在公共健康伦理建设中，应该高度重视公共健康组织管理者和公共健康专业人员道德素质和道德能力的提升。公共健康组织的管理者，既是公共健康政策的制定者，亦是各项行动的执行者，其道德素质和道德能力很大程度上直接关系到国家各项公共健康政策及其执行的水准、实际效用和善恶性质。对公共健康组织管理者，不仅要求他们作为一个普通人应有的道德素质，而且要求他们具备作为公共健康组织管理者应有的道德能力，包括完善的道德人格、更高的职业道德素质等。公共健康专业人员，则是公共健康的直接实现者和维护者，其职业道德素质和道德能力也直接关系到社会公共健康的状况和水平，关系到服务对象和社会公众对这一职业群体的道德评价。对公共健康专业人员，也不仅要求他们具有作为一个普通人应有的道德素质，而且要求他们具备作为公共健康专业人员应有的道德能力，包括"识别公共健康伦理维度的能力、阐明在我们努力保护公共健康过程中的道德维度和道德困境的能力、在价值观和动机发生冲突时确定前进方向的能力、实施和评估解决方案的能力"[1]。

　　另一方面，普通社会成员在公共健康实践中的责任。"公共健康问题的形成既有社会的原因，也有公民自身的原因。对于公民自身的原因形成的公共健康问题主要依靠公民自身来解决。"[2] 具体而言，在公共健康实践中，普通社会成员的责任至少包括三个方面。一是不以任何方式故意传播疾病，而且通过自身负责任的行为阻止疾病的传播。比如，我国《艾滋病防治条例》（2019 年修订）第 38 条明确规定：艾滋病病毒感染者和艾滋病病人要"采取必要的防护措施，防止感染他人"，"不得以任何方式故意传播艾滋病"。[3] 二是自觉遵守国家公共健康制度和政策，理解配合国家在重大疫情防控和突发性公共卫生事件应对中为维护公共健康而采取的追踪、隔离等干预措施。特别是当国家的政策措施对自身权利造成限制的情况下，需要每一位社会成员的理解、支持和配合。三是尊重一些特殊群体的人格和利益，如艾滋病等特殊疾病的患者和受这些特殊疾病影响的群体，作为普通人应该消除对他们的歧视和排斥，并为他们提供力所能及的支持和关怀。

　　公共健康伦理的三个层面在公共健康伦理体系中有着不同的地位和作用。

---

① Lisa M. Lee, "Ethical Competencies for Public Health Personnel", *Ethics, Medicine and Public Health*, 2018, Vol. 4, pp. 21 – 26.

② 喻文德：《公共健康伦理探究》，湖南大学出版社 2015 年版，第 154 页。

③ 国务院：《艾滋病防治条例》（2019 年修订），2019 年 3 月 18 日。

从总体上看，宏观公共健康政策伦理是中观和微观公共健康伦理的前提和基础。这是因为，宏观公共健康政策在很大程度上决定着公共健康组织和部门的行为和活动以及个体职业水准和道德责任能力。只有解决了宏观公共健康政策中的伦理问题，才可能厘清中观层面和微观层面的伦理问题。中观层面即公共健康组织和部门的伦理问题是公共健康伦理的重要内容。公共健康组织和部门决定着社会成员能够享受到何种程度和水平的公共健康服务，因而在很大程度上决定一个国家的公共健康状况。因此，中观公共健康组织和部门的伦理问题是当前公共健康伦理建设的一个主要任务。微观层面特别是公共健康组织和部门的管理者和公共健康专业人员的伦理问题在公共健康伦理中也有着重要地位。宏观公共健康政策、中观公共健康组织和部门的行为和活动，最终必须通过无数个体的行为和活动来体现。社会整体的公共健康是所有社会成员共同努力的结果。作为社会成员的个体，公共健康组织和部门的管理者、公共健康专业人员，应当遵守职业生活中的角色道德要求，恪守职业道德规范；作为普通社会成员，则要遵守公共健康领域的制度和规则，理解配合、积极参与相关的公共健康活动，自觉履行相应的道德义务。

第二节　公共健康伦理的三个"正面战场"

从涵盖领域看，公共健康伦理与公共健康实践的领域重合，范围非常广泛。其中，公共健康危机应对、重点疾病预防控制、公共健康风险管理是公共健康实践的三大"正面战场"。与公共健康实践领域重合的公共健康伦理自然要以这三大"正面战场"中的伦理问题为重点领域。

一　公共健康危机应对中的伦理问题

公共健康伦理既然是随着公共健康危机的不断暴发、人们对公共健康危机的广泛关注和不断反思中产生和发展起来的，公共健康危机应对中的伦理问题自然是公共健康伦理的一个重要领域。

世界各国在一次次应对公共健康危机的过程中积累了许多重要经验，特别是美国、英国、法国等发达国家都较早构建了公共健康危机应对机制。比如，美国应对公共健康危机的体系是在反生物恐怖国家安全的背景下建立起来的，除了卫生部、环境保护局、应急管理局等部门的参与外，国防部、联邦调查局等一些国家强力部门也参与了应对体系的工作。具体地说，美国的公共健康应对体系包括五个子系统，即公共卫生信息系统、公共卫生实验室快速诊断应急网络系统、现场流行病学控制机动队伍和网络系统、大都市医学应急网络系统、医药器械应急物品救援快速反应系统。特别值得一提的是，美国疾病控制与预防中心（CDC）也是预防与处理暴发性传染病等公共健康危机的一个重要机构。作为美国的第一个联邦卫生组织，美国 CDC 成立的宗旨是在面临特定疾病（包括人之间相互传染、动物和昆虫传染给人以及环境传染给人的各种疾病）时协调全国的卫生控制计划。美国 CDC 的职责一直没有变化，只是范围有所扩大。最初负责研究对影响某个地区的单一疾病的控制措施，后来管辖范围逐渐扩大，不仅包括传染病防治，还包括很多慢性病、职业病以及暴力和事故等社会疾病。

在英国，疯牛病、口蹄疫、流感等动物和人类疾病的流行频频发生，对公共健康造成了严重威胁。在不断应对公共健康危机的过程中，英国政府构建了包括疫情监测和通报、指导、培训等在内的完整的公共健康危机应对机制。英国的公共卫生监测网络包括国家和地方两个部分：国家的公共卫生监测机构由卫生部等政府职能部门和全国性专业监测机构构成，承担疫情判断、信息发布、政策制定、组织协调等方面的工作；地方公共卫生机构由传染病控制中心分支机构、国民保健系统属医院诊所、社区卫生服务站等构成，承担疫情发现、报告、跟踪和治疗等更具体的工作。在发生公共健康危机时，公共卫生监测机构每天发布最新疫情信息通报，让公众充分了解疫情，提前采取预防措施。同时，职能部门制定并下发疾病防治的指导纲要，说明该疾病的基本特征、主要危害、注意事项及防治办法等。

在法国，20 世纪 80 年代以后也发生了多次公共卫生危机，如输血污染、疯牛病、石棉危害等。法国的公共卫生机构比较分散。法国卫生部主要负责制定卫生法律法规和政策，重大传染病、医院与医药的管理，在全国 22 个行政大区都有派出机构，负责行政管理和执法监督职能；专业机构如医院、大学、社团等负责疾病防治、健康教育等工作。1998 年法国成立了卫生监测研究所，主要任务是探测对公共健康构成威胁的疾病和事件，对政府提出预警和应对建议，提出相应的公共健康政策。在处理血污染事件之后，法国成立了专门的公共卫生监督院，内设传染病防治、环境和职业危险、公共卫生信息、慢性病防治、国际与欧洲事务等五个部门，承担协调和执行公共卫生监督职能。公共卫生监督院独立行使职权，政府不得干预。法国还有 37 个国家传染病防治中心，负责鉴定传染病源、观察疫情变化、探寻治疗方法、提出预防措施，并向卫生部通报影响公共健康的各种情况。法国的公共卫生职能虽然比较分散，但由于建立了一套完善的卫生立法体系，在实践中并未发生政出多门、推诿扯皮的现象。

应该说，美国、英国、法国等发达国家的公共健康危机应对机制在一些突发性公共卫生事件的应对中发挥了重要作用，经受住了诸多公共健康危机的考验。但是同时，发达国家公共健康危机应对机制的完备性也是相对的。即便是美国这样的"超级大国"的公共卫生体系在作为"二战"以来人类面临的最大危机——新冠疫情面前也变得十分脆弱，甚至形同虚设。根据美国约翰斯·霍普金斯大学公布的数据，"截至北京时间 31 日 7 时 35 分，全球新冠确诊病例达 17219767 例，死亡病例为 669701 例。美国是全球疫情最严重的国家，确诊病例达 4485454 例，死亡病例为 151826 例"①。应该说，发达国家的新冠疫情防控之所以出现这样的局面，有着主客观多方面的复杂因素。客观方面如新冠病毒传播速度快、传播范围广、防控难度大，目前又缺乏特效药和有效疫苗。主观方面除了国家的公共卫生体系特别是重大突发性公共卫生事件应对机制存在一定短板与不足的因素外，一个重要原因是执政党、政府及公众的价值取向和价值选择问题：执政党最看重政党利益，在生命健康与政党利益发生冲突时未能把生命健康摆在首位；政府最重视经济增长和就业指标，在人民生命健康与经济增长发生冲突时，优先选择了经济增长；公众最重视自由权利，在生命健康与自由权利发生冲突时，自由优先是很多人的选择。

中国应对公共健康危机可以 2003 年 SARS 事件为界分为两个阶段。2003年以前，我国把公共卫生基本等同于传染病防治，主要的处理机构是医院、卫生防疫站和一些专业防治机构（如鼠疫、黑热病、疟疾、血吸虫病、结核

---

①　新华网：《全球疫情简报》，2020 年 7 月 31 日，http://www.xinhuanet.com/2020 – 07/31/c_1
126308581.htm。

病、麻风病防治机构等），国家通过卫生行政机构对医院实施监督和管理。"在这个时期，我国的突发公共卫生事件的工作主要采取'救火队'式的工作方式"，"一旦某一地区发生疫情，通过交由当地主管部门负责处理，事件扩大后，则或是由当地政府领导挂帅联合相关部门组成疫情控制领导小组，或由直接交由上级主管部门来负责处理"。① 这种方式存在的明显缺陷在 SARS 暴发时得到充分暴露，主要表现为：一是政府职能分配不合理，应对公共健康危机不仅仅是卫生行政部门和医院就能承担的，政府是应对公共健康危机最重要的主体，同时也离不开全社会的参与；二是信息不对称，公众对公共卫生危机信息的了解渠道不畅通；三是立法缺失，公共卫生方面的立法未能引起足够重视，仅有 1986 年的《国境卫生检疫法》、1987 年的《公共场所卫生管理条例》和 1989 年的《传染病防治法》等少数几部法律法规。2003 年 SARS 危机暴发，这是我国政府面临的一次重大公共健康危机考验，成为我国应对公共健康危机的一个转折点。针对在 SARS 事件中暴露出的我国公共健康危机应对方面的缺陷，我国构建了一套全新的公共健康危机应对机制。主要包括：一是建立了全新的国家公共卫生信息系统，包括疫情和突发公共卫生事件监测系统、突发公共卫生事件应急指挥中心和决策系统、医疗救治信息系统、卫生监督执法信息系统，负责对全国范围内的各种公共卫生信息进行管理；二是以 2005 年 5 月《突发公共卫生事件应急条例》的出台为标志，建立了一套全新的突发公共卫生事件应急制度体系，包括确立在国务院、省、市（县）三级政府的应急处理机构，授权卫生部、省级政府制定应急预案，建立全国统一的预防控制体系，建立信息发布体系等。

2003 年"非典"事件后我国构建的公共健康危机应对机制在新冠疫情防控中得到了全方位的检视。从总体上看，我国公共健康危机应对机制经受住了考验，在新冠疫情防控中发挥了重要作用。我国之所以能够在很短的时间内基本控制国内疫情，一个重要因素就是得益于"非典"事件后我国构建的新的公共健康危机应对机制。但是同时，在我国新冠疫情防控中，已有的公共健康危机应对机制也暴露出了一些短板和不足。特别是在疫情防控初期，缺少专门的公共卫生防疫体系，未能建立包括传染病疫情和突发公共卫生事

---

① 张晓玲主编：《突发公共卫生事件的应对及管理》，四川大学出版社 2017 年版，第 71 页。

件的网络直报系统，公共卫生基础设施体系比较薄弱，按照传染病收治标准设置的隔离和定点等各种医院、床位数明显不足，导致疫情暴发之初出现慌乱、公共卫生基础设施和医疗物资保障捉襟见肘的局面。

公共健康危机严重威胁人类的生存和发展，不仅威胁每一个个体的生命和健康，而且威胁各个国家乃至整个世界的稳定与发展，人类必须对公共健康危机及其应对进行系统的反思。这种反思包括医疗卫生、法律政策、社会和伦理等各个方面。如第一章所述，对公共健康危机的伦理反思包括个体、社会和国际三个层面。此外，在公共健康危机应对中还面临诸多伦理问题。一是国家应对公共健康危机的决策是否科学、理性，决策程序是否正当，国家应对公共健康危机政策措施的道德代价问题。一般而言，制定和实施一种政策措施在维护一定价值目标的同时，也可能牺牲一定的正价值，或带来一些负面道德效应。那么，对正价值的牺牲或带来的负面道德效应是否属于必要的道德代价？二是政府采取的隔离、追踪等应对公共健康危机的干预措施的限度问题。政府干预措施对公民自主权利往往会造成一定的限制或牺牲，这种限制或牺牲是否超过必要限度，以及对受到限制或牺牲的公民个人权利的矫正和补偿问题。三是包括政府、公共健康机构和专业人员、媒体及公众等在内的主体在实施、参与公共健康危机中的道德责任，以及对主体实施和参与公共健康危机应对行动的道德评价。如公共健康机构和专业人员的行动是否符合相应的操作规程、伦理原则和规范；媒体的公共健康危机传播是否做到及时、信实，公共健康危机传播中的隐私保护问题；公众在应对公共健康危机中的权利和义务问题，等等。此外，在全球性公共健康危机应对中还面临着国家利益与全球公共健康利益的冲突。

二　重点疾病预防控制中的伦理问题

重点疾病预防控制中的伦理问题是公共健康伦理的第二大领域。不言而喻，重点疾病的预防控制是维护公共健康的一个重要方面，公共健康领域的许多政策都是围绕重点疾病防控展开的。

随着经济与社会的发展，世界各国的公共健康事业都取得了不同程度的进步。但是同时，一些重要的传染病和非传染病仍然未能得到有效控制，给各国公共健康带来了双重负担。前者如艾滋病。被视为"现代黑死病"的艾滋病，已经夺走数千万人的生命，至今仍在蔓延，不但对人类的生命健康造成了巨大伤害，也对世界各国的经济与社会发展构成了前所未有的威胁。后者如尘肺、职业中毒等职业病。世界各国的劳动者因接触粉尘、放射性物质和其他有毒、有害因素而引起的职业病广泛存在。世界上一些发达国家已经形成了较为完备的职业卫生方面的法律和政策，如《美国职业安全卫生法》、日本的《劳动安全卫生法》等。在中国，企业、事业单位和个体经济组织的劳动者因接触粉尘、放射性物质和其他有毒、有害因素而引起的职业病也比较普遍。据统计，我国有毒有害企业超过 1600 万家，接触职业病危害因素的总人数超过 2 亿。[①] "2019 年全国共报告各类职业病新病例 19428 例，职业性尘肺病及其他呼吸系统疾病 15947 例（其中职业性尘肺病 15898 例），职业性耳鼻喉口腔疾病 1623 例，职业性化学中毒 778 例，职业性传染病 578 例，物理因素所致职业病 264 例，职业性肿瘤 87 例，职业性皮肤病 72 例，职业性眼病 53 例，职业性放射性疾病 15 例，其他职业病 11 例。"[②] 正因为如此，职业病防治成为我国公共健康政策的一个重要内容。改革开放后，我国相继出台了一系列职业病防治方面的法律法规，如国务院发布的《尘肺病防治条例》(1987)，国家标准化管理委员会批准发布的《职业健康安全管理体系规范》(2002 年 1 月 1 日起实施)、《中华人民共和国职业病防治法》(2002 年 5 月 1 日实施，2012 年、2018 年两次作了修订) 等。

重点疾病的有效防控是一项社会系统工程，不仅要依靠经济社会的发展与医疗科学技术的进步，也要依靠合道德性的制度安排和社会道德环境的改善；既离不开公共卫生学、法学、社会学、管理学等学科的贡献，也离不开伦理学方面的论证和建议。从伦理学角度研究重点疾病的防控也是公共健康伦理的一个重要领域。这里我们仅以艾滋病防控为例来说明公共健康伦理的这一领域。

从总体上看，经过三十多年的努力，全球艾滋病防控取得了显著成效，新增艾滋病病毒感染者人数及艾滋病相关疾病致死人数都降到了较低水平，艾滋病防治形势出现了好转。联合国艾滋病规划署 2015 年 7 月 14 日发布名为《艾滋病如何

---

① 参见卢伟、吴立明主编《公共健康风险评价》，上海科学技术出版社 2013 年版。
② 国家卫健委：《2019 年我国卫生健康事业发展统计公报》，2020 年 6 月 6 日，http://www. nhc. gov. cn/guihuaxxs/s10748/202006/ebfe31f24cc145b198dd730603ec4442. shtml。

改变一切》的报告，指出"全球已实现了联合国千年发展目标中遏制并扭转艾滋病蔓延趋势的目标，并有望实现到 2030 年结束艾滋病流行的目标"①。尽管如此，全球艾滋病防治形势仍不容乐观，艾滋病对人的生命健康的威胁仍然是巨大的。"2021 年，艾滋病大流行导致平均每分钟 1 人死亡。尽管拥有有效的治疗方法以及机会性感染的预防、检测和治疗工具，2021 年仍有 65 万人死于艾滋病相关疾病。去年，约有 150 万例新发艾滋病病毒感染病例——比全球目标要多出 100 万例。2020—2021 年间，全球新增艾滋病病毒感染仅减少 3.6%，降幅为 2016 年以来的最低水平。"② 在中国，从 1985 年艾滋病传入到现在，我国的艾滋病疫情总体上经历了从国外传入和扩散、快速上升到有效遏制的大致历程。目前我国的艾滋病防控工作已经取得了显著进展，但形势仍不容乐观。"据中国疾控中心、联合国艾滋病规划署、世界卫生组织联合评估，截至 2018 年底，我国估计存活艾滋病感染者约 125 万。截至 2018 年 9 月底，全国报告存活感染者 85 万，死亡 26.2 万例，估计新发感染者每年 8 万例左右。"③ 其之所以如此，主要有两方面的原因：一方面，艾滋病本身是一个医学难题，虽然经过医学界的不懈努力，艾滋病医学治疗领域取得了一些重要进展，但目前仍然无法治愈，也不能提供有效疫苗；另一方面，艾滋病问题不仅是一个医学问题、社会问题和法律问题，也是一个伦理问题，解决艾滋病问题，不仅需要医学攻关、法律攻关和管理攻关，而且需要解决其中繁多的伦理问题。

艾滋病防控面临的伦理问题表现在艾滋病宣传教育、行为干预、治疗救助等各个环节。艾滋病宣传教育面临的伦理问题主要有两个方面：一是宣教策略的选择分歧，即在是否公开艾滋病实际治疗效果的问题上面临道德两难的窘境；二是性教育面临伦理难题，单一的性教育与多元的性行为、性道德教育与性健康教育以及性道德传统、现实与理想之间的矛盾等。艾滋病行为

① 中国疾病预防控制中心性病艾滋病预防控制中心：《联合国发布全球艾滋病蔓延趋势报告》，2015 年 7 月 16 日，http://www.chinaids.org.cn/fzdt/zxdd/201507/t20150716_117397.htm。
② 中国新闻网：《〈2022 全球艾滋病防治进展报告：危急关头〉发布》，2020 年 7 月 28 日，https://www.chinanews.com/shipin/cns-d/2022/07-28/news933341.shtml。
③ 国家卫健委：《我国艾滋病防治工作进展》，2018 年 11 月 23 日，http://www.nhc.gov.cn/wjw/xwdt/201811/5fe377b577d04d369a057970c0f816d1.shtml。

干预面临的伦理问题主要有三点。一是吸毒人员的伦理定性问题。长期以来，政府和相关实际工作部门、学术界及其他社会相关各界对吸毒人员的定性问题存在许多不同的看法，如违法者、犯罪者、受害者、病人等不一而足。二是对性工作者定性的认识分歧和管控的道德两难。社会对性工作者存在违法者、道德行为不良者、社会不公的受害者、亟需救助的生命个体等诸多不同的看法，这直接导致对性工作者管控的道德两难："严打"与"全法化"两种选择都既有一定的有利因素，又有深刻的负面影响。三是同性性行为（特别是男男同性性行为）干预面临的伦理问题。艾滋病治疗救助面临的伦理问题有三点：一是社会对艾滋病的态度上存在支持与歧视并存的局面；二是艾滋病患者伦理权利与伦理义务的平衡问题；三是资源稀缺与分配公正难题。此外，艾滋病防控还面临着公共健康与公民权利、政府干预与公民自主、宽容策略与道德标准等方面的矛盾甚至冲突。

三　公共健康风险管理中的伦理问题

公共健康风险管理中的伦理问题是公共健康伦理的第三大领域。如果说公共健康危机应对和重点疾病预防控制中的伦理问题都是对极端和特殊情况下公共健康实践的伦理检视，那么公共健康风险管理中的伦理问题就是对常态下公共健康实践的伦理省思。

众所周知，风险是人类社会生活中的一种普遍现象。从一定意义上可以说，人类社会的发展史也是一部不断认识和控制各种风险的历史。关于风险，国际标准化组织（ISO）在 2002 年和 2009 年的《风险管理术语》中作了明确界定：2002 年界定为"某一事件发生的概率和其后果的组合"；2009 年更新为"对目标的不确定性影响"。我们赞同许树强根据 ISO 和各领域对风险的界定："风险是指事件发生可能性及后果的组合。"[①] 公共健康风险是人类社会风险的一个突出内容，指的是"在特定的环境中，某种物质或状况导致生物体、组织系统或者人群产生不良健康影响的可能性"[②]。公共健康风险广泛存

---

① 许树强、王宇主编：《突发事件公共卫生风险评估理论与实践》，人民卫生出版社 2017 年版，第 2 页。

② 卢伟、吴立明主编：《公共健康风险评价》，上海科学技术出版社 2013 年版，第 44 页。

在于食品和饮用水、公共场所、农药和新化学品、辐射、传染病等各个领域。公共健康风险的产生，既有生态环境等自然因素的作用，又有技术发展等社会因素的影响，是经济与社会发展特别是科学技术发展的"副产品"。科学技术的发展极大地推动了生产力的发展和人类社会的全面进步，但同时也对人类公共健康带来了诸多风险。因此，实施高效的公共健康风险管理，即通过"研究公共卫生领域内可能存在的各类健康风险的发生规律和控制技术，通过对风险的辨识、分析、评估和控制等处理过程，使之达到社会或人群可接受的风险程度"①，就成为维护公共健康不可或缺的重要一环。

公共健康风险管理包含非常丰富的内容。其中，公共健康风险沟通和公共健康风险控制是两个基本环节，其中都蕴含诸多伦理问题。公共健康风险沟通是风险沟通在公共健康领域的具体应用。风险沟通自20世纪80年代在美国兴起之后，日益成为风险研究的一大热点。虽然，目前各国学界对风险沟通并没有形成统一的定义，但在它本质上是一个社会多方参与交换信息的过程这一点已无疑义："风险沟通是个体、群体以及机构之间交手信息和看法的相互作用过程。"② 根据这一认识，我们认为，公共健康风险沟通就是社会各方包括政府、公共健康机构和组织、媒体、专家、公众之间通过互相交换信息、表达意见，达到消除认知差异、疏导公众情绪、改变公众的认识和态度及行为、实现社会各利益相关者的合作、维护公共健康的目的。进入21世纪以来，随着公共健康危机的不断暴发，我国公共健康领域也开始引入风险沟通，主要由国家卫生部门对已经发生或可能发生的公共卫生事件（包括自然灾害、环境污染引起的公共卫生事件；群体性不明原因疾病；食品药品质量引起的安全事件；群体性食物中毒和职业中毒事件；医疗事故、预防接种引起的不良反应事件；核事故、放射性事件造成的突发公共事件等）进行舆情监测、信息发布以及与公众进行交流沟通。特别是在疫情发生时，政府和新闻媒体应及时向公众通报疫情、感染风险和预防措施以及政府举措等信息，并为公众答疑。其中涉及诸多伦理问题。一是是否在第一时间公开疫情面临道德两难。对一些传染性强、致死率高、影响广泛的疫情若完全公开，可能

① 卢伟、吴立明主编：《公共健康风险评价》，上海科学技术出版社2013年版，第260页。
② 朱凤才、沈孝兵主编：《公共卫生应急——理论与实践》，东南大学出版社2017年版，第419页。

造成公众恐慌，引发社会不稳定，不利于疫情防控；而当疫情来袭，让社会公众及时获得真实、准确、充分的疫情信息，是政府和媒体应尽的义务，是社会公众的一项基本权利。若不公开或不完全公开，则违背了尊重自主这一重要的伦理原则，侵害了公众的自主权和知情同意权。二是在公共健康风险沟通模式的选择上，存在主体地位不对等、信息不对称以及从技术取向向信任与责任伦理的转向问题。特别是早期的公共健康风险沟通主要是一种宣教式的单向沟通模式，即从专家向决策者再向公众的单向信息传递，一方是技术专家和政治权威，一方是普通公众，由于主体地位的不对等、主体对风险认知的差异，易于导致公众对管理者、公共健康机构和组织产生不信任感。为此，必须改变早期的单向沟通模式，实施双向沟通模式，强化风险管理者的责任伦理意识，使各利益相关者以对等的地位加强互动，充分保障公众的知情权以及参与风险决策的权利。

公共健康风险控制是在对公共健康风险进行科学评价的基础上，采取各种有效措施和方法来减小、避免风险事件发生的可能性，或减少风险事件的发生带来的损失。公共健康风险控制中的伦理问题主要表现在风险回避、风险预防、风险转移等三个方面。公共健康风险回避是一项最彻底的风险控制方法，即在现实条件下很难或不能消除公共健康风险时，采取主动回避措施，避免损失发生的可能性。但从实践看，风险回避并不是一种可行性强的方法，因为并非一切风险都可以回避；相反，在许多时候，风险是一种不可避免的客观存在，不能完全消除。从伦理学角度看，则存在伦理辩护问题。事实上，不仅并非一切风险都可以回避，而且并非一切风险都应该回避。很多时候，承担公共健康风险是主体自身的责任；同时，当回避了此种风险可能引发更大的其他风险、造成更大的损失时，这种回避就失去了实施的价值，不能得到伦理辩护。

公共健康风险预防是通过科学合理的预防措施，尽可能减小公共健康风险事件发生的可能性，或者尽可能减少风险事件发生后的损失。公共健康风险预防中的伦理问题主要有两个方面。一是预防措施与公民自主的冲突。在很多情况下，公共健康风险管理者的预防措施会造成对公民自主权利的限制或损害。这种限制或损害要具有道德合理性，必须具备三个条件，即必须是必要的、迫不得已而作出的；对公民权利造成的限制或损害必须是最低程度的；对公民权利受到限制或损害的部门予以补偿。二是实际成本与潜在损失的比较，即考察预防措施付出的成本是否属于必要的道德代价。只有当风险预防所付出的实际成本小于甚至远远小于潜在损失时，其实际成本才属于必要的道德代价，能够获得伦理辩护；反之，当风险预防所付出的实际成本大于甚至远远大于潜在损失时，这种风险预防就属于非必要道德代价，失去了实施的价值，不能获得伦理辩护。

公共健康风险转移则是通过一定的途径和方法把需要自身承担的风险的一部分或者全部转移给其他的主体。公共健康风险转移是应用范围最广的风险控制方法，其中的伦理问题主要有两个方面。一是公共健康风险转移的伦理辩护问题，即风险转移是否必要以及在何种情况下的风险转移是必要的。在主体自身可以承担，同时通过一些方式和手段可以把风险降到最低或者把损失降到最小的情况下，转移风险就属于不必要的手段，不能获得伦理辩护。二是公共健康风险转移的公平性问题，即把本应由某一主体自身承担的风险转移到其他主体是否公平。一般地说，出于对公共利益的考虑，通过风险转移的方法来控制风险是合理的；但是同时，转移到哪些主体以及各承担主体应该承担何种风险还必须体现社会公平，必须符合公正原则。可见，辩证处理公益与公正的关系问题也是公共健康风险转移中的一个重要的伦理问题。

第三节　公共健康伦理的三个支持领域

维护公共健康作为一项社会系统工程，离不开信实的公共健康传播、健康的自然生态和人文社会环境以及具有正外部性、公益性和公共服务价值的健康产业发展等多方面条件的支持。那么，在对象上与公共健康实践重合的公共健康伦理必然也要关注公共健康传播、健康环境建设、健康产业发展中的伦理问题。

一　公共健康传播中的伦理问题

"关注健康信息是人们对健康的本能追求。"[①] 因此，公共健康传播也是

[①]　刘娟：《疫病防治与健康传播》，中国传媒大学出版社 2016 年版，第 15 页。

健康促进和健康建设的一个重要领域。世界健康传播研究虽有近 50 年的历程，但迄今学界对健康传播的概念尚未形成一致的看法。1996 年美国学者埃弗里特·M. 罗杰斯（Everett M. Rogers）的观点影响较大。他认为"凡是人类传播的类型涉及健康的内容，就是健康传播"①。国内对健康传播的界定更是歧见迭出，从传播学、社会学、公共健康学等不同学科角度和从领域、功能、情境等不同视角出发都有诸多不同的认识。尽管如此，学界对健康传播以传递健康信息和普及健康知识为主要内容并无争议。公共健康传播就是通过各种传播方式或媒介，向人们传递公共健康信息，将国家公共健康政策、医学研究成果转化为人们的健康知识，从而影响或改变人们的健康观念、行为和生活方式，达到预防疾病、促进健康的目的。

公共健康传播中的伦理问题非常复杂。公共健康传播具有多维特性，"健康传播的子领域不只是 12 个，而可能是 24 个、36 个，或者更多"②，而每一个子领域都可能面临一些伦理问题。为方便讨论，我们从公共健康传播主体的人际、组织和大众三个层次出发，集中分析医疗健康传播、组织健康传播和媒体健康传播中的伦理问题。

（一）医疗健康传播中的伦理问题

医疗健康传播既是人际健康传播中一个常见领域，也是伦理问题比较集中的领域。医疗健康传播除了一般的人际交往意义外，更重要的是传递健康信息、促成医疗决策。医疗健康传播面临的伦理问题集中表现为由于医患信息不对称导致的道德风险和伦理难题。在医生治疗患者疾病的过程中，"与其说是医生在治病人得的病，不如说是医生代表他身后庞大的社会系统在与由单独的病人形成合力和病患人群打交道"③。因此，医患信息不对称是医疗健康传播中的一个固有特征和普遍现象：医生具有医学专业知识、技能和全面的医疗信息，而患者大多不具备这些信息，由此造成医患双方对疾病的认识和病情沟通时的分歧。医患信息不对称存在诸多道德风险。从宏观上看，医

①　Rogers, Everett M., "The Field of Health Communication Today: An Up-to-Date Report", *Health Communication*, 1996, Vol. 1, No. 1, pp. 15 – 23.

②　张自力：《健康传播学》，北京大学出版社 2014 年版，第 34 页。

③　刘娟：《疫病防治与健康传播》，中国传媒大学出版社 2016 年版，第 114 页。

患信息不对称可能导致医疗市场的效率降低，增加患者的医疗成本。从微观上看，信息不对称可能导致患者对医生治疗方案的被动甚至被迫接受，患者的知情权受到忽视；由于信息不对称，医生出于保护自身而不是有利患者的动机，往往选择一些常规性的、保护性的而不是最有效的治疗方案。

同时，医患信息不对称往往导致诸多伦理难题。一是对患者病情如实告知还是善意隐瞒的道德两难。不言而喻，诚实是人际交往和传播的一项基本道德准则。根据这一准则，医生应该把病情如实告知患者。但在医疗实践中，如实告知患者病情可能会使一些患者遭受严重的心理打击而丧失信心，不利于患者的治疗和康复；而不直接告知、不立即告知甚至隐瞒病情客观上可能更有利于患者。同时，由于患者的文化背景、心理素质的差异，如实告知或善意隐瞒可能出现不同的结果。有些患者心理比较脆弱，知道自己的严重病情可能丧失信心；而有些患者生性乐观、心理承受能力强，得知自己的严重病情仍能主动配合治疗。对患者病情究竟是如实告知还是善意隐瞒，不仅考验着医生的职业技术水准，也检视着医生的职业道德水平。

二是知情同意与健康需要的伦理冲突。知情同意作为一项基本的医学伦理原则在医疗健康传播中是指患者在接受治疗之前应该知晓并同意医生的治疗方案。从伦理学角度看，坚持知情同意原则、尊重和维护病人自主权利是尊重人的自主性的一种道德要求，即患者行为的自主性不应当受到他人的限制。但在一些具体情境中，患者的知情同意权需要作出让渡。比如，在突发严重疾病、患者处于危急状态的特殊情况下实施医疗干预导致的患者知情同意权的让渡；在传染病流行等特殊情况下，由法律规定导致的患者知情同意权的让渡，如对患者施行强制隔离、强制治疗等。两种情况都涉及患者知情同意权的让渡和放弃，都必须符合一定的伦理要求：医疗干预必须基于保护患者生命健康的客观需要，符合医疗行善、不伤害等伦理原则；强制隔离、强制治疗必须基于公共健康利益的客观需要，符合维护和促进公共健康的目的。

三是隐私保护与公共健康的冲突。在诊疗过程中，医生需要了解病人与所患疾病相关的信息，包括患者的身体秘密、既往病史、家庭病史及私生活等隐私信息。保守这些秘密、保护患者隐私是医生的一项基本职业道德。在古希腊《希波克拉底誓言》、1948 年《日内瓦宣言》中都有关于医生应该为患者保守秘密、保护患者隐私的准则。但在实践中，保护患者隐私权与保障公众知情权、维护公共健康之间有时会发生冲突。如在艾滋病、新生儿疾病等疾病筛查、传染病疫情报告、预防免疫的过程中，为预测健康风险、实施有效的公共健康干预措施，必须收集和分析包含公民一些个人隐私的健康信息。究竟是优先保护个人隐私权还是优先保障公众的知情权，既是一个复杂的现实问题，也是一个两难的伦理问题。其复杂之处在于，二者对维护公共健康都很重要。公开公共健康信息对维护公共健康的重要性自不必说，保护个人隐私对维护公共健康也十分重要，它直接关系到当事人向医务人员提供的各种信息是否真实。一旦认为自己的隐私可能得不到保护，当事人就可能不会提供涉及个人隐私的真实信息，这显然不利于公共健康。

（二）组织健康传播中的伦理问题

组织健康传播的范围非常广泛，如政府相关部门和社区的健康传播，学校、企业的健康教育和健康培训等均在此列。组织健康传播中的伦理问题主要有三点。一是政府健康信息的公开问题。信息公开是对现代政府管理和服务的一个基本要求。在公共健康领域，政府掌握的健康信息资源也是一种具有公共性和共享性的信息资源。政府通过举行新闻发布会、发放新闻公报和通稿、组织报道、约见记者或接受记者采访、发表白皮书以及通过手机短信和网络平台等各种方式及时向公众公开健康信息不仅是政府必须履行的一种法定义务，也是对政府在健康传播中的一个基本伦理要求。同时，政府出于公共健康利益的考虑，可能对一些健康信息在一定的时期和范围内实施保密。那么，如何处理健康信息公开与保密的关系，如何处理界定健康信息公开与保密的界限，特别是所维护的公共健康利益是否超过信息公开的重要性等，就是政府健康传播中的一个复杂伦理问题。

二是健康信息宣传策略选择的道德两难。以艾滋病健康传播为例。艾滋病问题出现后的较长一段时期内，我国在进行艾滋病健康信息宣传时采取了"恐吓"策略，通过媒体的广泛宣传强化艾滋病问题的道德化、污名化，并对艾滋病高危险行为实施严厉的法律惩罚，从而减少艾滋病高危行为。实践证明，这一策略在很大程度上加剧了社会对艾滋病的过度恐惧和歧视，不利于艾滋病防治的普遍可及。另外，在艾滋病治疗效果趋好的今天，是否把艾滋病的实际治疗效果纳入宣教体系也是一个两难选择：如实宣传艾滋病的实际治疗效果，可能导致人们放松对艾滋病的警惕，甚至导致一些人放纵高危行为；而不宣传艾滋病实际治疗效果，则不能从根本上消除社会对艾滋病的恐惧和歧视；从伦理学角度看，则违背了"尊重"这一生命伦理基本原则，不利于构建艾滋病防治的社会整体支持环境。

三是健康知识教育与健康道德教育的冲突。健康知识教育与健康道德教育是健康教育的两个基本内容，科学、完整的健康教育应该是健康知识教育与健康道德教育的统一。但在实践中，二者之间存在不同程度的脱节和冲突。健康知识教育与健康道德教育的冲突在我国的性健康教育中极为典型。受传统性道德观念和现代性道德建设及艾滋病性病防治需要的影响，性健康知识教育与性健康道德教育在一定程度上存在互相排斥的倾向：性知识教育的基本内容是向受教育者传播准确、客观的性健康知识，包括性的生理、心理，性病艾滋病的防控及安全套等方面知识，这既对传统性道德中的性神秘、性耻感观念以及婚前禁欲和传统生殖观念提出了挑战，也与我国性健康教育的直接目的相冲突，很多人担心不利于规范和约束人们的性行为和性关系，不利于减少婚前和婚外性行为，不利于改变性行为低龄化趋势。

（三）媒体健康传播中的伦理问题

从健康传播的方式看，随着人们的健康需求不断增加，健康传播早已走出健康专业机构和专业人员，各类传统媒体和新媒体的加入，使健康信息、健康知识的传播速度、范围和影响力不断突破人们的想象。媒体健康传播中的伦理问题主要有三点。一是媒体对灾害性疫情和公共健康事件报道的信实问题。2003 年"非典"、2005 年松花江水污染事件、2009 年"甲型 H1N1 流感"、2014 年广州登革热事件以及目前仍在肆虐的新冠疫情等公共健康事件使人们的生命健康受到严重威胁。媒体对这些疫情和事件作适当报道有利于人们稳定情绪，冷静配合国家的应对措施；报道不当则会引起社会恐慌，不利于疫情和事态控制。但由于媒体从业人员的专业和道德水准、外在的利诱或胁迫以及人们对灾害性疫情的认识有一个过程等各种主客观因素的影响，媒体对灾害性疫情和公共健康事件报道不实现象仍时有发生。从伦理学角度看，媒体对灾害性疫情和公共健康事件能否作适当报道，既向公众报道疫情和事件的真实情况，又不至于造成严重负面影响，既检验着媒体从业人员的专业水准，也考验着他们的职业道德操守；同时，如何区分由不同因素导致的不实报道的责任，特别是区分在自主状态下与在受到胁迫甚至生命受到威胁的情况下作出不实报道的责任，也是媒体健康传播中的重要伦理问题。

二是健康类节目和健康产品广告的诚信问题。我国《广告法》《药品广告审查标准》等对健康类节目和健康产品广告都有明确的规定。但一些健康类节目和健康产品广告明显违反诚信原则，有的邀请"专家"故弄玄虚，用一些危言耸听或容易混淆的诱导性概念，如"国家级新药""酸碱体质学说""安全无毒副作用""有效率"等误导受众；有的雇佣所谓患者、嘉宾用"自身经历""现身说法"对健康产品进行不负责任的吹嘘。这些做法不仅直接违反我国《广告法》《药品广告审查标准》的有关规定，而且明显违背诚信原则，甚至直接变成"医托""药托"，损害受众的健康利益。

三是媒体健康传播中的隐私保护问题。隐私保护问题不仅存在于医疗健康传播之中，也是媒体健康传播中的一个重要伦理问题。保护个人隐私是媒体健康传播的一项道德要求；在媒体健康传播中正确认识媒体报道、隐私保护与公共健康的关系，是媒体从业人员的一种重要职业道德素养。在媒体健康传播中，使用偷窥、偷录、窃听等不正当手段调查当事人的个人私密资料；未经当事人同意向社会公开其个人隐私，都是侵犯个人隐私的行为。但在保护隐私与维护公共健康相冲突的情况下，为了维护公共健康可能需要公开个人隐私。那么，如何认识和处理隐私保护与维护公共健康利益的关系、媒体公开个人隐私的行为能否获得伦理辩护就是媒体健康传播中隐私保护所涉及的伦理问题。

二　健康环境建设中的伦理问题

健康环境建设是维护公共健康的一个关键支持领域。环境是一个兼具自然属性和社会属性的概念，"既是自然本身存在的状态，也是与人类社会发生联系的外界"①。因此，维护公共健康所面临和要求的环境也包括自然生态环

---

① 郭喜等：《健康、人口与环境基本公共服务均等化研究》，中国社会科学出版社 2017 年版，第 149 页。

境和人文社会环境两个方面，其中都面临诸多伦理问题。

（一）自然生态环境建设中的伦理问题

自然生态环境建设要求严格保护生态和环境卫生、严格治理影响健康的环境问题。如大气、水、土壤污染防治问题；工业污染源达标排放问题；环境与健康监测和风险评估；建设健康城市和健康乡村，等等。应该说，在自然生态环境建设的各个方面都存在一些伦理问题，都需要进行伦理反思和道德评价。自然生态环境建设中的伦理问题首先就是自然生态环境建设各个具体方面或具体领域中存在的伦理问题，以及对各个具体方面或具体领域进行的伦理反思和道德评价。

同时，从整体的视角看，自然生态环境建设也面临诸多伦理问题，主要有四点。一是人与自然的道德关系问题。在这一问题上，虽然由于生态环境破坏给人类生存和发展带来的危害，使大部分人、大部分国家已经达成了人类必须保护生态环境的共识，但在究竟应该如何理解人与自然之间道德关系的问题上仍然存在明显分歧。这种分歧集中表现为人类中心主义与非人类中心主义的对立，进而成为环境伦理学两种不同的研究纲领。人类中心主义认为，人类是世界的中心，只有人类才具有目的价值和内在价值；只有人是道德主体，人之外的一切都不是道德主体，自然界是人类认识、改造和利用的对象，自然界的价值在于为满足人类的需要和利益提供资源，因此，人之外的一切，包括各种动植物在内的自然界都只有外在价值或工具价值，不具有目的价值和内在价值。人类之所以要保护生态环境，根本原因在于这样做更有利于人类的发展和幸福，有利于提高人们的生活质量。非人类中心主义则认为，人是自然界的一部分，人之外的动植物和自然界也都既有外在价值，也具有内在价值；人类与动植物及其他所有物种共同处在一个生态系统之中，形成了一种共生共荣、一损俱损的关系。因此，人类有责任保护生态环境，保护动植物和其他物种的生命。

二是经济发展与环境保护的关系。经济发展与环境保护是一对矛盾。人类"征服自然""改造自然"的生产力发展过程，也是一个生态环境不断恶化的过程。在这一过程中，人类虽然创造了前所未有的生产力和物质财富，也使生态环境受到了前所未有的破坏，如物种减少、臭氧层变薄、二氧化碳等温室气体在地球大气层形成温室效应、城市空气质量恶化，等等。经济发展给人们带来了物质生活欲望的满足，这种满足使很多人不愿或不敢反思经济增长与环境保护之间的关系。客观地说，要严格保护生态环境，很多时候需要放弃或抑制一些"GDP"增长指标。为此，一些环保主义者和环境伦理学家主张人类必须进行一次道德革命，抵制自己的物质欲望，改变工业文明发展模式，戒掉"GDP增长瘾"，由此才能摆脱生态环境的危机，实现经济与社会的可持续发展。

三是人与自然关系背后的人与人之间的利益关系，包括局部利益与整体利益、国家利益与全球环境利益之间的关系。目前，人类虽然早已认识到环境保护的重要性，但事实上，一些人在保护环境的同时，另一些人却仍然在破坏环境。究其原因，一个根本因素在于保护环境对当事者利益的影响和冲击。过去，一些地方政府为实现GDP的增长目标、保障政府财政收入，对一些严重影响和破坏生态环境的企业"睁一只眼闭一只眼"，就深刻体现了人与自然关系背后的利益关系和利益冲突。2001年美国、2011年加拿大相继退出《京都议定书》则典型地体现了国家利益与全球环境利益的冲突。《京都议定书》即《联合国气候变化框架公约的京都议定书》，是为稳定大气中的温室气体含量，使人类免受气候变暖的威胁，1997年12月在日本京都由联合国气候变化框架公约参加国三次会议制定的一个重要条约，到2009年2月共有183个国家通过了该条约。美国虽然于1998年在议定书上签字，但2001年3月宣布拒绝批准《京都议定书》；2011年12月，加拿大也宣布退出《京都议定书》。美国拒不执行《京都议定书》的理由是"减少温室气体排放将会影响美国经济发展"和"发展中国家也应该承担减排和限排温室气体的义务"。事实上，美国是全球温室气体排放量最大的国家，仅占全球3%—4%的人口排放了占全球1/4以上的二氧化碳排放量。可见，影响美国经济发展仅仅是美国政府拒绝执行《京都议定书》的借口，其实质是为维护美国的国家经济发展利益不惜牺牲全球的环境利益。

四是环境道德原则和规范。为自然生态环境保护和建设提出道德原则和规范既是环境伦理学的重要任务，也是健康的自然生态环境建设的道德要求。一般地说，环境道德的基本标准或原则是"看我们的行动是否有利于生态共同体的完整、稳定与美丽，凡有利于生态共同体之完整、稳定与美丽的，便是对的，反之，是错的"①。施韦泽提出"敬畏生命"，主张把道德共同体扩展到一切生物，强调不仅要敬畏人的生命，也要敬畏所有动植物和一切生命；利奥波德提出"大地伦理"，认为地球本身是一个生命的有机体，道德的人不应该只从人的立场而应该以整体主义的方式来思考，从而做到尊重一切生命；卡逊提出了与其他生命共享地球的伦理观，使用杀虫剂终将导致"寂静的春天"。可以说，这些观念或原则都是对环境道德基本原则的不同视角或维度的具体阐释。同时，自然生态环境建设包含严格保护生态和环境卫生、严格治理影响健康的诸多环境问题等多方面的内容，面临着生态环境保护与经济发展、生态环境保护与科技发展、局部发展利益与整体环境利益、国家发展利益与全球环境利益等多方面的关系。对自然生态环境建设的各个方面、认识和处理各种关系都可以而且应该提出相应的具体道德规范。

（二）人文社会环境建设中的伦理问题

人文社会环境建设要求确保食品和药品的质量和安全，减少公共安全事件对人民生命健康的威胁。如安全生产与职业健康、道路交通安全、预防和减少伤害以及口岸公共卫生，等等。同样，人文环境建设面临的伦理问题首先也是人文环境建设各个具体方面和具体领域面临的伦理问题，以及对人文环境建设各个具体方面和具体领域所作的伦理反思和道德评价。同时，从整体的视角看，人文社会环境建设也面临诸多伦理问题。比如，对国家保障食品药品和公共安全的体系和政策措施的伦理审视；政府、企业以及公众等不同主体在保障食品药品和公共安全中的道德责任；对主体行为和活动的道德评价；社会道德环境问题，等等。

这里，我们仅简要分析社会道德环境问题。社会道德环境不仅是人文社会环境建设的一个核心内容，也是人文环境建设面临的一个重要伦理问题，对社会整体的公共健康建设有十分重要的影响。一般地说，道德环境是主体在社会实践中所面临的社会现实道德状况。就公共健康实践而言，其面临的社会道德环境主要包含两个层面。一是社会整体的道德建设状况、公民的道

---

① 卢风、肖巍主编：《应用伦理学导论》，当代中国出版社2002年版，第102页。

德认识和道德水准以及社会总体道德舆论氛围。以我国为例。从总体上看，社会主义道德建设、公民道德建设不断取得了新进展，但仍存在不少问题。"一些地方、一些领域不同程度存在道德失范现象，拜金主义、享乐主义、极端个人主义仍然比较突出"①。二是在公共健康实践领域的健康道德建设状况、社会整体的健康道德观念以及公民的健康道德意识，包括健康价值、健康平等、健康权利、健康义务、责任伦理，等等。仍以我国为例。从总体上看，我国公共健康道德领域也呈现了健康向上的良好态势，人们的健康意识和健康道德观念不断增强，重视健康的价值、对自身与他人的健康负责以及公平正义等成为社会普遍价值观念，但也存在一些问题，特别是在整体与个体、公共健康与公民权利、社会主流人群与"少数人"权利的关系问题上的一些片面认识和不合理做法值得特别关注。

在整体与个体的关系上，我国素有重整体、轻个人的文化传统，强调整体与服从而轻视个人权利；当集体利益与个人利益发生冲突的时候，强调集体利益的至上性，个人利益要为集体利益作出让步甚至牺牲。应该说，这种传统对于增强国家集体的凝聚力、形成高尚的社会道德风尚发挥了重要作用。但这一传统在很多时候容易走向极端：单纯强调集体利益的至上性，忽视了个人利益的正当性和合理性；当二者发生冲突的时候，片面强调个人利益对集体利益无条件地服从。这一传统在今天仍然有一定的影响。比如，集体主义作为我国社会主义道德建设的基本原则，作为在认识和处理个人与集体之间关系问题上的一种基本主张，集体主义的完整涵义应该包括三个方面，即集体利益与个人利益的辩证统一；集体利益与个人利益统一的基础是集体利益；集体利益注重个人利益的保障和实现。但在实践中，仍然存在对集体主义原则的片面理解。这种片面理解在公共健康实践中，直接表现为以维护公共健康之名不顾甚至牺牲一些个体权利与利益的做法。需要特别注意的是，在公共健康实践中，整体与个体、公共健康与公民权利的冲突，在很多时候具体表现为社会主流人群与"少数人"权利的冲突，表现为"道德多数"对"少数人"权利的否定和排斥。艾滋病患者、吸毒人员、性工作者以及同性恋者等都是与艾滋病密切相关的"少数人"。从整体社会道德环境看，在我国艾

---

① 中共中央、国务院：《新时代公民道德建设实施纲要》，2019 年 10 月。

滋病防治早期，普通公众对这些人群普遍存在道德上的否定、厌恶、歧视与排斥，如对艾滋病患者进行隔离、追踪，不让艾滋病患者子女与一般群众子女同班上学等。这些做法由于忽视和牺牲艾滋病患者的应有权利，最终使这些政策措施走向了集体主义的反面。

三 健康产业发展中的伦理问题

目前，健康产业已经成为世界上增长最快的产业之一。中国健康产业也随着人们对健康消费需求的不断增长而快速发展，"到 2030 年我国健康产业规模将显著扩大，健康服务业总规模将达 16 万亿元"①。党的十九大作出了实施健康中国战略的重大部署，并把"发展健康产业"作为健康中国建设的一个重要环节。《"健康中国 2030"规划纲要》《"十三五"卫生与健康规划》《"十三五"深化医药卫生体制改革规划》等对我国健康产业发展提出了明确的目标和思路。对此，各地政府高度重视，相继出台了健康产业发展的规划、行动计划或实施方案。如《关于推进上海美丽健康产业发展的若干意见》(2017 年 9 月 14 日)、《湖南省健康产业发展规划 (2016—2020 年)》、《海南省健康产业发展规划 (2019—2025 年)》、《云南省生物医药和大健康产业发展规划 (2016—2020 年)》等，为各地健康产业发展作出了政策安排。

不言而喻，发展健康产业，既是一种经济活动，也是一种健康实践活动。作为一种经济活动，健康产业是经济系统中提供各种健康产品和服务的部门的总称。它包含的范围非常广泛，既包括传统医药产业、健康休闲运动产业，也包括健康与养老、旅游、互联网、健身休闲、食品等融合而成的新产业。正如《"健康中国 2030"规划纲要》所提出的，要"积极促进健康与养老、旅游、互联网、健身休闲、食品融合，催生健康新产业、新业态、新模式"②。从大健康的角度看，健康产业涵盖的范围则更为广泛。大健康是包括身体、心理、行为、道德及环境等在内的整体和全面的健康；大健康产业则是与大健康相伴而生的所有产业，包括医药工业和商业、医疗服务、健康保健服务

① 国家卫计委：《2030 年我国健康服务业总规模将达 16 万亿元》，2017 年 8 月 14 日，http://www.gov.cn/xinwen/2017 – 08/14/content_5217723.htm。
② 中共中央、国务院：《"健康中国 2030"规划纲要》，2016 年 10 月 25 日。

等各个领域。从本质上看，健康产业首先是一种经济活动；为获取经济效益、满足人们的健康需求而提供健康产品和服务是健康产业的本质属性。为此，作为健康产业主体的企业要遵循市场规律，在为人们提供高质量健康产品和服务的同时，尽可能提高企业经济效益；作为产业发展政策制定者的政府则要制定和实施科学的健康产业政策，在坚持以市场为主体的基础上，合理配置资源，建立完整的健康产业体系，拉动国家的经济增长。事实上，目前健康产业已经涉及国民经济的很多部门，许多发达国家的健康产业已经成为国民经济的支柱性产业。在我国，把健康产业发展为我国国民经济的支柱性产业、发挥健康产业对经济增长的拉动作用也是我国健康产业发展的目标之一。正如《"健康中国 2030"规划纲要》所明确要求的：要"建立起体系完整、结构优化的健康产业体系，形成一批具有较强创新能力和国际竞争力的大型企业，成为国民经济支柱性产业"①。

作为一种健康实践活动，健康产业又具有显著的特殊性。健康产业并非一般意义上的产业，其本质属性虽然是经济活动，但其提供的很多健康产品和服务具有正外部性和公益性。就前者而言，很多健康产业活动对他人和社会公共利益都有溢出效应。如接种疫苗既可以提高自身的免疫能力，也可以降低疾病感染和传播的概率；健康养老既可以解决老人的养老问题，也有效缓解了子女面临的工作和生活压力；健康教育既可以使受教育者获得健康知识、优化健康生活，又可以使社会转变健康观念、养成健康生活方式。就后者而言，健康产业在具备市场属性的同时，还具有天然的公益属性；健康产品和服务既包括私人健康产品，也包括公共健康产品和准公共健康产品，不仅具有商业消费价值，而且具有公共服务价值。

具有正外部性、公益性和公共服务价值的健康产品和服务既检视着政府作用的发挥，也考验着健康产业企业对伦理的坚守。客观地说，单纯的市场机制无法实现健康资源的合理配置，无法满足人们的健康需求。因此，健康产品和服务不能单纯地依靠市场提供，需要市场和政府的双重作用。政府的作用在于通过制定和实施合理的健康产业政策，包括政策性财政转移支付、倾斜性税收政策及社会保障等手段，优化配置健康资源，为人们提供公共的

---

① 中共中央、国务院：《"健康中国 2030"规划纲要》，2016 年 10 月 25 日。

健康产品和服务，以弥补市场的缺陷。健康产业政策作为健康产业发展的顶层设计，是充分发挥政府作用、促进健康产业又好又快发展的重要前提和基础。而政府制定和实施的健康产业政策是否合理，如健康产业结构政策能否有效引导健康产业供给和需求；健康产业布局政策，包括重点产业领域的选择和空间布局能否实现优势互补；健康产业技术政策能否有利于推动健康产业科技创新能力不断提升，不断满足人们不断增长的多样化健康需要，等等，都既需要科学合理性、法律合理性维度的审视，也需要道德合理性维度的考量和伦理论证，必须经得起道德的检验、能够获得伦理辩护。

同时，健康产业的正外部性、公益性和公共服务价值也在很大程度上检视和考验着健康产业企业的道德自律和责任意识。健康产业的特殊性内在地蕴含着促进健康的价值追求，只要属于健康产业领域的企业都必须承担促进健康的特殊使命。因此，健康产业企业既要遵循市场规律，实现自身的经济效益，又要遵循健康规律，实现促进健康的社会效益；经济效益和健康效益同步实现是健康产业企业的理想目标。不仅如此，健康产业的特殊性决定了健康产业企业要在经济效益和健康效益、经济价值与健康价值之间把健康效益、健康价值放在首位；在二者不能兼得的情况下，坚持健康效益、健康价值第一的原则。而健康产业企业究竟能否做到这一点，不仅考验着国家相关法律法规和产业政策的合理性，也考验着健康产业企业的伦理坚守。

可以说，坚守企业诚信、道德自律和责任担当不仅是健康产业企业生产和发展的客观要求，也是健康产业的公益属性对健康产业企业的内在要求，是健康产业伦理的内在规定性。事实上，健康产业本身在单纯的产业活动中很难保证市场与健康、商业与公益两种属性的平衡，很难保证经济效益与健康效益、经济目标与健康目标的同步实现。而且健康产业作为一种经济活动，其逐利性会在很大程度上消解健康产业的公益性和公共服务价值。在健康产业企业的生产经营活动中，对经济利益的追求始终存在一种对公益性和健康目标的压制倾向。对健康产业企业而言，与一般产业的企业相比，在追求经济效益的同时还要追求健康效益和公益价值本身是一个很高的要求。要做到这一点，需要健康产业企业有更高的道德水准和更强的道德自律精神。当然，反过来说，健康效益和公益价值恰恰是健康产业企业赖以生存和发展的基础。健康产业企业健康效益和公益价值的提升意味着企业的社会认可度和美誉度的提升，意味着在很大程度上可以促进企业产品的生产和消费，进而提升企业的经济效益。而健康产业企业坚守健康的伦理要求和价值导向是提升健康效益和公益价值的本质要求和必由之路，因而也是健康产业企业实现经济效益和长远发展的伦理基础和客观要求。

毋庸置疑，一个国家优化的、合理的健康产业政策和发展模式，一定具有和人类健康道德理想相一致的价值取向；一个具有良好经济效益和社会效益的健康产业企业，也一定具有和人类健康道德理想相一致的价值目标。但在市场经济条件下，健康产业企业作为市场主体，每个企业都在追求自身利益的最大化，如果没有道德理性对健康产业活动进行价值引导和调控，单纯靠市场规律"看不见的手"的自发调整，是很难保证健康产业健康发展的。这是因为，在市场经济条件下，作为健康产业主体的企业也都是"经济人"，而"经济人"从事经济活动总是受着利益的驱使，总是要满足自己对经济利益的最大化追求。亚当·斯密甚至把这种市场经济秩序视为最符合人类本性的自然秩序。"经济人"的逐利本性使之在面临经济效益与社会效益、经济价值与健康价值的矛盾和冲突时，很难兼顾社会效益和健康价值，更难把社会效益和健康价值放在第一位。但是，健康产业的公益属性恰恰要求企业在追求经济效益的同时把社会效益、健康价值摆在首位。这是单纯的市场经济所无法解决的，必须依靠价值理性、道德理性的引导和调整。事实上，在健康规律被道德理性把握之前，往往处于一种自在、盲目的状态。如果不能认识客观规律，健康产业活动实践肯定不能实现应有的目标；即使认识了客观规律，但如果缺乏道德理性的有效引导，主体也可能做出违反规律的事情。从这个意义上可以说，如果没有道德理性的引导，就不可能有健康产业活动的有序发展；只有对健康产业活动进行合乎理想目标的价值引导，使其朝着应然的、道德合理的方向发展，才能实现健康产业发展的理想目标。

可见，健康产业是一个存在市场、政府和社会等多方利益博弈的领域，健康产业伦理正是协调这一领域利益关系的一种规范力量。从内容上看，健康产业活动作为一种包含决策、规划、生产、经营、管理、消费等诸多环节在内的经济活动，也是一种包含技术、经济、社会、生态等因素在内的复杂系统。可以说，健康产业发展的各个方面和各个环节都离不开伦理规导和道德评价。作为健康产业活动的伦理解读，健康产业伦理以实现健康产业可持续发展、促使健康产业增进人类健康福祉为目标,是政府、企业和公众在健康领域的决策、生产、交换、分配、消费等各个环节中所应遵循的道德规范和价值导向。因此,健康产业伦理既包括宏观层面健康产业政策设计的道德要求和在健康产业政策和健康行业准则中体现的道德意识和伦理精神,也包括微观层面对健康产业企业生产、经营、管理活动的道德要求和在健康产业企业组织及其成员的行为中体现的道德自律和责任意识;既包括对健康产业政策、健康行业准则和企业自身的道德规范的遵守,也包括对健康的道德责任和道义担当;既包括健康产业活动内部本身的伦理问题,也包括与健康产业活动相关的自然、社会环境以及人与自然的关系中的伦理问题。

可见,健康产业伦理包含的内容和范围非常广泛。其中,一以贯之的是质量与信用问题,质量伦理、信用伦理是在健康产业所有领域和环节中具有普适价值的伦理范畴或价值精神,是健康产业伦理的两个基本维度。其中,质量伦理是健康产业伦理的出发点和核心议题,集中关注健康产品和服务的质量安全。不言而喻,健康产业作为一种产业活动和经济活动,以向社会公众提供健康产品和服务为主要内容;健康产品和服务的质量是健康产业的生命线。健康产品和服务质量不仅直接决定着消费者和服务对象的感受和评价,也决定着健康产业企业的经济效益和社会效益的好坏,决定着健康产业企业的生存和发展;不仅检验着政府的健康产业政策的合理性,检验着政府对健康产业发展的决策、管理和服务的水平,也决定着健康产业促进健康、拉动经济增长等价值目标的实现程度。从伦理学角度看,健康产品和服务的质量也是一种具有普适性的伦理要求,不仅具有十分重要的经济和社会价值,也具有十分重要的道德价值。一旦健康产品和服务质量出现问题,不仅消费者和服务对象的利益会受到损害,而且由于健康产品和服务的特殊性,这种损害可能是毁灭性的健康甚至生命的代价。它带来的不仅是企业的形象和信誉损害,也会引发社会公众对政府管理和服务以及健康产业政策的质疑和信任危机,甚至对产业发展产生毁灭性打击。从这个意义上说,在健康产业伦理中,质量问题是首要问题。它不仅是健康产业发展的技术、法律要求,是健康产业政策设计和企业生产、经营、管理活动的中心,也是健康产业伦理的出发点和核心议题。

信用伦理是对主体从事健康产业活动的一项基本道德要求,即主体在健康产业活动中遵守承诺、履行义务的一种伦理准则。健康产业作为一种向社会公众提供健康产品和服务的活动，也是以协议和契约方式进行的交易活动。信用在政府有关健康产业政策的制定和实施、健康产业企业的生存和发展以及消费者在消费健康产品、接受健康服务中都发挥着极其重要的作用。就政府而言，作为一项基本道德准则，信用是衡量政府健康产业政策是否具有公信力的重要因素，在根本上决定着企业、公众对健康产业政策的认同和服膺，进而决定着健康产业政策的实际效用。就健康产业企业而言，信用是企业生产、经营活动中维系协议和契约关系的基本道德准则，是健康产业企业对消费者和社会执行契约、履行承诺的责任意识和良好品质，在根本上决定着消费者对健康产业企业的产品和服务的信赖程度。作为一种特殊的无形资产，信用已经成为企业竞争力的一个重要标志，事关企业的生存和发展。同时，从健康产业整体运行和发展看，信用是维护健康产业发展秩序、节约交易成本、提高市场效率的基本保证；没有信用，健康产业的市场秩序和良性运行只能是一句空话。

第三章　公共健康伦理的本质[*]

　　公共健康伦理的本质是公共健康伦理"现象"的内在联系，是对公共健康伦理"现象"所内蕴的各种必然性和规律性的提炼和概括。前述公共健康伦理的三个层面、三个"正面战场"和三个"支撑领域"都属于公共健康伦理的"现象"。公共健康伦理的本质就是这些"现象"内蕴的各种必然性、规律性的总和。由浅入深地考察公共健康伦理"现象"所内蕴的必然性、规律性可以发现，一切公共健康活动都是为了维护和实现一定的健康利益，公共健康伦理首先是以公共健康领域中的利益关系为主题对象的伦理价值研究，利益伦理是理解和把握公共健康伦理本质的一个基本维度。而维护公共健康、实现各方面的健康利益、协调健康利益关系离不开一定的制度安排。从伦理的角度研究公共健康制度的正义性与合理性，促进具有正义性和道德合理性的公共健康制度的设计和出台也是公共健康伦理的一个基本任务。而从最根本的意义上说，维护公共健康作为一项社会系统工程，无论是维护公共健康、实现各方面的健康利益、协调健康利益关系，还是具有正义性和道德合理性的公共健康制度安排，主体即人的因素是最重要、最关键的。公共健康主体从自身职责出发各尽所能、各尽其责是维护公共健康的本质要求。从这个意义上说，公共健康伦理就是对公共健康主体责任的伦理规范和伦理要求，责任伦理是公共健康伦理的实质和核心。

---

　　* 本章第二节以《公共健康制度伦理的可能性及基本框架》为题，已发表在《伦理学研究》2020 年第 6 期；第三节以《公共健康的责任伦理之维》为题，已发表在《吉首大学学报》2023 年第 1 期。

第一节　公共健康伦理是一种利益伦理

"利益是社会生活的基础，是社会生活中唯一的、普遍起作用的社会发展动力和社会矛盾根源。"① 正是利益决定着人们对自己与他人、集体、社会之间关系的理解；人类总是在利益关系中形成和发展着自己的道德观念。公共健康伦理作为调整公共健康行为和活动、规范公共健康制度和政策、调节公共健康领域政府、企业、公共健康专业人员及公众之间关系的道德观念、道德规范和伦理精神，也是在健康利益关系中形成和发展起来的。正是健康利益关系决定着公共健康行为和活动的方向以及人们对它的道德评价，决定着公共健康制度和政策的正义性以及人们对它的道德态度，也决定着人们对公共健康领域个人与他人、集体和社会之间关系的理解。而利益伦理作为关于利益问题"应当"或"应该"的学问，正是调整利益关系的道德观念、道德规范和伦理精神。可见，公共健康伦理也是一种利益伦理；利益伦理理应成为理解和把握公共健康伦理本质的一个基本维度。

一　公共健康伦理之所以是一种利益伦理

"伦理学的基本问题，就是道德与利益的关系问题"，"伦理学研究道德现象和道德关系，主要就是揭示道德关系中的个人利益与社会整体利益的矛盾"。② 尽管学界对此还存有广泛争议，但道德与利益的关系问题是伦理学必须正视和解决的重要问题，不同的伦理学说和伦理主张均不回避道德与利益的关系问题是一个客观事实。究其原因，利益在任何社会都是一个不容回避的重要话题，"每一既定社会的经济关系首先表现为利益"③。而道德是一种由社会的经济关系决定的行为规范和价值要求，社会的经济关系对道德的决定作用也是通过利益和利益关系表现出来的。正是利益和利益关系决定着不同社会道德关系的性质和特点，决定着道德的基本原则和规范，也决定着道

① 北京大学哲学系外国哲学史教研室编译：《十八世纪外国哲学》，商务印书馆 1963 年版，第496 页。
② 罗国杰主编：《伦理学》，人民出版社 2014 年版，第 11 页。
③ 《马克思恩格斯文集》第 3 卷，人民出版社 2009 年版，第 320 页。

德的发展及变化。可见，利益问题是伦理学理论和人类道德实践的主题。公共健康伦理也不例外。一切公共健康活动和公共健康实践都是为了维护和实现一定的健康利益，公共健康伦理的一个基本目标和任务就是维护和实现一定的健康利益、促进健康利益的公平分配。从这个意义上说，协调公共健康实践中的利益关系是公共健康伦理学理论和实践的主题。公共健康伦理就是以公共健康领域中的利益关系为主题对象的伦理价值研究，即在公共健康活动中产生并用以规范和调整健康利益关系的价值取向、道德要求和伦理精神。可见，公共健康伦理也是一种利益伦理；从利益伦理的角度审视和协调各种健康利益关系应该成为公共健康伦理研究的一条基本线索。

具体而言，从公共健康伦理的目标与使命看，公共健康伦理内在地蕴含利益伦理，利益伦理是把握公共健康伦理不可或缺的一个基本维度。"公共健康伦理的根本目标与公共健康的目标是一致的，那就是公众的健康"；"公共健康伦理的主要使命是为促进公众健康、预防疾病、减少风险和伤害提供伦理支持"，其中一个重要方面是要"为解决公共健康领域的利益冲突提供伦理途径"。[1] 毫无疑问，"促进公众健康、预防疾病、减少风险和伤害"本质上都是维护公众的健康利益；为维护公众的健康利益提供伦理支持、"为解决公共健康领域的利益冲突提供伦理途径"都是公共健康领域利益伦理的题中应有之义。

之所以说公共健康伦理也是一种利益伦理，更突出地体现在公共健康伦理的对象上。公共健康伦理是公共健康问题的伦理解读。而公共健康问题非常广泛。从人们的健康观念到公共健康行为和活动，从公共健康主体如公共健康专业人员的公共健康实践到公共健康政策安排，都无不或直接或间接地涉及健康利益。人们的健康观念、公共健康行为和活动都是源于自身的物质条件、生活环境以及对健康问题的认识和态度，是基于实现和满足自身健康需要或促进他人和社会的健康利益而产生的。从公共健康伦理视角看，积极向上的健康观念、公共健康行为和活动要求人们从道德价值观的高度充分重视健康的价值，把养成健康生活方式视为对自身和他人的道德责任，做到对

---

① 肖巍：《公共健康伦理：概念、使命与目标》，《湘潭大学学报》（哲学社会科学版）2006 年第 3 期。

自身和他人的健康负责。显然，对自身和他人的健康负责，说到底是对维护和实现自身和他人的健康利益负责。而公共健康主体特别是公共健康专业人员的公共健康实践，直接目标显然是维护公共健康和保护人们的生命健康，其健康利益指向也是不言而喻的。

当然，在各类公共健康活动中，健康利益指向更为直接、对社会整体的公共健康利益和不同地区、不同群体等各方面健康利益的实现起直接决定作用的是公共健康政策安排。不言而喻，公共健康政策的基本功能是按照一定的标准和原则来确立一定的规则或方案，通过这些规则和方案来规范和约束人们的行为和活动，分配国家健康资源和主体的权利与义务，调节各方面的健康利益关系。其中，一个突出表现即确定国家的卫生总投入以及卫生投入在不同地区、不同人群以及不同领域的比重和份额，由此直接体现和决定着国家的卫生体系、卫生设施的完备性，以及不同地区、不同群体健康利益的实现及其程度和水平。事实上，公共健康政策设计和出台的一个基本出发点和目的都是实现社会整体或全体社会成员、不同地区或不同群体以及个体的健康利益。无论是国家宏观整体的公共健康政策，还是各领域、各地区或针对不同群体的具体公共健康政策莫不如此。

比如，基本公共卫生服务均等化作为我国一项重要的公共健康政策，就直接关系到全体社会成员所享有的基本公共卫生服务，直接关系到每一位社会成员的健康利益。"国家基本公共卫生服务均等化是指每位中华人民共和国的公民，无论性别、年龄、种族、居住地、职业、收入，都能平等地获得基本公共卫生服务。"[1] 当然，国家基本公共卫生服务均等化并不意味着所有人获得的基本公共卫生服务完全相同或完全平均。事实上，在社会发展的不同阶段，不同的人获得的健康利益仍然可能存在不同程度的差异。以我国为例。客观地说，我国基本公共卫生服务均等化是一个逐渐实现的过程。早在 2009年中共中央、国务院在《关于深化医药卫生体制改革的意见》（中发〔2009〕6 号）中就提出了基本公共卫生服务均等化的目标和举措。最初我国提供的基本公共卫生服务很多内容首先是针对儿童、孕产妇、老年人、慢性疾病患者等重点人群的。2016 年中共中央、国务院印发《"健康中国 2030"规划纲

---

① 卫生部：《国家基本公共卫生服务项目（2011 年版）100 问》，2011 年 10 月。

要》，明确提出要"强化覆盖全民的公共卫生服务"，"推进基本公共卫生服务均等化"，"继续实施完善国家基本公共卫生服务项目和重大公共卫生服务项目，加强疾病经济负担研究，适时调整项目经费标准，不断丰富和拓展服务内容，提高服务质量，使城乡居民享有均等化的基本公共卫生服务"。[①] 党的十九大则进一步提出"为人民群众提供全方位全周期健康服务"[②] 的新要求。这表明我国基本公共卫生服务均等化程度的不断提高。显然，基本公共卫生服务均等化作为我国一项重要公共健康政策，就直接体现了国家对健康利益关系问题的认识和理解——公平分配健康资源，使所有社会成员获得应有的健康利益，共享国家经济社会发展和健康建设的成果。公共健康利益伦理关注基本公共卫生服务均等化问题，就是要从利益伦理的"应该"的角度检视其正义性与道德合理性，为其提供伦理辩护或批判，为其面临的现实难题的解决提供伦理思路，促进健康资源的公平分配，促进社会成员更加公平地获得应有的健康利益。

可见，无论是从公共健康伦理的价值目标和使命，还是从公共健康伦理的对象看，利益伦理都是理解和把握公共健康伦理本质的一条基本线索。但是目前，利益伦理在已有的公共健康伦理研究中尚未受到应有的重视。从理论上看，利益伦理未能作为公共健康伦理研究的一个基本维度来对待；从实践上看，由于公共健康的公益性质使利益伦理受到有意无意的忽视。不容否认，学界已有的公共健康伦理研究对利益伦理维度有不同程度的涉及。比如，翟晓梅、邱仁宗的《公共卫生伦理学》对"卫生资源配置""健康公平"等问题的研究，史军的《权利与善：公共健康的伦理研究》对"权利与善"的冲突及和解的讨论，都或直接或间接地涉及利益伦理维度。但从总体上看，利益伦理尚未作为公共健康伦理的本质或专门的理论和实践问题展开研究，只是在探讨相关问题时有所涉及，在实践中更多地强调公共健康的公益性质、强调公共健康专业人员的奉献和责任精神，而对公共健康专业人员的利益以及作为服务者与被服务者的利益关系未能予以应有重视。可以想象，在公共

---

① 中共中央、国务院：《"健康中国 2030"规划纲要》，2016 年 10 月 25 日。
② 习近平：《决胜全面建成小康社会 夺取新时代中国特色社会主义伟大胜利——在中国共产党第十九次全国代表大会上的报告》，人民出版社 2017 年版，第 48 页。

健康伦理研究中忽视甚至回避利益伦理维度，不敢或不愿直言利益和利益关系，公共健康伦理就可能变成空洞的道德说教，其现实功能的发挥就会受到严重影响。

二　公共健康利益伦理的实质

公共健康利益伦理是关于公共健康领域的利益问题"应当"或"应该"的道德意识和道德观念，是调整公共健康领域利益关系的道德规范和伦理精神。公共健康利益关系体现在公共健康实践的各个领域和各个环节。从伦理的角度认识和调节公共健康实践中的各种利益关系正是公共健康利益伦理的实质或根本任务。

从公共健康实践的领域看，前述公共健康危机应对、疾病防控和公共健康风险管理，公共健康传播、健康环境建设和健康产业发展等各个领域都或直接或间接地体现和涉及各种利益问题和利益关系。公共健康伦理研究各个领域中的伦理问题，基本线索和目标之一就是促进健康资源的公平分配，调节各种健康利益关系，促进主体"应该"获得的健康利益的实现。

具体地说，在公共健康危机应对特别是重大传染病疫情防控中的健康利益关系主要涉及不同地区、不同群体之间以及公共健康利益与个人健康利益之间的关系。其中，一个直观表现是疫情防控物资在不同地区和不同人群之间的分配、医疗资源在疾病感染者与普通人群之间的分配。此外，应对全球性公共健康危机还涉及世界各国之间的健康利益关系。在全球应对公共健康危机的过程中，总体上世界各国相互支持、互通有无、团结抗疫，但也有个别国家对他国采取了歧视、污名化甚至把疫情政治化的举动。显然，无论是团结互助还是将疫情政治化，背后都体现着各国对应对全球性公共健康危机中国家利益的理解。

在疾病防控中的健康利益关系主要涉及各类疾病防控的资源投入、各类疾病患者之间以及疾病患者与普通人群之间的关系。比如，艾滋病防控首先涉及国家医疗卫生资源在艾滋病防控领域与其他领域的分配。在卫生总投入一定的情况下，在艾滋病防控领域投入多了，其他领域的投入就少了；而在其他领域投入多了，在艾滋病防控领域的投入就少了。同时，艾滋病防控也涉及艾滋病患者以及受艾滋病影响的人群与社会一般人群的利益关系；国家对艾滋病患者群体所采取的一系列救助、关怀措施所直接涉及的艾滋病患者群体的健康利益是显而易见的。

在公共健康风险管理特别是公共健康风险控制中，也都或直接或间接体现和涉及一定的健康利益关系。比如，公共健康风险回避的目的是避免损失；公共健康风险预防涉及预防措施所付出的实际成本与潜在损失的比较；公共健康风险转移则是把一定主体需要承担的风险转移给别的主体。毫无疑问，这一切都直接涉及利益和利益关系。

同样，公共健康传播、健康环境建设、健康产业发展也或直接或间接涉及健康利益关系。公共健康传播，特别是重大突发性公共健康事件的健康传播不仅直接涉及公众的知情权和当事者的隐私权的保障问题，而且事关整个事件的应对效果，事关社会整体的公共健康利益，也事关每一位社会成员的健康利益。建设健康环境，包括建设健康的自然生态环境和人文社会环境。前者要求实行最严格的生态环境保护，治理影响健康的突出环境问题；后者包括完善食品药品安全和公共安全体系，保障食品药品安全，减少公共安全事件对人民生命健康的威胁，等等。建设健康的自然生态环境和人文社会环境都直接涉及公共健康利益与经济利益、公共健康利益与个人权利以及国家健康利益与全球健康利益之间的关系。发展健康产业则既是一种经济活动，也是一种健康实践活动，既涉及健康产业企业自身的经济效益，也涉及他人和社会的健康利益。公共健康伦理作为公共健康问题的伦理研究，必须把认识和处理这些利益关系作为自己的重要任务。

从公共健康实践的过程看，公共健康决策、干预、服务和保障等各个环节也都体现和涉及诸多健康利益关系。公共健康领域的决策，在各种可能的政策措施和行动方案中所作的选择，定然是主体从一定的价值目的出发以便更好地维护和实现一定的健康利益。如我国疫情防控中所采取的"武汉封城"这一重大决策，就是为了阻止疫情向全国扩散、维护最广泛的健康利益。公共健康领域的各类干预措施无疑也是为了保障和维护相应的健康利益。如在传染病防控中所采取的追踪、隔离、强制检测等一系列干预措施也是为了切断传染源、阻止疫情传播、维护社会整体健康利益，并最终维护和实现每一位社会成员的健康利益。在公共健康服务和保障中，涉及的健康利益关系也同样直接。无论是微观层面的健康服务态度、方式所涉及的服务者与服务对象之间的关系，宏观层面的公共卫生服务所涉及的国家公共卫生服务的分配，还是医疗和药品供应保障制度所要解决的医疗卫生资源的相对不足与不断增长的健康需要之间的矛盾，都无不直指健康利益关系。从公共健康伦理视角看，坚持一定的伦理原则来认识和处理服务者与服务对象之间的关系、分配公共卫生资源、协调各种利益关系正是公共健康伦理的题中之义。

可见，公共健康利益伦理的实质内容就是对公共健康实践中的各种利益关系予以伦理调节，促进健康资源的公平分配，促进主体"应该"获得的健康利益的实现。公共健康实践要维护和实现的国家、地区、群体及每一位社会成员等各方面的健康利益，总体上分属公共健康利益与个体健康利益两个方面或两种类型，公共健康利益与个体健康利益之间的关系是公共健康实践中的一个焦点性关系。比如，在传染病防控中，各类物资在不同地区和不同人群之间的分配、医疗资源在疾病感染者与普通人群之间的分配，体现和涉及的健康利益关系既包括不同地区之间、不同群体之间的关系，也包括社会整体与局部之间以及社会整体、集体与个人之间的关系。但从根本意义上说，其最终目的是阻止病毒传播，维护公共健康，而维护公共健康说到底最终必然落实到保护尽可能多的个体的生命健康。

事实上，维护公共健康利益与个体健康利益是公共健康实践的两个基本目的。其中，公共健康利益是一种社会公共利益。关于社会公共利益，学界普遍感到很难界定，直至目前都还未能形成一个统一的认识。事实上，对社会公共利益问题的探索最早可以追溯到古希腊城邦制度的"整体国家观"，"整体国家观"内在地蕴含着全体社会成员的共同目标和共同利益，就是具有整体性的公共利益。在古希腊，公正是一切德性的总汇。而亚里士多德认为"正义以公共利益为依归"①，公正就是全体公民的公共利益；为公共利益着想还是为个人或个别阶层的私利着想是划分政体类型的首要依据。就公共健康伦理的价值取向而言，公共健康利益的实质内容是集体或社会整体人口的健康，因而是一种具有整体性的社会公共利益。

个体健康利益是作为社会成员的个体应该享有健康权利，包括享有基本的健康条件和健康保障等方面的权利。关于健康权，目前国内外学界尚无统

① ［古希腊］亚里士多德：《政治学》，吴彭涛译，商务印书馆 1965 年版，第 136 页。

一的认识。1946 年世界卫生组织（WHO）在成立宪章中把健康界定为"一种在身体上，心理上和社会上的完满状态，而不仅仅是没有疾病和虚弱的状态"。从这个意义上说，健康权就是保持"完全的身体、精神和社会完满状态"的权利。就健康权的性质而言，一些国际组织、国家和学者都把健康权视为一种基本的人权。如 1946 年《世界卫生组织宪章》就明确指出"获得最高可能达到的健康标准的权利是一种基本的人权"。当然，亦有学者把健康权视为一种私权，即"公民以其机体生理机能正常运作和功能完善发挥，以其维持人体生命活动的利益为内容的人格权"①。

公共健康利益伦理对公共健康实践中利益关系的伦理调节，表现在认识和处理公共健康利益与个体健康利益的关系上，就是要实现二者的统一和相互促进。客观地说，公共健康利益与个体健康利益具有不同的价值取向。公共健康利益是一种集体性或社会性选择，在价值取向上表现为集体的或整体人口的健康利益；个体健康利益是每一位社会成员的健康状况、健康水平和健康权利，在价值取向上表现为个体的健康利益。但不言而喻，实现公共健康利益——维护集体或社会整体人口的健康直接关系到每一位社会成员的健康权利；从根本上说，维护整体人口的健康最终是为了维护和实现每一位社会成员的健康权利。因此，是否有利于保障个体健康权利也是公共健康伦理的一个基本尺度。

从实践看，由于价值取向的客观差异，二者既可能形成良性互动和"双赢"的局面，也可能出现相互对立和冲突的情形。在如何认识和处理公共健康利益与个体健康权利的关系问题上，不同的人从不同的立场和视角出发形成了诸多不同的看法。其中，"个体健康权利优先"和"公共健康利益优先"是两种有代表性的对立的主张。前者主张个体健康权利具有价值优先性，在认识和处理公共健康利益与个体健康权利的关系时坚持个体权利本位；保障个体健康权利是维护公共健康利益的最佳途径。这是因为，每个人的人格尊严和健康利益都是平等的，每个人都有独立、平等的价值地位，每一个个体健康权利的存在都有自身的合理性。因此，不能因为维护公共健康利益而限制甚至牺牲个体的健康权利，更不能用公共健康利益来替代个体健康权利。

① 杨立新：《人格权法专论》，高等教育出版社 2005 年版，第 156 页。

后者正好相反，主张公共健康利益具有价值优先性，在认识和处理公共健康利益与个体健康权利的关系时应坚持公共健康利益本位；为维护公共健康利益而对个体权利进行限制具有道德合理性。这是因为，公共健康实践在本质上是社群主义的，公共健康利益在本质上是以社会整体为基础的，最终目标是维护社会整体人口的健康利益；而公共健康利益的实现直接意味着个体健康利益的实现。如果不把公共健康利益放在优先地位，个体健康利益就不可能得到保障。

三　公共健康利益伦理的基本主题

效率与公平既是人类经济与社会发展中两个基本价值尺度，也是公共健康利益伦理的两个基本主题。其中，效率表达公共健康行为和活动的目的性价值的实现，是判断该行为的有效性和道德合理性的一个基本依据，即凡是有利于最大限度实现公共健康利益和价值的行为和活动都是有效率的。公平表达着公共健康实践的伦理要求和道德理想，也是用来判断公共健康行为和活动特别是公共健康资源分配是否合乎正义的道德标准。作为公共健康利益伦理的一个基本主题和价值原则，公平贯穿于公共健康实践的各个领域和各个环节，它要求在公共健康政策设计、公共健康危机应对、疾病防控、公共健康风险管理、健康环境建设、健康产业发展等各个领域；在公共健康决策、干预、服务和保障等各个环节根据实际状况，努力寻求起点、机会、规则、操作和结果等各个方面的公平，保障社会成员的平等的健康权利。

效率与公平作为公共健康伦理的两个基本主题和价值原则，从理论上说应该是辩证统一、协调互致的关系：效率是实现公平的前提和基础；公平是提高效率的目标和途径。但事实上，效率与公平之间总会出现冲突和对立。由于经济与社会发展水平和程度的限制，医疗卫生资源总是处于稀缺和匮乏状态。在这样的情况下，公共健康的直接目标决定了它首先必须追求卫生资源的配置和利用效率，能够最大限度地满足维护整体人口健康利益的需要。为此，医疗卫生资源在满足基本需要与非基本需要、疾病预防与治疗、传染病与非传染病、常见病与罕见病等不同领域以及不同地区、不同人群之间的投入很难做到公平。可见，有效协调效率与公平的关系也是公共健康利益伦理的一大难题。

以我国为例。目前，我国仍然处于社会主义初级阶段，在医疗卫生资源处于相对不足的稀缺状态下，效率与公平的关系在医疗卫生资源分配中备受瞩目。目前，我国医疗卫生资源分配实现效率与公平的统一仍然面临诸多难题。这些难题表现在宏观、中观、微观各个层面。从宏观层面看，国家的医疗卫生费用是提升全民健康水平、实现社会公平的重要手段。那么，国家卫生总投入占整个国内生产总值的比率、用于公共健康领域的资源占我国卫生总投入的比重，即在全部医疗卫生资源中把多少分配给公共健康领域是合理的，就是效率与公平的关系在公共健康领域面临的第一层考验。健康是经济社会和人的全面发展的根本前提，是民族昌盛和国家富强的重要标志。因此，实现效率与公平的统一，从宏观层面看，国家应该在不断加大卫生投入、适当提高国家卫生总投入在整个国内生产总值中的比重的基础上，不断增加公共健康领域的资源投入，适当提高公共健康资源在国家卫生总投入中的占比。

从中观层面看，效率与公平的关系主要面临两大难题。一是医疗卫生资源在公共健康各具体领域的分配状况。其中，一个关键因素是对公共健康各具体领域的医疗卫生资源需要的估价，即它究竟属于基本需要还是非基本需要。在医疗卫生资源相对不足的情况下，提高效率、维护公平都意味着首先应该尽可能满足基本需要；如果医疗卫生资源主要用于满足非基本需要，肯定既无效率，也难言公平。但在公共健康实践中，一些具体领域的需要究竟是基本需要还是非基本需要，却是仁者见仁、智者见智的问题。二是投入公共健康各具体领域的医疗卫生资源应该主要用于预防还是用于治疗。"公共健康以预防为主。其基本原则是为了群体健康对于疾病的预防，而不是针对每一个患者的治疗和康复。"[①] 应该说，目前预防为主作为公共健康的基本方针已经成为学界和国家政策的共识。但在公共健康史上，治疗为主还是预防为主长期存在很大争议。比如，在我国艾滋病防治初期，由于社会对艾滋病问题认识上的偏差，"艾滋病治疗重于预防"是当时流行的观点和做法；随着社会

---

① 肖巍：《公共健康伦理：概念、使命与目标》，《湘潭大学学报》（哲学社会科学版）2006 年第3 期。

对艾滋病问题的深入，学界出现了预防和治疗同等重要的观点；目前，预防重于治疗则是社会的主流观点，也是国家艾滋病防治的基本方针。我国《艾滋病防治条例》明确规定："艾滋病防治工作坚持预防为主、防治结合的方针。"可以说，这是对我国艾滋病防控中关于预防和治疗地位争论的最终结论。

从微观层面看，效率与公平的矛盾主要体现在个体的健康资源平等分配问题上。"资源平等"本是美国学者罗纳德·德沃金的自由主义平等理论中的一个重要内容，它指的是"平等的关切要求政府致力于某种形式的物质平等"[①]，要求"经济结构分配给每个公民的资源尽可能是平等的份额"[②]。作为一种"政府平等待人的分配方案"，资源平等并不要求消除人与人之间的差异，而是在充分尊重差异的基础上，对不同的人予以平等的关切。应该说，作为一种平等待人的分配理念和原则，资源平等在实现国家各种资源的公正分配方面具有普遍意义。就公共健康资源分配而言，资源平等体现的是对所有人、对所有生活方式和行为模式的充分尊重；要求分配给每个人的健康资源尽可能是平等的份额。但在现实实践中，由于健康资源的匮乏与公民健康需要之间总是一对矛盾，不同地区、不同群体、不同健康状况和不同境遇的人获得健康资源的状况存在不同程度的差异，特别是在一些特殊群体中实现资源平等仍然面临困难。比如，在艾滋病防控中，我国对艾滋病患者这一特殊群体实施"四免一关怀"政策，使艾滋病患者获得应有的治疗和救助，就体现了我国在实现艾滋病患者这一特殊群体的资源平等方面作出的努力。

第二节　公共健康伦理是一种制度伦理

维护公共健康是一项社会系统工程，不仅要依靠经济社会的发展、医疗科技的进步和社会环境的改善，也要依靠正义、合理的制度安排。公共健康制度作为国家在公共健康领域约束和规范人们行为和活动的准则体系，是实

---

①　[美] 罗纳德·德沃金：《至上的美德：平等的理论与实践》，冯克利译，江苏人民出版社2003年版，第4页。

②　郑玉敏：《作为平等的人受到对待的权利》，法律出版社2010年版，第93页。

现公共健康目标的制度保障。从伦理学角度看，公共健康制度设计总是以一定的价值认识、价值判断和价值选择为基础，内在地蕴含着一定的道德考量和伦理精神，离不开一定的伦理导向和伦理论证。可见，公共健康制度与伦理有着天然的、不可分割的密切联系。从这个意义上说，公共健康伦理也是一种制度伦理；制度伦理也是理解和把握公共健康伦理本质的一个基本维度。

一　公共健康伦理之所以是一种制度伦理

关于制度伦理，目前我国学界尚未形成统一的认识。笔者赞同方军把制度伦理理解为"制度的伦理——对制度的正当、合理与否的伦理评价和制度中的伦理——制度本身内蕴着一定的伦理追求、道德原则和价值判断"[①] 的观点。从制度伦理的视角看公共健康，公共健康伦理也是一种制度伦理。公共健康制度不仅在价值原则和道德评价等方面体现出与伦理不可分割的密切联系，公共健康制度关乎伦理、需要伦理，而且公共健康制度本身也内在地蕴含着一定的价值导向、道德意识和伦理精神，公共健康制度本身具有伦理意蕴和伦理基础。前者表明了公共健康制度伦理的必要性，后者表明了公共健康制度伦理的可能性。

具体而言，公共健康制度伦理的必要性在于公共健康制度需要价值引领和道德评价。这是由公共健康制度的基本使命和任务决定的。前面提到，公共健康活动和公共健康实践的直接目标是维护公共健康、实现相应的健康利益；而维护公共健康、实现各方面的健康利益、协调健康利益关系离不开一定的制度安排。同时，从公共健康活动和公共健康实践的具体领域看，无论是公共健康危机应对、各类疾病防控、公共健康风险管理，还是公共健康传播、健康环境建设、健康产业发展等各个领域都存在相应的制度规范。可见，公共健康制度是维护公共健康、实现各个领域公共健康实践顺利发展的制度保障。

但事实上，公共健康制度本身也存在正义与否、合理与否的问题，公共健康制度本身也有好恶之分或善恶之分。公共健康制度要完成公平分配健康资源、合理调节健康利益关系的使命和任务，本身应该是制定得良好的制度，

① 方军：《制度伦理与制度创新》，《中国社会科学》1997 年第 3 期。

应该是具有正义性和道德合理性的制度。不难想象,"恶"的公共健康制度安排不仅不能完成公平分配健康资源、合理调节健康利益关系的任务,而且可能产生一系列负面影响甚至是灾难性后果。因此,确切地说,实现公共健康目标的制度保障应该是具有正义性和道德合理性的公共健康制度。而公共健康制度的正义性和道德合理性正是对公共健康制度的伦理要求;实现公共健康制度的正义性和道德合理性离不开一定价值原则的导向和引领,离不开正义与否、合理与否的道德评价。通过价值引领和道德评价促进公共健康制度的正义性和道德合理性,促进更加科学、合理的公共健康制度的设计和出台正是公共健康制度伦理的题中之义,也是公共健康制度伦理的基本使命和任务。

公共健康制度与伦理不仅有密切的外在联系,也有不可分割的内在关联。公共健康制度伦理的可能性在于公共健康制度本身具有伦理意蕴和伦理基础。具体表现在以下三个方面。

第一,公共健康制度内蕴价值选择。制度作为一种准则体系,既是用以约束和规范人们行为的规范,也是一种具有裁判功能、主导社会利益和价值分配的规则,总是以一定的价值认识和价值选择为基础。公共健康制度也不例外。公共健康制度虽然不是直接的道德规范,但国家在创制公共健康制度时,离不开道德的考量,必须以一定的价值认识、价值判断和价值选择为基础。

诚然,在医疗卫生资源极其充分、不存在利益矛盾和冲突的情况下,不需要太多的价值判断和价值选择。但客观地说,社会医疗卫生资源总是处于稀缺和相对不足的状态,不能满足所有需要,从而产生各种利益矛盾和冲突。为此,必须在一定价值认识和价值判断的基础上,以一定的价值原则为指导设计、实施一定的制度,通过制度安排使公共健康领域各方利益达到一种平衡。当公共健康制度的平衡被打破,或者一种制度受到广泛质疑的时候,旧有制度就可能发生变革,即在新的价值认识和价值判断的基础上,设计和出台新的制度来代替旧的制度,通过新的利益分配方案来重新平衡各方利益关系。可见,无论是公共健康制度的设计、实施还是变革,都离不开主体的价值认识、价值判断和价值选择。

事实上,不同主体有不同的价值认识和价值判断,在此基础上会形成不同的价值选择。究竟何种价值选择具有道德合理性，何种利益分配制度具有正义性，根本依据是时代的伦理精神。伦理精神是时代精神的核心，是一定时代社会利益关系协调在客观上提出的"应该怎样"的价值认识和价值取向。伦理精神是时代的"良心"，是"应世道德"和"趋前道德"，即与一定时代的社会利益关系协调相适应、顺应时代发展必然趋势的道德。具有正义性和道德合理性的公共健康制度安排一定是以基于伦理精神的价值认识、价值判断和价值选择为基础的。这就是说，公共健康制度设计要以一定的价值认识、价值判断和价值选择为基础，而价值认识、价值判断和价值选择又必须以时代的伦理精神为依据。因此，从实质上看，公共健康制度设计总是内蕴着一定的伦理精神，是把基于时代伦理精神的价值判断和价值选择具体化和程序化；基于时代伦理精神的价值判断和价值选择是正义、合理的公共健康制度的价值基础和先导，正义、合理的公共健康制度是实体化和结构化了的伦理精神。

第二，公共健康制度具有伦理功能。公共健康制度凭借自身的规范性和程序性特征在事实上承担和发挥着一定的伦理功能。毋庸置疑，公共健康制度所体现的主体在认识和处理健康利益和资源分配的"应该"是一种伦理要求，体现着主体的道德意识或时代的伦理精神。这种伦理要求、道德意识或伦理精神通过公共健康制度的形式确立下来，作为要求人们普遍遵守的行为规范、健康利益和资源分配的规则。这就是公共健康制度所具有的伦理功能——把公共健康领域的伦理要求、道德意识和伦理精神实体化和规范化。

具体而言，从内容上看，公共健康制度的伦理功能体现在把公共健康实践的伦理要求具体化、实体化。这就是一些学者所主张的"伦理的制度化"，即把伦理的软约束上升为制度的硬约束，把存在于主体心中的道德意识、价值判断、伦理信念外化为显性的制度。在公共健康实践中，基于时代伦理精神的价值认识、价值判断和价值选择，对健康利益予以公正分配，在维护公共健康的同时，最大限度地满足人们的健康需要、促进全民健康，显然也是一种伦理要求。而公共健康制度正是实现这种伦理要求的手段：通过一定的制度形式把这些伦理要求表达并固定下来，使之具体化、实体化为健康利益分配和社会普遍遵守的准则，从而承担起调整社会成员价值取向和利益关系的任务，实现健康利益的合理分配。

从形式上看，公共健康制度的伦理功能体现在把公共健康活动的伦理规则规范化、程序化。在社会医疗卫生资源处于相对稀缺和不足的匮乏状态下，应该优先满足哪些需要，暂时搁置哪些需要，难免仁者见仁、智者见智，不同主体可能作出不同甚至相反的价值判断和价值选择。不容否认，每一个时代社会利益关系协调在客观上都提出了一定的"应然"标准或伦理规则，但由于主体在道德认识、道德觉悟和道德境界上的差异，有的不能认识到这种"应然"标准或伦理规则，有的虽已认识到这种"应然"标准或伦理规则但仍然不能按这种标准和规则办事，从而导致健康利益和资源分配不公。同时，政府或工作人员口头或临时决断都不可避免地具有随意性和盲目性，即便真正从"良心"出发作出的价值选择也很难具有公信力。为此，必须以制度的形式把公共健康领域的"应然"标准和伦理规则确定下来，作为可普遍化的准则体系。可见，公共健康制度的伦理功能在形式上就是公共健康制度对公共健康活动"应然"标准和伦理规则的规范化、程序化。

第三，公共健康制度与伦理的价值同构。公共健康制度和伦理作为一定的规则或规范体系，虽然在存在和发挥作用的方式以及实际效力等方面有明显的区别：公共健康制度的规则和规范通过一定的规范性文件予以明确规定、以国家强制力保证实施，而伦理规则或规范一般没有成文规定，以舆论、风俗、习惯等方式存在，以舆论褒贬、教育感化和沟通疏导等方式发挥作用。但不容否认，公共健康制度和伦理都是一定的规则或规范体系，不仅具有功能上的互补性，而且具有价值上的统一性，都是通过规范和约束主体的行为和活动来调节各种健康利益关系，达到维护公共健康的目的。

具体而言，公共健康制度与伦理的价值同构表现在两个方面。一是公共健康利益。公共健康制度与伦理的价值同构取决于二者在存在根据上的一致性，即由于医疗卫生资源相对不足，不能满足所有方面的所有需要而产生的利益矛盾和冲突。为有效协调公共健康利益矛盾和冲突，人类一直在孜孜探寻合理的方式和手段，即规范和约束体系。这种规范和约束体系，最初表现为社会舆论、风俗和习惯，进而表现为法律、政策和制度体系。可以说，只要有利益矛盾和冲突，就会有相应的伦理规范和伦理要求。伦理规范和伦理要求不仅指导和约束着人们的公共健康行为和活动，而且调节着主体之间的利益关系，为公共健康资源分配提供着伦理导向。当然，伦理调节由于自身的非制度性、非强制性特征，在很多时候显得"力不从心"，不能满足客观需要。当失范行为达到一定的程度，必然需要新的约束体系和方式来弥补伦理调节的局限。这种新的约束体系和方式就是公共健康制度。可见，公共健康制度虽然不同于伦理，它是作为一种强制性调节方式的面目出现的，但其基本使命仍然是规范人们的行为和活动、分配健康资源、调节公共健康利益关系，是在继续着伦理规范所不能完成的"硬"约束和调节功能。

二是公共健康制度之"善"。公共健康制度要有效、正义地约束和调节公共健康利益关系，消除各类失范行为，其本身就必须是善的制度，即具有道德合理性的正义的制度。"制度的'善'有两个基本方面：形式的'善'或技术的'善'，以及内容的'善'或实质的'善'。"① 就公共健康制度而言，形式的"善"主要考量公共健康制度设计的形式是否规范、是否符合法定程序、是否具有普遍性；内容的"善"主要考量公共健康制度是否符合和体现时代的伦理精神，对资源分配和利益关系的调整是否体现主体间权利和义务关系的公平。不言而喻，对公共健康制度的"善"的要求，正是伦理的目标和使命。公共健康制度之"善"不仅应该在形式和程序上具有公开性、普遍性、正当性，能够做到制度面前人人平等，而且应该具有内容和实质上的现实合理性和道德合理性，应该是体现时代伦理精神的制度。

二 公共健康制度伦理的实质

公共健康制度总是内在地蕴含着一定的价值导向、道德意识和伦理精神，体现着人们在认识和处理相关利益和价值关系时的"应当"或"应该"。在公共健康制度设计和实施过程中，人们首先必须思考：正义是制度的首要美德，也是公共健康制度的首要价值原则，那么，应该如何维护和实现公共健康制度正义？道德合理性是衡量一种制度合理性的重要维度，那么，公共健康制度本身是否具有道德合理性，应该怎样对公共健康制度进行道德评价？作为关于公共健康制度"应当"或"应该"的价值认识、道德要求和伦理精神，公共健康制度伦理正是以公共健康制度的正义性与道德评价为实质和核心内容。

---

① 高兆明：《制度伦理与制度"善"》，《中国社会科学》2007 年第 6 期。

（一）公共健康制度的正义性

公共健康制度以正义为首要美德和价值原则。众所周知，正义是一个包括伦理学在内的多学科的范畴。作为一个伦理范畴，正义表达着人类社会发展的道德要求和道德理想。作为公共健康制度的首要美德和价值原则，正义是公共健康制度安排的道德要求，是用来判断公共健康制度是否正当、合理的道德标准。在正当、合理的公共健康制度安排中，总是体现着对正义的价值理念和原则的现实观照；通过体现正义理念和原则的公共健康制度来规范人们的行为和活动、分配公共健康资源、协调各种利益关系是维护公共健康的必由之路。作为公共健康伦理的基本价值原则，正义贯穿于公共健康制度设计和实施的全过程，要求在公共健康制度的各个层面和各个领域体现正义的价值导向和道德要求，维护和实现公共健康制度正义。

公共健康制度正义包括内容和形式或实体和程序正义两个方面。从内容上看，由于公共健康制度涵盖的范围很广，公共健康制度正义包含诸多实体内容。"正义的概念就是由它的原则在分配权利和义务、决定社会利益的适当划分方面的作用所确定的"①，因而在一般或共性的意义上，公共健康制度正义的实体内容集中到一点，就是要求公共健康利益和资源的正义分配，包括正确处理卫生资源的相对不足与人们的健康需要之间的矛盾；公共健康资源在不同地区之间、城乡之间以及不同群体间的公平分配；对公民的健康尊严和价值的平等尊重；公民享受健康权利的机会和结果平等；在实现健康资源利用效率最大化的同时，对处于社会最不利地位群体的健康权利予以特殊保护，等等。同时，在各种具体公共健康制度中也都有相应的正义要求，包含诸多具体的实体内容。从形式上看，公共健康制度正义是一种程序正义，除了要求公共健康制度设计和实施符合相应的法定程序外，公开性与参与性是两个基本要求。公共健康制度如果不能公开，就与没有制度无异，更谈不上要求人们遵守制度；公共健康制度如果没有公众的广泛参与，其创制、实施的合理性就会大打折扣，公共健康制度的监督和评价也是不完整的。

公共健康制度正义可以分为实然与应然两个层面。就实然层面而言，公

---

① ［美］约翰·罗尔斯：《正义论》，何怀宏等译，中国社会科学出版社1988年版，第8页。

共健康制度首先是对现实健康资源分配和利益关系的表达和概括，因而公共健康制度正义表现的是公共健康制度正义性的现实状态和对公共健康制度的现实性正义要求。就应然层面而言，公共健康制度是对未来更加合理的健康资源分配和更加理想的利益关系的憧憬和描述，因而公共健康制度正义表现的是公共健康制度正义性的理想状态和对公共健康制度的理想性正义要求。事实上，对公共健康制度正义这一范畴可以从公共健康学、法学、社会学以及伦理学等多学科的角度来理解。一般地说，从公共健康学、法学、社会学等学科角度的理解属于公共健康制度正义的实然层面；从伦理学角度的理解属于公共健康制度正义的应然层面。从伦理学角度看，公共健康制度正义是一个批判性反思的范畴，是对公共健康制度正义与否的道德反思和价值评价，既是公共健康制度的基本价值原则，也是一种要求超越现实的价值诉求。从这个意义上说，公共健康制度正义也是一种伦理正义。伦理正义"集中反映着社会对人们道德权利与道德义务的公平分配和正当要求"，是"社会通过其制度安排与价值导向所体现的公正合理的伦理精神与规范秩序"。① 可见，作为一种伦理正义，公共健康制度正义也是一项基本德目和重要道德原则。

（二）公共健康制度的道德评价

对公共健康制度正义与否、合理与否的道德评价也是公共健康制度伦理的一个重要方面。公共健康制度是国家解决公共健康问题、分配卫生资源、调节健康利益关系的工具，是公共健康利益的规范表达。可见，公共健康制度也是社会公共意志的体现，公共性是公共健康制度的本质特征。公共健康制度通过对公共健康资源和利益分配的导向和调节，产生广泛的社会影响。从伦理学角度看，公共健康制度作为调节利益关系的手段和公共意志的体现和表达，离不开主体的价值认识和价值判断；一种公共健康制度一旦出台，它在认识和处理健康利益关系中所体现的价值导向，会对不同群体和公众的价值观念乃至社会道德风尚产生或直接或间接的影响。因此，公共健康制度必须接受社会道德评价。

一般而言，对公共健康制度的评价包括事实评价和道德评价两个方面。

① 万俊人：《现代性的伦理话语》，黑龙江人民出版社2002年版，第97页。

众所周知，技术和事实层面的评价与价值和道德层面的评价是公共政策评价不可或缺的两个方面。公共健康制度的评价也是如此。公共健康制度的技术和事实评价，是从科学合理性和法律合理性角度，评估公共健康制度是否符合公共健康的客观实际和规律，是否符合相应的法律要求和法律精神。而公共健康制度评价在本质上是寻求和确证公共健康制度价值的过程。从这个意义上说，公共健康制度的价值和道德评价是更重要的方面。它是从价值取向和道德合理性角度来评价公共健康制度是否符合相应的道德理念和道德要求，是否体现应有的伦理精神以及它的实际道德效应。可见，公共健康制度评价离不开事实评价和道德评价两个方面，离不开科学合理性、法律合理性和道德合理性三个维度。只有那些同时具有科学合理性、法律合理性和道德合理性的公共健康制度，才能在实践中得到社会的理解和支持，实现预期的效果。

道德评价作为公共健康制度设计和实施一个不可或缺的重要环节，应该贯穿于公共健康制度设计和实施的全过程：不仅要把道德评价作为各项公共健康制度制定和审议的重要内容，作为公共健康制度出台的必经程序，而且要把道德评价作为公共健康制度实施过程及其实际效应评估的重要内容。这就要求各种公共健康制度的制定、实施除了要经过充分的科学、法律论证外，还要进行充分的伦理论证，并吸引媒体、民间组织以及公众以不同方式参与公共健康制度的创制、实施和监督。

三　公共健康制度伦理的基本框架

由于公共健康制度设计总是蕴含和体现着一定的价值认识、价值判断和价值选择，公共健康制度一经形成，它就构成了蕴含着道德价值和道德评价的系统。公共健康制度伦理实际上就是从公共健康制度系统中汲取的价值导向、道德意识和伦理精神，是对公共健康制度提出的伦理问题和道德评价；既包括公共健康制度所内蕴的价值认识和价值取向、道德原则和伦理精神以及道德追求和道德理想所体现的制度正义与制度之"善"，也包括公共健康制度设计的道德考量和公共健康制度实施中的伦理问题。

公共健康制度伦理以公共健康制度为载体。从公共健康制度的效力和调整范围看，公共健康制度总体上可以分为基本制度和具体制度两个方面以及宏观、中观和微观三个层面。据此，我们可以把以公共健康制度为载体的公

共健康制度伦理也大体分为基本公共健康制度伦理和具体公共健康制度伦理
两种类型以及宏观、中观和微观公共健康制度伦理三个层面。

（一）公共健康制度伦理的两种类型

作为公共健康伦理的载体，公共健康制度包含诸多内容、层级和形式。
以我国公共健康制度为例。从层级上看，我国公共健康制度包括以下诸多层
级法律法规中涉及公共健康的内容：全国人大及其常委会制定的法律；国务
院制定的行政法规；省、自治区、直辖市的人大及其常委会在不同宪法、法
律、行政法规相抵触的前提下制定的地方性法规；国务院各部委制定的部门
规章；省、自治区、直辖市和较大的市的人民政府制定的地方政府规章。从
呈现的形式看，包括"法律"[如《中华人民共和国传染病防治法》（2013 年
修订）、《中华人民共和国职业病防治法》（2018 年修订）]；"条例"[如国务
院《突发公共卫生事件应急条例》（2011 年修订）、《艾滋病防治条例》
（2019 年修订）、《公共场所卫生管理条例》（2019 年修订）]；"意见"（如
《中共中央国务院关于深化医药卫生体制改革的意见》2009、《国务院关于促
进健康服务业发展的若干意见》2013）；"办法"（如卫生部《突发公共卫生
事件与传染病疫情监测信息报告管理办法》2006、国家卫生计生委《突发事
件卫生应急预案管理办法》2017；"方案"（如《艾滋病综合防治示范区工作
指导方案》2004、《突发事件公共卫生风险评估技术方案（试行）》2012、
《高危行为干预工作指导方案》2005）；"通知"（如《关于加强学校预防艾滋
病健康教育的通知》2002、《关于进一步推进艾滋病防治工作的通知》2013）；
"计划"（如《中国遏制与防治艾滋病"十二五"行动计划》2012、《中国遏
制与防治艾滋病"十三五"行动计划》2017）；"规范"（如《国家基本公共
卫生服务规范》第三版 2017）等多种形式。

如此繁多的公共健康制度总体上可以分为基本制度与非基本制度或具体
制度两种类型。其中，基本公共健康制度是一个国家关于公共健康的基本法
律、基本体系、基本原则以及国家宏观层面公共健康资源分配的制度。比如，
中共中央、国务院《关于深化医药卫生体制改革的意见》，对我国公共卫生服
务体系、医疗服务体系、医疗保障体系、药品供应保障体系四位一体的基本
医疗卫生制度的规定，就是我国公共健康领域的基本制度。具体公共健康制

度则是在公共健康具体领域用于规范主体日常行为和活动的制度。比如，上面提到的在传染病防治、职业病防治、突发公共卫生事件应急、公共场所卫生管理、促进健康服务业发展等领域的制度就是公共健康领域的具体制度。相应地，公共健康制度伦理也可分为基本公共健康制度伦理和具体公共健康制度伦理两种类型。其中，基本公共健康制度伦理是公共健康制度伦理的一般，是基本公共健康制度中的伦理问题，即存在于公共健康基本法律、基本体系、基本原则以及宏观层面公共健康资源分配制度中的伦理问题及道德评价；具体公共健康制度伦理是公共健康制度伦理的特殊，是具体公共健康制度中的伦理问题，即用于规范和指导具体公共健康行为和活动的制度的价值取向、道德规范和伦理精神。

我们考察公共健康制度伦理，首先要考察基本公共健康制度中的伦理问题。前述公共健康制度的道德影响主要也是就基本公共健康制度而言的：正是公共健康的基本法律、基本体系、基本原则和资源分配制度对人们的健康观念和生活方式、公共健康行为和活动乃至社会道德风尚产生着广泛影响。公共健康领域的具体制度对人们健康道德观念的影响，主要是对个体的行为规范和行为品质的作用而言的。更为重要的是，公共健康基本制度伦理所呈现的是背景性、总体性的正义与道德，并在整体上决定公共健康具体制度伦理的生成和状况，也决定着人们公共健康行为和活动的方向。

当然，基本公共健康制度伦理与具体公共健康制度伦理的区分并不是绝对的，二者之间并没有明确的界限。我们对公共健康制度伦理作基本的和具体的两种类型的区分，主要是为了从整体上把握公共健康制度伦理的内涵与外延。我们考察公共健康制度伦理，首先应该重视公共健康基本制度中的伦理问题；公共健康制度之"善"首先表现为公共健康基本制度之"善"。当然，公共健康基本制度之"善"也需要通过各种具体制度之"善"来呈现；公共健康具体制度之"善"是公共健康基本制度之"善"的具体化。质言之，公共健康制度伦理是基本制度伦理与具体制度伦理的统一；公共健康制度之"善"是"善"的基本制度与具体制度的统一。

（二）公共健康制度伦理的三个层面

从调整的范围或层次看，公共健康制度总体上可以分为宏观、中观和微观三个层面。相应地，我们可以把以公共健康制度为载体的公共健康制度伦理也大体分为宏观、中观、微观公共健康制度伦理三个层面。其中，宏观层面的公共健康制度伦理是以公共健康总体法律、制度、政策即公共健康法律制度、公共健康行政管理体制和公共健康投入机制的伦理维度为中心主题的正义理念、道德规范和价值理想，是宏观公共健康制度通过其强制性的规则在分配公共健康资源、调节各种健康利益关系时所表现出来的正义性、道德性和道德功能，也是人们从既定公共健康制度的总体框架和本质规定中引出道德价值和道德规范，或者以伦理标准为尺度对宏观公共健康制度进行道德评判。

中观层面的公共健康制度伦理即公共健康制度所涉及的各个领域中的伦理问题。公共健康制度所涉及的主要领域包括三方面。一是公共健康危机和突发公共健康事件管理制度。如国务院《突发公共卫生事件应急条例》（2011年修订）、卫生部《突发公共卫生事件与传染病疫情监测信息报告管理办法》（2006年修订）、《国家突发公共卫生事件应急预案》（2006）、国家卫生计生委《突发事件卫生应急预案管理办法》（2017）等。二是包括重点传染病和非传染病在内的重点疾病防治制度。前者如艾滋病防治制度：卫生部等六部委《关于预防艾滋病推广使用安全套（避孕套）的实施意见》（2004）、国务院《中国遏制与防治艾滋病"十三五"行动计划》（2017）、国务院《艾滋病防治条例》（2019年修订）等；后者如尘肺病、职业中毒等职业病防治制度：国务院《尘肺病防治条例》（1987）、国家标准化管理委员会批准发布的《职业健康安全管理体系规范》（2002）、《中华人民共和国职业病防治法》（2018年修正）等。三是公共健康风险管理制度。如《突发事件公共卫生风险评估管理办法》（2012）、《突发事件公共卫生风险评估技术方案（试行）》（2012）、《食品安全风险评估管理规定（试行）》（2010）、《风险管理风险评估技术》（2011）等。此外，还有健康产业发展、健康环境建设等方面的制度。如健康产业方面的《国务院关于促进健康服务业发展的若干意见》（2013）、《国务院办公厅关于促进医药产业健康发展的指导意见》（2016），等等。

归纳起来，各个领域公共健康制度中的伦理问题包括两种情况。一是各领域公共健康制度的共性伦理问题：如制度设计的伦理考量；制度本身内蕴的价值认识、价值选择、伦理精神和道德理想；制度的道德合理性评价；制度实施的伦理反思，等等。二是各领域公共健康制度在实施过程中面临的具体伦理问题，如公共健康危机和突发公共健康事件应对制度实施中的信息公开问题、公共健康与公民权利两个价值目标的冲突问题；在艾滋病防治制度实施中实施宽容策略与主流道德标准的冲突问题、保护性干预与惩罚性干预的价值冲突问题、性工作者管控面临的伦理难题；在公共健康风险管理制度实施中公共健康风险回避的伦理辩护问题、公共健康风险预防措施与公民自主的冲突及其道德代价问题、公共健康风险转移的公平性问题；在健康产业制度实施中的质量伦理问题、信用伦理问题以及经济效益与健康效益的关系问题，等等。

微观层面的公共健康制度伦理是为解决公共健康领域各种具体问题而制定和实施的制度中的伦理问题。公共健康领域中的具体问题非常多，精神卫生、烟草和酒精管制、老年人长期照护、采供血、特困人口医疗救助、医院管理等都属于公共健康问题，为解决这些问题而制定和实施的制度中都蕴含诸多伦理问题。如精神卫生制度中的精神障碍患者的权益保护、强制收治制度与病人自主权利的冲突问题、精神病诊断中的伦理问题、非自愿住院的标准和程序中的伦理问题①；烟草政策中的健康促进与道德管制问题；酒精管制的伦理辩护问题；老年人长期照护制度中的资源公正分配和老年人尊严问题；健康教育中知识教育与道德教育的关系问题；采供血制度中如何保障受试者的知情同意、如何保障血液资源的公益性和不可交易性；特困人口医疗救助制度的公益性与公平性；医院管理制度的价值取向、职业道德和伦理建设问题，等等。

第三节　公共健康伦理是一种责任伦理

"道德责任既是理解公共健康伦理的中心线索，也是评价各责任主体的基本道德原则。"② 确实，从根本意义上说，维护公共健康作为一项社会系统

---

① 参见翟晓梅、邱仁宗编著《公共卫生伦理学》，中国社会科学出版社 2016 年版。
② 喻文德：《公共健康伦理探究》，湖南大学出版社 2015 年版，第 35 页。

工程，主体即人的因素是最重要、最关键的。无论是经济社会发展、医疗科技进步和健康生活普及，还是正义、合理的制度安排和社会道德环境的改善，都是公共健康主体共同努力的结果；公共健康主体从自身职责出发各尽所能、各尽其责是维护公共健康的本质要求。从这个意义上说，公共健康伦理就是对公共健康主体责任的伦理规范和伦理要求；责任伦理作为当代伦理学特别是应用伦理学的一个核心范畴，也是公共健康伦理的实质和核心。

一　公共健康伦理之所以是一种责任伦理

责任伦理是与现代社会生活相伴而生的，是对传统伦理学特别是近代功利论、道义论、目的论反思的结果。应该说，无论是中国还是西方的传统伦理学，都很少涉及责任这一范畴。直至近代，虽然在诸多思想家的伦理思想中已经不同程度地涉及责任问题，如卢梭、洛克等对权利的考察；边沁、密尔等对效果的强调；康德的义务论伦理学对动机的重视等，都在一定程度上蕴含着责任意识。但从总体上看，责任问题尚未受到思想家们的普遍重视。1919 年，马克斯·韦伯在《学术与政治》一书中提出了对责任伦理和信念伦理的区分，并强调责任伦理优先于信念伦理。① 从此，责任伦理开始受到学界的广泛关注。20 世纪中后期以来，西方出版了一系列责任伦理的研究论著，如美国乔尔·范伯格（Joel Feinberg）的《责任理论》、特里·L. 库帕（Terry Cooper）的《行政伦理学：实现行政责任的途径》、德国汉斯·约纳斯（Hans Jonas）的《责任原理：技术文明的伦理研究》、孔汉思的《全球责任》等，使责任伦理受到前所未有的重视。

作为对传统伦理学的一种突破和超越，责任伦理既是伦理学理论发展和深化的体现，也是现实社会发展对伦理学提出的新的客观要求；不仅在理论上受到普遍关注，在实践中也在很大程度上发挥了价值导向作用。作为对现代社会经济、政治、科技乃至人类未来发展趋势的责任诉求、伦理反思和道德追问，责任伦理已经成为当代伦理学特别是应用伦理学的一个核心范畴。正如汉斯·约纳斯（Hans Jonas）所说的，"当代伦理学的核心问题就是责任

---

① 参见［德］马克斯·韦伯《学术与政治》，冯克利译，生活·读书·新知三联书店 1998 年版。

问题"①。公共健康伦理学也不例外。作为一门新兴的应用伦理学，公共健康伦理以维护整体人口的健康为自己的基本价值目标。而维护整体人口健康归根结底要靠包括公共健康专业人员、政府、媒体、企业以及广大公民在内的公共健康主体切实履行义务、自觉承担责任。而责任伦理恰恰是关于主体责任的伦理诉求和道德追问。从这个意义上可以说，公共健康伦理的实质和核心是责任伦理。事实上，公共健康主体的道德责任贯穿在公共健康实践的各个领域和各个环节；角色责任意识、整体责任思维和道德自律精神作为责任伦理的基本要素和本质特征，也是公共健康伦理的题中之义和内在要求。

首先，角色责任意识是公共健康伦理的基本要求。马克斯·韦伯认为，责任伦理之所以优先于信念伦理，主要原因在于人们除了要根据义务的信念行事外，还要对行为的后果承担相应的责任。众所周知，义务是由人的社会身份和角色决定的、对社会和他人的职责、任务和使命。可以说，人所扮演的每一种社会角色都有相应的义务。责任则是人主动意识到的义务，即把义务的外在道德要求内化为人自身的内在道德要求。显然，人按照义务的信念行事，并对后果承担责任，就是责任伦理所内含的角色责任意识。就公共健康问题而言，维护公共健康说到底要靠公共健康主体自觉承担责任。在公共健康活动中，公共健康专业人员、政府、媒体、企业以及公民个人等主体依据相应的角色义务和责任行事，并对自己的行为后果负责是维护公共健康的基本要求。从这个意义上说，公共健康伦理作为对公共健康主体责任的伦理要求，也是由主体在公共健康活动中扮演的角色决定的。其中，政府是公共健康建设的主导者、组织者和实践者；公共健康专业人员是在公共健康领域从事管理、服务和研究等工作的人员；媒体是公共健康知识和信息的传播者、公共健康政策执行及公共健康实践的重要监督者；企业既是生产安全、产品质量的保障者，也是生态环境的重要保护者；公民个人既是公共健康建设的最终受益者，也是维护公共健康的重要参与者。每一责任主体都真正意识到自己的角色责任，从自身角色责任出发来行动，并对行为的后果自觉承担责任，是维护公共健康的基本前提。

———————

① Hans Jonas, *The imperative of responsibility, in search of an ethics for the technological age*, The University of Chicago Press, 1984, p. 1.

其次，整体责任思维是公共健康伦理的题中之义。曹刚教授认为"传统伦理是简单伦理"，"责任伦理是复杂伦理"。其之所以如此，原因在于"现代社会人类活动尤其是科技活动不仅仅是一种个体活动，而且往往是一种集体活动"，"传统伦理学处理的是个体行为的应当性问题，但责任伦理学必须处理集体活动的应当性问题"。[①] 笔者认为，这是责任伦理超越传统伦理学的一个重要表现，认识和处理集体活动应当性问题的整体责任思维是责任伦理的本质特征。公共健康作为"通过社会有组织的努力来实现的预防疾病、延长生命和保护健康的科学和艺术"[②]，不仅涉及个体活动，更是一种集体活动。公共健康活动作为一种集体活动的应当性问题，也是传统伦理学所无法解决的，离不开责任伦理的整体责任思维。

同时，责任伦理的整体责任思维也是关于行为过程整体的责任意识。公共健康活动十分复杂，公共健康行为的动机和效果之间常常出现十分复杂的关系。比如，政府的公共健康法律、制度和政策，在针对和解决当下公共健康问题的同时，可能产生无法预料的双重效应，对经济、社会发展乃至人的观念和社会意识可能产生一定的负面影响；医生对疾病的治疗方案在解决当下疾病的同时，可能带来无法弥补的副作用；企业的生产活动对生态环境可能造成看得见和短期内看不见的影响，等等。这些都是传统伦理学所无法企及的。在传统伦理学中，虽然也有极少数思想家主张把动机和效果结合起来考察（如中国先秦墨子、古希腊德谟克利特等）一种行为的道德价值，但主要方法还是动机论和效果论。其之所以如此，是因为传统伦理学衡量行为道德价值必须根据行为本身的一系列结构要素，如动机、目的、手段、效果等，而这些结构要素在古代社会一般是简单清晰的，往往既可以根据效果推断动机，也可以根据动机预测效果。但现代公共健康活动显然复杂得多，不仅主体的行为和动机之间存在不一致的复杂情形，而且同一行为既可能产生一定的看得见的直接结果，也可能产生看不见或在将来才会显现的结果。显然，传统简单伦理对此无能为力。而责任伦理作为复杂伦理，不仅是关于集体活

---

① 曹刚：《责任伦理：一种新的道德思维》，《中国人民大学学报》2013 年第 2 期。
② James F. C. , "Public health ethics, mapping the terrain", *Law, Medicine & Ethics*, 2002, Vol. 30, No. 2, pp. 170 – 178.

动的责任意识，要关注公共健康活动作为集体活动的应当性问题，也是关于行为过程整体的责任意识，即包含行为动机、过程和效果的伦理。责任伦理的整体责任思维恰恰可以弥补传统简单伦理的不足，是公共健康伦理的客观要求和题中之义。

最后，道德自律精神是公共健康伦理的内在要求。公共健康伦理和责任伦理所内涵和要求的角色责任意识也是一种道德自律意识。在康德那里，自律是理性的自我约束，即自己自觉遵守理性为自身制定的道德法则。罗尔斯认为，"自律的行为是根据我们作为自由平等的理性存在物将会同意的、我们现在应当这样去理解的原则而做出的行为"[①]。在责任伦理中，主体对自身的社会角色有自觉认知，对自身角色所应履行的义务有自觉认同；主体在自觉履行角色义务的基础上，对自己的行为后果自觉承担责任。自觉认知和认同、自觉履行义务、自觉承担责任，都需要和体现着主体的道德自律精神。正如韦伯所说的："能够打动人心的，是一个成熟的人，他意识到对自己行为后果的责任，真正发自内心感受着这一责任，然后遵照责任伦理采取行动。"[②] 道德自律精神作为责任伦理不可或缺的一个基本要素和本质特征，也是公共健康伦理的内在要求。公共健康活动作为"通过社会有组织的努力"来维护整体人口健康的活动，也同样离不开主体的道德自律。在公共健康活动中，政府、公共健康专业人员、媒体、企业以及公民个人等主体，根据自身的不同角色承担相应的义务，并对自己的行为后果自觉承担责任本身也是道德自律精神的深刻体现。比如，政府在主导、组织公共健康实践的过程中，自觉把社会整体的公共利益放在首位，从维护公共健康的理性目标出发，制定实施公共健康政策、分配公共健康资源、处理健康利益冲突；公共健康专业人员在传染病防治过程中，不畏感染风险而置自身生命健康于不顾抢救病人；媒体从业人员在宣传报道突发性公共健康事件的过程中，不为利益所驱动、不为权势所左右对事件作出全面、客观、真实的报道；企业在生产活动中，为保障生产安全和产品质量、保护生态环境而不惜提高成本降低利润；普通公

---

① ［美］约翰·罗尔斯：《正义论》，何怀宏等译，中国社会科学出版社 1988 年版，第 503 页。
② ［德］马克斯·韦伯：《学术与政治》，冯克利译，生活·读书·新知三联书店 1998 年版，第 116 页。

民对自己和他人的健康负责而自觉约束自己的行为，等等，都体现了高度的
责任感和道德自律精神。

二 职业责任与共同责任

公共健康责任伦理的主体不仅包括公共健康专业人员，而且包括公共健
康活动内外所有相关者——政府、媒体、企业以及广大公民。前者在公共健
康活动中承担相应的职业责任；后者与公共健康专业人员一起承担公共健康
共同责任。

公共健康专业人员作为在公共健康领域从事管理、服务和研究等工作的
人员，是公共健康责任伦理的重要主体。一般地说，公共健康专业人员的职
业责任主要包括两个方面。一是提供健康资源、技术、教育和咨询服务。"公
共卫生工作人员的角色就是利用这些特性（基于尊重、慷慨、服务他人、自
由的信息传播以及对关怀和公正的道德承诺）使他人增强权力"，"从而使他
人获得对自己生命和身体健康能产生影响因素的掌控"。[①] 公共健康专业人员
从事的是一种具有很大风险的职业。特别是在传染病流行、公共健康危机来
临之时，公共健康专业人员的职业决定了他们必须以社会整体的健康利益为
中心；在救护病人的过程中，必须以病人为中心、实现病人利益最大化。公
共健康专业人员深入第一线参与疫情防控、救护病人，即使采取最严格的防
护措施，仍然具有很高的感染风险。比如，2003 年战胜"非典"的过程中，
公共健康专业人员感染"非典"的病例占了全部"非典"病例的四分之一以
上；2014 年抗击埃博拉的过程中，多国医务工作者出现了感染埃博拉病毒的
情况；在新冠疫情防控中，广大公共健康专业人员不顾自身安危，始终奋战
在抗疫第一线，各国也不同程度地出现了公共健康专业人员感染新冠病毒的
情况。公共健康专业人员无论处于何种境地，都不能放弃自己的职责。在实
践中，公共健康专业人员为避免不必要的牺牲而作的自我防护与履行职责之
间可能发生冲突：自我防护可能由于影响患者治疗、增加社会恐慌而妨碍自
己履行职责。这就需要公共健康专业人员在提高自身业务素养的同时，具有

---

① ［丹麦］格兰·莱文拉克：《增权型公共卫生实践》，傅华主译，复旦大学出版社 2018 年版，
第 17 页。

更强的职业奉献精神。

二是科学研究。"公共健康伦理学最富有挑战性的领域之一是确定科学家和政策制定者公开风险和其他科学数据的责任范围。"① 科学研究既是公共健康专业人员的重要职责，也是应对公共健康危机、提高重大传染病防治和公共健康服务水平的必由之路。这在客观上对公共健康专业人员特别是公共健康科研工作者的科学研究提出了更高的要求：既需要他们遵循客观规律、求真创新，提高公共健康服务的专业水准，增强人类抗御疾病、促进健康的能力，又需要他们坚持科学精神，敢于公开风险和其他科学数据，具有挑战权威、坚持真理、敢做敢言的勇气。由于以重大传染病为代表的公共健康危机传播速度快、破坏性大、病理复杂以及人的认识能力的局限，公共健康专业人员把握真相、认识真理需要一个或长或短的过程。在这一过程中，对疾病的认识、治疗和应对公共健康危机的措施等方面都可能出现分歧甚至相反的意见。比如，在2003年抗击"非典"的过程中，就存在"非典"病毒元凶是衣原体与冠状病毒两种意见。钟南山院士敢于否定中国疾控中心权威专家"非典病毒元凶是衣原体"的观点，提出"非典病毒元凶是冠状病毒"的观点，为政府制定可行方案提供了可靠依据；在新冠疫情防控中，钟南山院士率先作出新冠病毒"肯定存在人传人"的论断，成为我国新冠疫情防控一系列重大决策和行动的认识前提，体现了公共健康专业人员坚持科学精神、实事求是的学术勇气。

公共健康专业人员的职业责任既是一种法律责任，也是一种道德责任；或者说它既包含法律意义上的责任，也包含伦理、道义上的责任，而且后者是更重要的方面。无论是坚持真理、实事求是的科学精神，还是职业道德和奉献牺牲精神，都是高层次的道德要求和伦理精神。

就共同责任而言，政府、媒体、相关企业以及公民个人等公共健康活动内外所有相关者都是公共健康责任伦理的主体，他们与公共健康专业人员一道承担公共健康共同责任。"政府对公共卫生有无责任、有多大责任，是首先

① ［美］斯蒂文·S.库格林、科林·L.索斯科尔恩、肯尼斯·W.古德曼：《公共健康伦理学案例研究》，肖巍译，人民出版社2008年版，第79页。

必须解决的伦理问题。"① 一般地说，政府在公共健康领域的责任主要包括四个方面。一是推进公共健康法治建设。政府应把通过法治建设维护社会整体的健康利益作为自己的首要责任，从实际出发，制定和修改公共健康领域的法律法规，不断完善公共健康领域的规范和标准。在这一过程中，要充分吸收医疗卫生、法学、管理学、伦理学等各领域的智慧和意见，增强各项法律法规的科学性和道德合理性。二是完善公共健康服务和保障体系。党的十九大报告明确提出"要完善国民健康政策，为人民群众提供全方位全周期健康服务"。应该说，人人享有基本医疗卫生服务和保障，是政府建立基本医疗卫生制度的最终目的；人民的健康权利不能因卫生资源稀缺、地区差异、城乡差异或人为因素而受到损害或不公平对待。为此，要深化医药卫生体制改革，建立中国特色优质高效的医疗卫生服务体系和医疗保障制度，推进基本公共卫生服务均等化。三是主导、组织实施公共健康的现实实践，如公共健康危机应对、各种传染病和非传染病防治、各类公共健康风险管理，等等。政府作为公共健康实践的主导者，在公共健康实践中应该承担决策指挥、组织实施、沟通协调等重要责任。四是建设健康环境，提升社会整体健康水平。包括开展爱国卫生运动，建设健康城市和健康村镇；加强影响健康的环境问题治理，建立健全环境与健康监测、调查和风险评估制度；保障食品药品安全；强化安全生产和职业健康；健全口岸公共卫生体系，等等。

在公共健康领域，媒体责任是传播公共健康知识、真实报道各类公共健康事件、监督公共健康政策的执行。从伦理学角度看，媒体履行公共健康责任的基本要求是及时、准确地报道各类公共健康事件，特别是如传染病暴发、食品安全事故等突发公共健康事件。所谓及时，就是要在第一时间对突发公共健康事件作出反应；所谓准确，就是要向公众提供真实、全面的信息。在实践中，媒体对公共健康事件的报道可能面临各种主客观因素的阻碍和干扰。客观因素在于突发公共健康事件可能存在多方面复杂原因，由于事发突然，而且情势变化太快，媒体从业人员所掌握的信息可能存在不准确、不全面的情况；主观因素在于事件责任方可能对媒体从业人员威逼利诱，要求减少甚至不作负面报道；有的媒体从业人员可能缺乏应有的职业道德，或屈从压力

① 曾光主编：《中国公共卫生与健康新思维》，人民出版社2006年版，第237页。

或收受贿赂而掩盖事件真相。因此，能否始终坚持客观性原则，对突发公共健康事件作出及时、准确的报道，让公众获得真实信息，是对媒体从业人员承担责任的严峻考验。

在公共健康领域，企业责任主要是保障生产安全、保证产品质量、保护生态环境。其中，生产安全是生产者生命与健康的根本保证，是生产者最基本、最重要的需求，是企业公共健康道德责任的题中之义；产品质量与公共健康密不可分，特别是食品、药品等方面的假冒伪劣产品严重危害公共健康；生态环境则是影响社会整体公共健康水平和人民生命健康的重要因素。因此，保障生产安全、保证产品质量、保护生态环境是企业对公共健康应该承担的基本道德责任。

此外，公民个人对公共健康也要承担相应的道德责任。在公共健康领域，公民个人的道德责任是对自己和他人的健康负责。关于这一点，我们在第二章中"公共健康角色伦理"部分已有分析。这里不再赘述。

当然，职业责任与共同责任并不是截然分开的。不容否认，政府、媒体、企业在维护公共健康中的责任也是一种职业责任；甚至有些学者认为政府是公共健康责任伦理最重要的主体也不无道理。但从职业道德以及公共健康问题的专业性看，政府、媒体、企业并非专门从事公共健康管理、服务的组织，他们只在涉及公共健康问题时与公共健康专业人员一起承担责任。正是在这个意义上，我们把公共健康专业人员应该承担的责任称为职业责任；政府、媒体、企业及公民个人与之一道承担共同责任。

三　追溯性责任与前瞻性责任

从性质上看，公共健康主体的道德责任可以分为追溯性责任与前瞻性责任。其中，追溯性责任是追究主体已经做出的行为中的过失，让主体为自身行为及其后果负责。追溯性责任"前提是有行为者，有行为，有结果。在这种责任模式里，责任被限定在某一行为者身上，人们根据后果而追究其过失"[1]。可见，追溯性责任是一种过失责任。作为一种过失责任，追溯性责任是传统的责任伦理概念；追究过失者的道德责任是责任伦理最原初的含义。

---

① 甘绍平：《应用伦理学前沿问题研究》，江西人民出版社 2002 年版，第 125 页。

就公共健康问题而言，如果公共健康专业人员、政府、媒体、企业及公民个人在公共健康实践中出现过失，就都应该承担相应的责任。这种责任既可能是经济的、社会的，也可能是法律的、政治的；从伦理学的角度看，当然也是伦理的。

具体地说，公共健康专业人员如果在疾病防治中，因为害怕感染而放弃自己的职责；当传染病流行时，因为措施不当而贻误战机；在应对公共健康危机的过程中，违背客观规律和科学精神，盲目服从权威；在救护病人的过程中因过于自信、粗枝大叶出现操作失误而导致不必要的死亡，等等，都要承担相应的追溯性责任。政府如果在开展公共健康法治建设的过程中，不能把维护社会整体健康利益放在首位，不能充分吸收各方面的智慧和意见，出现公众不认同和社会普遍不满；所制定的法律法规不能为健康建设保驾护航，甚至阻碍健康建设进程；在制定国民健康政策、分配医疗卫生资源的过程中，不能促进健康公平；在主导和组织公共健康实践的过程中，不能有力指挥，不能有效协调公共健康与个体权利之间的冲突；影响健康的环境问题治理效果不好、食品药品安全保障不力，等等，都属于政府的过失责任。媒体在公共健康领域的追溯性责任主要是在报道各类公共健康事件时不能坚持客观性原则，不能做到真实、全面地报道；出于私心或屈从压力，不能客观公正地报道公共健康事件，甚至故意掩盖事件真相，产生恶劣社会影响。此外，企业忽视生产安全造成人的生命健康损害；生产假冒伪劣产品、污染环境而危害公共健康；公民个人故意传播疾病、妨碍国家实施的传染病防治、公共健康危机应对的政策措施，等等，也都要承担相应的追溯性责任。

与追溯性责任不同，前瞻性责任则是针对社会各个领域运行中可能存在的风险，以未来行为为导向的一种预防性责任。在公共健康领域，预防性责任"意味着与尚未发生的行为相联系，责任是一种预期的责任"[1]。与追溯性责任相比，前瞻性责任是公共健康责任伦理更为重要的方面。我们以政府应对公共健康危机为例。政府在应对公共健康危机中的前瞻性责任可以分为事前、事中和事后三个阶段。事前阶段，即公共健康危机暴发之前，政府部门

---

① Fabrizio Turoldo, "Responsibility as an Ethical Framework for Public Health Interventions", *Public Health*, 2009, Vol. 99, No. 7, pp. 1197 – 1202.

应该时时绷紧公共健康危机应对之弦，做好公共健康危机的预测、防范和应对准备；在没有发生公共健康危机的时期，政府要坚持研究、不断完善公共健康危机应对体系和机制，加强应对公共健康危机的响应演练。

事中阶段，即公共健康危机暴发之后，政府应该承担组织、指挥和主导的责任，立即启动公共健康危机应对机制和应急预案，调动一切可以调动的社会资源，针对实际情况采取有力措施，尽力把危机损失降至最小，并有效避免次生危机的发生。在这一过程中，政府行为必须符合效率和公正两个伦理原则。在公共健康危机来临之时，政府首先要做的无疑是从维护社会整体的健康利益出发，采取一切可能的措施尽快消除危机，恢复和保障公共健康。其中，最重要的是效率。同时，应对公共健康危机的首要价值目标是保障人的生命健康；应对危机、维护公共健康，说到底是要保障每一位社会成员的生命健康。因此，尽最大努力和最大可能保护人的生命，抓紧时机救助病人或伤员，是政府在应对公共健康危机中最重要的责任。应该说，维护社会整体的健康利益与保障公民个人权利从根本上是一致的：维护公共健康有利于保障公民个人权利；保障公民个人权利本身是维护公共健康的重要价值目标。但在实践中二者也可能发生冲突。比如，在传染病防控中所应采取的追踪、隔离等干预措施，客观上对公民自主行动会造成一定的限制。因此，正确认识和处理维护公共健康利益与保障公民个人权利之间的关系，也是政府在应对公共健康危机过程中的重要责任。坚持公正原则，就是公共健康实践中，实现健康资源在不同地区、人群中的公正分配，切实维护人的平等的生命健康权利；就是在维护社会整体的公共健康利益的同时，保障公民个人权利；当为维护公共健康"不得已"对公民个人权利造成损害时，这种损害必须是最小化的，同时要对公民个人权利造成损害的部分予以补偿和矫正。

事后阶段，即在公共健康危机结束以后，政府至少要做好三方面的工作。一是危机后的重建。公共健康危机的暴发往往给社会造成了重大损害，甚至出现疫病流行；给公众的身体和心理造成不同程度的创伤。为此，政府应该在公共健康危机过去之后，调用相关资源，采取有力措施，努力弥补公共健康危机给社会造成的损害，支持、帮助人们走出困境。二是总结和反思。政府应及时总结在应对公共健康危机中正反两方面的经验和教训，避免在以后应对类似危机中出现同类失误；反思在应对公共健康危机的过程中是否承担了相应的道德责任；应对公共健康危机的各项政策措施是否能够获得伦理辩护；医疗卫生资源分配是否公正，等等。三是完善公共健康危机应对体系和机制。比如，2003 年"非典"危机结束之后，中国总结应对这场危机的经验教训，建立了包括疫情和突发公共卫生事件监测、指挥中心和决策系统、医疗救治信息系统、卫生监督执法信息系统在内的国家公共卫生信息系统，并以《突发公共卫生事件应急条例》（2005）为标志，建立了一套新的突发公共卫生事件应急制度体系。

四 "有限责任"与"无限责任"

公共健康责任伦理的限度呈现出从公共健康活动本身的"有限责任"向对整个人类健康负责的"无限责任"延展的趋势。"有限责任"作为公共健康责任伦理的基本要求，是公共健康主体的角色责任，即公共健康主体对公共健康行为和活动本身应该承担的责任，包括对行为（事件）本身负责、对行为（事件）的后果负责。"无限责任"是公共健康责任伦理的高层次要求，是一种指向社会与未来的、普遍的社会责任。从内容上看，"无限责任"是指向社会的，包括对行为（事件）的风险负责和对社会的普遍责任；从时间上看，"无限责任"是指向未来的；从性质上看，"无限责任"主要是一种道义上的责任。

具体地说，在公共健康实践中，公共健康主体首先应该忠于自己的本职工作和职业良心；源于本职工作和职业良心的责任就是公共健康主体的"有限责任"或角色责任。正如后现代著名思想家齐格蒙特·鲍曼所说的，"责任依赖于角色，而不是依赖于完成任务的人。角色并不是'自我'——只是在我们工作期间穿上的工作服，当下班后，我们就又会把它脱下来"①。公共健康责任伦理不仅是公共健康主体作出选择的结果，也是由不同主体的角色使命以及由此规定的角色职责和义务所决定的。无论是公共健康专业人员、政府及其工作人员、媒体从业人员、企业乃至公民个人都应该明白自己在公共健康活动中所扮演的角色及相应的职责与义务，做好自己的本职工作。前述公共健康专业人员要做好疾病防治和科学研究工作；政府要加强公共健康法治建设、完善公共健康服务和保障体系、组织领导现实公共健康实践、建设

① ［英］齐格蒙特·鲍曼：《后现代伦理学》，张成岗译，江苏人民出版社 2003 年版，第 22 页。

健康环境；媒体要传播公共健康知识、监督公共健康政策的执行、真实报道各类公共健康事件；企业要保障生产安全、保证产品质量；公民个人要讲究个人卫生和公共卫生、配合国家为应对公共健康危机、解决公共健康问题采取的政策措施；不以任何方式故意传播疾病等，都是各类公共健康主体的"有限责任"或角色责任。

"无限责任"作为一种普遍的社会责任，是公共健康主体为自身的行为和活动所承担的超出法律要求的责任。在公共健康实践中，公共健康主体除了从自己的本职工作和职业良心出发承担角色责任外，还要承担普遍的社会责任。其中，公共健康专业人员的社会责任主要包括两个方面。一方面，公共健康专业人员为应对公共健康危机、防治疾病的需要在紧急情况下实施的干预措施，往往是从自身的经验出发在未经被干预者同意的情况下实施的。这种"家长式"的干预往往会对被干预者的自主权利造成一定侵害。在被干预者的生命健康与自主权利发生冲突的情况下，公共健康专业人员为保护被干预者的生命健康，不能因为担心被追究侵害被干预者自主权利就放弃干预。同时，公共健康专业人员实施的干预措施应该具有科学、法律和道德合理性，应该能够得到伦理辩护。而这都需要实践和时间的检验。另一方面，在疾病治疗的过程中，应该避免过度医疗。虽然目前学界关于过度医疗的界定已经非常明确，但由于疾病表现情形多样、病人情况千差万别，过度医疗在实践中的认定非常复杂。究竟哪些检查和治疗是必需的，哪些是超出疾病治疗所需要的，在具体情境中只能由医生来判定。一位具有高超医术和良好职业道德的医生，往往能从病人实际情况出发做出恰当的治疗方案。但医生做出的治疗方案是否恰当或是否属于过度医疗也必须经得起实践和时间的检验：这种治疗对病人总体上是有利还是不利，包括疾病本身的治疗效果、对身体健康的长远影响以及经济负担等，都是医生所应该承担的"无限责任"。

政府在公共健康实践中，既要注重解决当前的公共健康问题，提高社会整体公共健康水平，又要坚持以公平正义和"人民满意"为根本标准，不断满足人民对健康生活的向往和追求。如果说前者是政府的有限责任，后者即无限责任。具体地说，政府在开展公共健康法治建设、建立公共健康服务和保障体系、建设健康环境、发展健康产业等各个方面，都既要立足眼前，又要着眼长远；既要有利于解决当下的公共健康问题，也要有利于未来长远的公共健康建设；既要有利于解决局部的公共健康问题，也要顾全社会整体的公共健康建设；既要考虑社会整体的公共健康利益，也不能忽视"少数人"的健康权利。特别是"少数人"的健康权利问题，在实践中往往容易被有意无意地忽视。可以说，尊重和保障"少数人"的健康权利，不仅是公平正义的题中之义，是政府承担公共健康社会责任不可或缺的重要内容，也是衡量政府治理能力和社会文明程度的重要标志。比如，尘肺病和职业中毒等职业病患者、艾滋病患者和受艾滋病影响的人群等都属于"少数人"的范畴，这些人群的应有权利保障仍然面临诸多难题。应该说，解决当下、局部的公共健康问题是政府的"有限责任"；而有利于未来长远和整体的公共健康建设、保障"少数人"的健康权利、促进健康领域的公平正义都是政府的"无限责任"。

就媒体而言，真实、准确地报道公共健康事件是媒体从业人员的"有限责任"或角色责任；考虑公众的心理承受能力和社会的可接受程度、适度地进行报道则是媒体的"无限责任"或社会责任。所谓适度，在内容上应不夸大不缩小，全面报道正反两方面的消息；在数量上应该适量，不能为增加电视收视率或报纸发行量铺天盖地地报道；此外，对正面消息和负面消息的比例也要适度。不报道负面消息，不能引起人们的足够重视；不报道正面消息，则会引起公众的恐慌和社会不稳定，进而对应对公共健康危机产生不应有的负面影响。特别是在"非典"、禽流感、甲型 H1N1 流感、新冠病毒等传染病流行时期，如果电视、报纸对事件报道的数量过多，特别是负面消息过多，人们一打开电视、一翻开报纸，看到的全是该事件的报道，则会造成社会的过度恐慌，甚至使之成为比公共健康危机本身更可怕、更麻烦的危机。

企业在承担保证安全生产和产品质量、保护环境等"有限责任"的同时，也要承担对经济与社会及其可持续发展的"无限责任"。以工程类企业为例。自觉承担对人类健康、安全和福利的责任，是工程类企业伦理责任的实质和灵魂。美国工程师专业发展委员会制定的"伦理准则"第一条明确规定：工程师应该"利用其知识和技能促进人类福利，把公众的安全、健康和福利置于至高无上的地位"[1]。2004 年召开的世界工程师大会发表的《上海宣言》也

---

① Kristin Shrader-Frechette (ed.), *Ethics of Scientific Research*, Rowman & Littlefild Publishers, Inc, 1994, pp. 155 – 156.

指出，"为社会建造日益美好的生活，是工程师的天职"，工程技术活动应该以"创造和利用各种方法减少资源浪费，降低污染，保护人类健康幸福和生态环境"，"用工程技术来消除贫困，改善人类健康幸福，增进和平的文化"为己任，把工程师对人类社会的普遍责任摆在了最崇高的地位。

总之，责任伦理的内容是不断扩展的；公共健康伦理作为一种责任伦理的范围也在不断延伸。正如汉斯·约纳斯所言："道德责任不只包括对属于人类范围之内的事物的责任（如对个人、家庭、社会、国家和全人类的责任），而且已增加了对整个大自然生物圈的责任。"[①] 公共健康伦理作为一种责任伦理也是如此。它不仅要求公共健康主体对自身角色及其行为后果自觉承担相应的责任，而且要求主体有对他人和社会的高度责任感；不仅要对自己国家的公共健康负责，而且要对人类的未来负责。从角色责任到普遍责任，从对自身行为及后果负责到对他人和社会负责，从对集体和国家负责到对人类未来负责，都体现了公共健康责任伦理从"有限责任"向"无限责任"延展的趋势。

① Hans Jonas, *The imperative of responsibility*, *in search of an ethics for the technological age*, The University of Chicago Press, 1984, p. 9.

第四章　公共健康伦理的结构*

公共健康伦理是由一系列要素构成的系统。按照由表及里、由外到内的思路，对公共健康伦理的结构至少可以从表象形态、内构要素和关系结构三个维度来考察。从表象形态或存在状态看，"可以从总体上把社会的道德现象，划分为社会道德意识现象、社会道德规范现象和社会道德活动现象"①，包括公共健康伦理在内的任何应用伦理学科中的道德现象莫不如此。因此，对公共健康伦理的表象形态或存在状态暂不作讨论，这里主要探讨公共健康伦理的内构要素和公共健康伦理的关系结构。

第一节　公共健康伦理的内构要素

从内在的构成要素看，公共健康伦理包含公众健康、公民权利、健康正义和道德规范等四个基本要素。其中，公众健康是公共健康伦理的价值目标；公民权利是公共健康伦理的价值尺度；健康正义是公共健康伦理的价值内核；道德规范是公共健康伦理的善恶准则和行动指南。由于道德规范在包括公共健康伦理在内的应用伦理理论和实践研究中具有特殊重要的地位，我们把它单列为第二个问题进行专门讨论（集中探讨基本道德原则），这里先分析前面三个要素。

一　公众健康：公共健康伦理的价值目标

公共健康伦理产生于维护和促进公共健康的现实实践。公共健康伦理的

---

　　*　本章第一节主体部分以《公共健康伦理：关于公共健康问题的伦理解读》为题，已发表在《河南师范大学学报》（哲学社会科学版）2012 年第 1 期。

　　①　罗国杰主编：《伦理学》，人民出版社 2014 年版，第 63 页。

根本目标与公共健康的目标是一致的，都是维护和实现公众健康。公共健康是一个整体性的价值目标；维护公共健康意味着降低发病和死亡率，延长社会整体人口的预期寿命，提升全民健康水平。正如肖巍教授所说的，"公共健康是指公众的健康，或者是人口的健康"，"凡是与公众健康相关的问题都可以理解为公共健康问题"。① 而公共健康伦理的根本目标无疑是从伦理的角度约束与调节政府、公共健康专业人员和公众的行为及其相互关系，帮助和促进公共健康目标的实现。事实上，公共健康伦理产生于应对公共健康危机和公共健康的现实实践，是对公共健康危机和公共健康实践的伦理反思。显然，这种伦理反思主要针对维护和实现公共健康的行为和活动、手段和方式、制度与政策以及公共健康活动中不同主体之间的健康利益关系，通过从伦理的角度对之予以约束、规范和调节，使公共健康实践的各个方面和环节更具道德合理性，在实践中能得到更多人的理解、支持和拥护，从而更好地实现公共健康的目标。

公共健康伦理以公众健康作为自己的根本价值目标，这是公共健康伦理区别于医学伦理和生命伦理的一个基本标志。由于医疗实践和生物技术实践主要关注疾病的治疗和个体干预，这决定了以医疗实践和生物技术实践中的伦理问题为对象的医学伦理和生命伦理侧重于个体生命和个体健康的价值目标。而公共健康伦理以公共健康实践中的伦理问题为对象，公共健康实践虽然也不能忽视对疾病的治疗，也直接涉及个体生命和个体健康，但从公共健康实践的基本出发点和首要目标看，它着眼的是社会整体的公共健康，主要关注疾病的预防和群体干预，因而维护群体和社会整体人口的健康是公共健康伦理的根本价值目标。比如，在艾滋病防控中，对艾滋病患者的治疗虽然是十分重要的环节，但制定实施艾滋病防治政策措施的直接和首要目标都是通过各种预防和群体干预措施阻断艾滋病毒传播，以维护群体和社会整体人口的健康。

值得注意的是，作为公共健康伦理根本目标的公众健康中的"公众"本身是一个比较复杂的概念，其内涵和外延还存在一定的争议。《现代汉语词典》对公众的解释是"社会上大多数的人"，即"大众"（也就是群众或民

---

① 肖巍：《公共健康伦理：一个有待开拓的研究领域》，《河北学刊》2010 年第 1 期。

众）。显然，"社会上大多数的人"并不是一个十分确定的概念，在不同的语境下可以有不同的解读，包含不同的范围。更重要的是，如果把作为公共健康伦理根本目标的公众健康直接理解为"社会上大多数的人"的健康，恐怕很难获得伦理辩护。人们不禁质疑，难道除了"社会上大多数的人"外的其他人的健康就不是公共健康伦理的目标？

西方学者詹姆斯·丘卓斯（James F. Childress）等在界定公共健康时，把公共健康理解为公众的健康，并从"有数量的公众""政治公众"和"社群公众"三个层面来理解公众的概念："有数量的公众"即靶人群；"政治公众"是通过政府和各种公共机构共同完成的事情；"社群公众"是广义上的公众，即通过集体完成的事情，包括影响公共健康的所有形式的社会和群体的行为。① 这一论述给我们理解和把握公众的健康提供了重要启示。根据詹姆斯·丘卓斯的界定，作为公共健康伦理根本目标的公众健康包含三个层面：第一层面的靶人群，在公共健康领域即为公共健康实践所指向的目标人群，如艾滋病防控中的艾滋病病毒感染者和病人、性工作者、吸毒人员等艾滋病高危人群；第二层面的政治公众，在公共健康领域即政府和各级各类公共健康机构、公共健康专业人员；第三层面的社群公众，在公共健康领域则是包括公共健康实践所指向的目标人群、政府和各级各类公共健康机构、公共健康专业人员等在内的所有影响公共健康的人群。显然，詹姆斯·丘卓斯是从与公共健康的相关性角度对公众所作的分析，三个层面之和实际上涵盖了与公共健康相关的所有人群，即整体人口的健康。

当然，我们应该对一般的"公众"概念与"公众健康"中的"公众"予以必要的区分。我们认为，"公众"在具体的公共健康行为和活动中，是指公共健康行为和活动主体之外的社会成员。比如，在公共健康政策伦理中，公众是指除制定和实施公共健康政策的国家机构及其工作人员之外的社会成员；在公共健康组织伦理中，公众是指除公共健康行政组织、为公共健康服务的机构以及与公共健康相关的民间组织（NGO）之外的社会成员；而在公共健康角色伦理中，公众则是指除公共健康组织管理者和公共健康专业人员之外

---

① 参见 James F. Childress, et al., "Public Health Ethics: Mapping the Terrain", *Law, Medicine and Ethics*, 2002, Vol. 30, No. 2, pp. 170–178。

的社会成员。可见，在公共健康实践中，公众指的是除公共健康行为和活动的主体，即政府、公共健康机构和组织、公共健康专业人员等之外的社会成员。但是，作为公共健康和公共健康伦理根本目标的"公众健康"，则是整体人口的健康，而不仅仅是"社会上大多数的人"的健康，也不应该把公共健康行为和活动主体排除在外。也就是说，从外延上看，"公众的健康"作为整体人口的健康，不仅应该包括靶人群的健康、公共健康行为和活动主体自身的健康，而且应该包括除公共健康行为和活动主体之外的所有社会成员的健康。

二 公民权利：公共健康伦理的价值尺度

不言而喻，维护公众健康直接关系到每一位公民的个体权利。一方面，公众健康的维护是实现个体生命健康等方面权利的基本前提，或者说它本身直接意味着公民个体健康的实现。另一方面，国家为维护公共健康所采取的政策措施可能对公民权利造成或直接或间接的影响。比如，在重大传染病疫情暴发时，政府所采取的追踪、隔离等干预政策措施会直接造成对公民的自主行动等方面权利的限制或克减。在这样的情况下，国家维护公众健康的各种政策措施应该以是否有利于保障公民权利作为一个基本价值尺度；即使是在二者发生"悲剧性冲突"的情况下，虽然首先要保证维护公共健康的需要，公民权利须为此作出一定让步和牺牲，但是同时，在设计和实施公共健康政策措施和行动方案时应把对公民权利可能造成的影响作为一个重要考量因素，并在事后采取相应措施对造成牺牲的公民权利予以补救。

公民权利是法律赋予公民的、政府应予保障的公民的各项权利。根据权利主体，我们可以把它分为两大类。一类是普通公民应该享有的各项权利。其中，普通公民应该享有的基本权利主要包括四个方面。一是生命健康权。生命健康权是公民最基本、最重要的权利，"至少包括通常的、无限制的健康维护权，医疗保障权，基本医疗需求权，医疗保险权及其他内容"①。二是经济权利。主要包括财产权和劳动权。其中，财产权是公民享有的经济权利的

---

① Amanda Littell, "Can a Constitutional Right to Health Guarantee Universal Health Care Coverage or Improved Health Outcome: A Survey of Selected States", *Connecticut Law Review*, 2002, Vol. 35, No. 1, pp. 289 – 318.

核心，是维护公民其他各项权利的物质基础；劳动权作为我国宪法明确规定的公民权利，除非有法律明确规定，任何组织和个人均不能限制、剥夺公民的劳动权。三是政治权利。主要包括：选举与被选举权、思想和宗教信仰自由权以及其他参与国家公共生活和事务管理的权利等。四是文化权利。主要包括：教育和科学研究的权利；发明创造的权利；从事艺术创造、享受国家文化发展成果的权利等。另一类是公共健康活动中一些特殊的社会弱势群体，除应享有普通公民的权利之外，还应该享有一些特殊的社会权利。比如，艾滋病患者作为一个特殊的社会弱势群体，除应享有一般的公民权利之外，还应该享有接受治疗的权利、隐私权和受到理解、尊重的权利以及社会保障权等一系列特殊的社会权利。

在公共健康领域，最直接、最基本的公民权利显然是生命健康权。无论是普通公民应该享有的各项权利，还是特殊的社会弱势群体应该享有的一些特殊的社会权利，生命健康权都是一项最基本、最重要的权利。作为一项最基本、最重要的公民权利，生命健康权也是公共健康伦理所涉及的公民权利最核心的部分；包括所有的个人、群体和国家在内的主体的生命健康权利应该完全平等。因此，作为最基本、最重要公民权利的生命健康权，底线层面的要求是保障人的生命存在。事实上，人的生命存在不仅是人生价值实现的前提，也是人类社会全部活动的基础。正如马克思所说的，"全部人类历史的第一个前提无疑是有生命的个人的存在"[1]。任何人如果没有了生命，一切权利都无从谈起。正因为生命问题具有终极性意义、生命价值是人类的终极性价值，"尊重生命"作为一项基本价值理念和伦理原则，成为古今中外几乎所有制度的基本价值取向之一。比如，我国《民法典》第二章就明确规定了人的"生命权、身体权和健康权"。其中，第1004条规定"自然人享有健康权。自然人的身心健康受法律保护"，第1005条规定"自然人的生命权、身体权、健康权受到侵害或者处于其他危难情形的，负有法定救助义务的组织或者个人应当及时施救"。这正是从法律制度上对人的生命存在和生命健康权利的承认和尊重。

从一定意义上说，公民权利不仅是国家维护公众健康相关政策措施的一

---

① 《马克思恩格斯文集》第1卷，人民出版社2009年版，第519页。

个基本价值尺度和重要考量因素，而且是所有公共健康活动和健康建设实践的基本目标。就前者而言，国家制定和实施各项公共健康政策措施制定的直接价值目标虽然是维护公众健康，但公共健康政策措施要能够获得伦理辩护，一个基本标准是不能忽视和损害公民个体权利，特别是在涉及公民的生命健康、人身自由等基本权利时，更需要慎之又慎。当然，在一些特殊情况下，公众健康与公民权利之间会发生"悲剧性冲突"，即维护公众健康的政策措施对公民权利的限制或克减是不可避免的。在这样的情况下，一方面，公民个体应该为公共健康作出让步，服从公共健康政策措施的需要；另一方面，国家的公共健康政策措施必须坚持对公民权利的牺牲最小化原则，并在事后对公民权利作出牺牲的部分予以补偿。就后者而言，维护公众健康最终必然落实到每一个个体的身上；为维护公共健康所进行的疾病预防、行为干预等各类活动，说到底也是要维护和实现每一位公民的生命健康。

三　健康正义：公共健康伦理的价值内核

公共健康伦理的价值内核是健康正义。公共健康伦理兴起于对公共健康危机和公共健康问题的自觉反思。在这一过程中，"正义"这一古老而现实的价值追求受到广泛关注。在应对公共健康危机中，人们会思考和追问：在应对公共健康危机的决策中，对公共健康、经济发展、公民权利等各种道德价值的排序和选择是否具有道德合理性；为维护公共健康所采取的各类干预措施对公民个人权利造成的限制和克减能否获得伦理辩护；在公共健康服务和保障中，对不同地区、不同人群的健康服务和资源分配是否公正；主体应该享有哪些权利、履行哪些义务；在应对全球性公共健康危机中，世界各国应该承担怎样的义务和责任，等等。所有这些问题都贯穿着一个主题或线索——对公共健康问题的正义追问，即健康正义。

健康正义是社会正义的一个重要方面，即正义的价值理念在健康领域的现实观照，它旨在通过现实的体现正义理念和原则的医疗卫生制度来引导和约束人们的行为和活动，实现医疗卫生资源的公平分配，协调各种健康利益关系。健康正义是产生于公共健康实践的一个批判性反思范畴，既是应对公共健康危机、解决公共健康现实问题的基本价值理念，也是引导公共健康制度和政策、调整主体的公共健康行为和活动的基本价值导向；既是对主体健康目标和实现方式正义与否的道德检视和价值评价，也是一种超越公共健康现实状况和水平的价值追求和价值理想。

作为公共健康伦理的价值内核，健康正义深刻地体现和贯穿于公共健康伦理的各个层面和各个领域。公共健康伦理的三个层面，无论是宏观公共健康政策伦理、中观公共健康组织伦理还是公共健康角色伦理无不蕴含和体现着健康正义的理念和要求。比如，公共健康政策伦理的一个基本内容就是存在于公共健康政策中的道德原则和道德要求。公共健康政策的一个基本功能是通过一定的规则体系来确定主体的权利和义务、分配健康资源、协调各种健康利益关系。从公共健康伦理的角度看，这种规则体系的确立和实施离不开一定的价值理念和价值导向。其中，一个基本的价值理念和价值导向就是健康正义的理念和导向。公共健康组织伦理包括公共健康组织的道德责任问题、伦理规范建设以及公共健康组织与外部各因素的伦理关系问题，甚至公共健康角色伦理所涉及的普通社会成员在公共健康实践中的义务和责任，也都或直接或间接地涉及健康正义的理念和导向，或者说都应以健康正义作为自己的价值标准和价值追求。

公共健康伦理的各个领域，无论是公共健康危机应对、重点疾病防控、公共健康风险管理等"正面战场"还是公共健康传播、健康环境建设、健康产业发展等支持领域中的道德规范和价值追求，也都蕴含、涉及或体现健康正义的理念和导向。比如，前面提到的公共健康危机应对中各种伦理追问，实质上也是健康正义追问。同时，其他领域一系列矛盾和现实难题的认识和处理，如疾病防控中常见病与罕见病、传染病与非传染病、疾病预防和治疗等各个方面的资源投入；公共健康风险管理中的风险预防和风险转移的公平性；在公共健康传播中公共健康与隐私保护之间的冲突；健康环境建设中经济发展与环境保护之间的关系、人与自然关系背后的人与人之间的利益关系；健康产业发展中经济效益与健康效益、经济目标与健康目标之间的关系等问题；等等。对所有这些问题或难题所作出的具有道德合理性的价值判断和道德选择，都总是或直接或间接地体现或贯穿着健康正义的价值理念和价值导向。

从不同的层面或视角看，各个层面和各个领域的健康正义具有不同的内容。比如，从观念层面看，健康正义是一种价值观念、伦理理念或伦理精神。

作为一种伦理理念或伦理精神，健康正义可以说是人类永恒的价值追求。虽然，在不同的时代，健康正义有不同的内涵和要求；在不同的主体眼里，也可能存在不同的健康正义标准，但健康正义作为一种伦理精神是任何时代都孜孜以求的价值追求和价值理想。从制度层面看，健康正义是对公共健康制度的正义规定，是正义的理念和原则在公共健康制度制定和实施中的价值体现，或者说是用正义的价值观念和伦理精神来对公共健康制度安排予以价值导向，是基于对人的生命与健康、权利与尊严、责任与义务等方面的价值认识和价值理解对公共健康制度设计所作的价值引导。从行为层面看，健康正义是正义的理念和原则对政府、公共健康专业人员、媒体从业人员、企业、相关民间组织以及公众等各类主体的公共健康行为和活动的正义检视，既包括对各类主体的公共健康行为和活动的正义规范，也包括对各类公共健康行为和活动正义与否的价值评价。

此外，从调整的范围看，健康正义既要关照不同地区、不同群体之间横向的健康利益关系，也要关照个体与群体、社会整体乃至人类的健康利益关系。从这个意义上说，全球性的公共健康危机应对和全人类的健康福祉也是健康正义的目标，健康正义的理念和价值原则也可以而且应该关照全球性公共健康危机和公共健康问题。如全球公共健康合作问题、全球范围内健康资源分配问题、各国政府在全球性公共健康危机应对中的义务问题、人类活动对健康环境的影响以及各国在全球健康环境建设中的责任问题等，也都应该以健康正义作为基本的考量依据，或者说总是贯穿或体现着健康正义的价值理念和价值导向。

第二节　公共健康伦理的基本原则

公共健康伦理的第四个内构要素是公共健康道德规范。公共健康道德规范是在公共健康领域用以指导、约束和评价主体行为和活动的善恶准则。如前所述，公共健康活动之所以也是一种道德活动，一个关键因素在于公共健康活动总是在一定道德意识的指导下进行的，总是蕴含和体现着一定的道德准则和道德要求。从这个意义上说，公共健康道德规范是公共健康伦理所以成立的核心要素。事实上，为公共健康确立道德原则、为公共健康实践的各个领域确立相应的道德规范，也是公共健康伦理的重要任务之一。

公共健康道德规范包括基本道德原则和公共健康具体领域的道德规范两个层面。公共健康涵盖的具体领域非常广泛，在公共健康危机应对、重点疾病预防控制、公共健康风险管理、公共健康传播、健康环境建设、健康产业发展等各个具体领域都需要一定的道德规范。受本书的研究重心和研究力量所限，这里仅简要阐释公共健康伦理的基本原则，对公共健康具体领域的道德规范暂不作讨论。

关于公共健康伦理的基本原则，前述我们归纳了我国学界已有的多种观点。我们认为，这些观点为我们进一步探索这一问题提供了重要的启示，具有重要的学术价值。但是同时，已有观点存在过细或过于宏观的特点。前者如"九原则说"，虽然全面地说明了公共健康实践应该遵循的道德准则和尺度，但作为道德原则未免显得过细，因为道德原则应该是对道德规范体系中最基本或最根本部分的提炼；后者如"两原则说"（公正与关怀）、"正义原则说"，又未免显得过于宏观。综合学界已有的认识，我们认为，公共健康伦理的基本原则应该是公益、效用、公正和尊重原则。

一 公益原则

公益原则是公共健康伦理的第一个基本原则。如前所述，公共健康伦理与公共健康实践的领域是重合的，基本价值目标是相同的。事实上，维护公众健康不仅是公共健康实践直接的和基本的价值目标，也是对各类公共健康实践进行道德评价的基本依据，是衡量主体的公共健康活动道德合理性的标准。正是公众健康的价值目标决定了公共健康实践和公共健康伦理的公益目的和公益性质。公益作为公共健康实践的基本价值目标和价值标准，也是公共健康伦理的出发点和落脚点；公益原则理应作为公共健康伦理的一个基本原则。

作为公共健康伦理的一个基本原则，公益有两方面的含义。一般地说，公益首先是针对社会上一些特殊群体特别是弱势群体的关怀、救助活动，"公益伦理的基本精神就是要关注和关心社会弱者的生活状况，使他们能够具有各种参与社会活动的机会，并最终使他们能够生活在比较公平合理的贫富差距限度之内"①。公益伦理的一个重要特点是"主要以凭借自身力量和条件无法维护自身及其家庭成员的基本权利、不能过上合乎人类尊严的生活而需要社会或他人给予救助的弱势群体为关怀对象"②。从这一角度看,公共健康伦理坚持公益原则就是在公共健康实践中要关注、关怀社会特殊群体尤其是弱势群体的健康利益和健康权利,关注他们的生存生活状况,必要时对他们实施关怀和救助。比如,在艾滋病防治中,对艾滋病患者及其受艾滋病影响的人群的伦理关怀,对这一特殊人群权利的尊重和保障就是公益精神的直接体现。

作为公共健康伦理的一个基本原则,公益原则更重要的要求是维护社会整体人口的公共健康利益。在公共健康领域,由于经济与社会发展水平和程度的限制,医疗卫生资源总是处于相对不足的匮乏状态,即使是目前世界上经济和医疗卫生最发达的国家,也不能满足所有人的所有需要。在这样的情况下,公共健康实践的直接目标决定了它首先必须追求卫生资源的配置和利用效率,能够最大限度地满足维护整体人口的健康利益和健康需要,以实现公共健康实践的公益目的。以我国为例。党的十九大作出"实施健康中国战略"的重大部署,强调要"坚持预防为主,深入开展爱国卫生运动,倡导健康文明生活方式,预防控制重大疾病"。③党的二十大报告对"推进健康中国建设"作出了新的战略安排,强调要"坚持预防为主……健全公共卫生体系,提高重大疫情早发现能力,加强重大疫情防控救治体系和应急能力建设,有效遏制重大传染性疾病传播"④。我国《艾滋病防治条例》(2019年修订)也明确规定:"艾滋病防治工作坚持预防为主、防治结合的方针。"⑤ 显然"预防为主"就是公益目的和公益原则的直接体现,它意味着把有限的医疗卫生资源主要用于可以使更多人受益、有利于维护社会整体公共健康的疾病预防。

---

① 彭柏林、戚小村:《论作为公益伦理原则的公平》,《湖南师范大学社会科学学报》2008年第3期。

② 卢先明:《论公益伦理的特点》,《道德与文明》2010年第3期。

③ 习近平:《决胜全面建成小康社会 夺取新时代中国特色社会主义伟大胜利——在中国共产党第十九次全国代表大会上的报告》,人民出版社2017年版,第48页。

④ 习近平:《高举中国特色社会主义伟大旗帜 为全面建设社会主义现代化国家而团结奋斗——在中国共产党第二十次全国代表大会上的报告》,人民出版社2022年版,第49页。

⑤ 国务院:《艾滋病防治条例》(2019年修订),2019年3月18日。

应该说，在公共健康领域，维护和促进社会整体人口的健康这一根本目标，以及为实现这一目标所开展的疾病预防和行为干预等活动本身都直接体现了公益原则对社会整体的公共健康利益甚至全人类共同利益的关注和追求。

作为公共健康伦理的一个基本原则，公益原则应该成为指导和调整公共健康行为和活动、协调公共健康利益关系的一个基本道德准则和道德标准。就前者而言，一切公共健康行为和活动要获得肯定的道德评价，都应基于和符合公益原则，即从维护社会整体人口健康的需要出发、为实现这一公益目的服务。无论是公共健康危机应对、疾病防控、公共健康风险管理，还是公共健康传播、健康环境建设和健康产业发展，都应坚持公益原则和公益目的。就后者而言，前文提到公共健康利益伦理的实质是对健康利益关系的伦理调节，即从认识和处理公共健康利益关系的"应当"或"应该"的角度调整公共健康领域的利益关系。而公益原则正是确定健康利益关系"应当"或"应该"的一个重要标准和尺度。从这个意义上说，公共健康利益伦理对健康利益关系的伦理调节，一个直接和基本的方式就是根据公益原则来认识和调节不同地区、不同群体之间以及个体与群体、社会整体乃至人类的健康利益关系。

二 效用原则

效用原则是公益原则的进一步延伸和具体化。如果说公益目标是公共健康实践的出发点，效用目标则是公共健康政策和行动策略选择及其评价的首要标准。其基本要求是在公共健康政策和行动策略的选择中，应该把效用摆在优先考虑的位置，即在各种可能的政策和行动策略中应该优先选择对公共健康效用最大的方案。

具体地说，所谓效用最大包含两方面的内容：一是政策和行动的有效性和收益最大化，即用最小的人力、物力、财力投入，收获最大化的公共健康利益；二是政策和行动的风险最小化。可以说，任何一项公共健康政策的实施和行动的开展都会产生一定的风险或负面效应。比如，国家所制定的公共健康方面的法律、制度和政策在维护和实现社会整体的公共健康利益的同时，可能不利于一部分地区、一部分群体的利益；政府所采取的公共健康干预措施在维护公共健康的同时，可能对公民个人的一些权利造成限制或损害；在收集公共健康信息的过程中，可能存在隐私泄露问题；在艾滋病防控中对性工作者、同性恋者及吸毒人员实施宽容策略有利于实现艾滋病防治的普遍可及，但与主流婚姻家庭道德、性道德相冲突；宣传艾滋病的实际治疗效果可以消除社会对艾滋病的过度恐惧，有利于减少和消除社会对艾滋病的歧视和排斥，但也可能导致人们对艾滋病丧失应有的警惕从而放纵性行为。这就要求国家制定的公共健康法律、制度和政策、政府实施的公共健康行动，在保证效用最大化的同时，还必须考虑风险和损害的最小化。

从公共健康政策和行动的评价看，效用最大化和风险最小化也是两个基本标准，既要看该政策或行动是否有利于维护和实现最大化的公共健康利益，又要看它是否采取了使风险和损害最小化的方式进行。比如，在我国艾滋病防治中，早期采取的"严打"模式，包括实施追踪和隔离、把艾滋病问题视为社会主义精神文明建设的重要方面等，就既不符合效用最大化，未能实现预期防控目标，也不符合风险和损害最小化，加剧了社会对艾滋病的歧视和排斥，对艾滋病患者及受艾滋病影响的人群的权利造成了很大损害。正因为如此，我国艾滋病防治政策很快作出了调整。在我国新冠疫情防控中，我国采取的包括追踪、隔离、武汉封城等最严厉的防控措施，客观地说，它带来了不小的风险和损害，但从疫情形势和防控目标看，实施这些干预措施是阻断新冠疫情传播的最有效途径，符合效用最大化和风险最小化两个基本标准。

作为公共健康伦理的一个基本原则，效用原则特别典型地体现和应用在健康资源的分配上。客观地说，在经济与社会发展程度和水平、社会物质财富不足以实现"按需分配"的条件下，健康资源相对不足与人们日益增长的健康需要之间总是一对矛盾，健康资源在不同地区、不同群体之间的分配总是一个难题。由于健康资源的相对不足，只能在一定价值排序的基础上优先满足一部分地区或一部分人群的健康需要。那么，究竟应该优先满足哪一部分地区、哪一部分人的哪些需要，均需要主体根据一定的标准和尺度作出相应的价值判断和选择。虽然，在不同的时代、不同的主体那里，主体据以进行价值判断和选择的标准和尺度均可能不同，但无论优先满足哪一部分地区、哪一部分人群的哪些需要，效用最大化总是一个基本的标准和尺度。这里讲的效用的最大化又包括在社会整体层面实现健康资源利用的效用最大化和在得到优先满足的地区、人群中实现健康资源利用的效用最大化。在健康资源相对不足的匮乏状态下，效用原则是认识和处理健康资源不足与人们的健康需要之间矛盾和冲突的基本原则和伦理依据。

三 公正原则

公正既表达着公共健康实践的伦理要求和道德理想，也是用来判断公共健康行为和活动特别是对公共健康资源分配是否合乎正义的道德标准。作为公共健康伦理的一个基本伦理要求和道德原则，公平贯穿于公共健康实践的各个领域和各个环节。翟晓梅、邱仁宗教授在《公共卫生伦理学》一书中阐释了作为公共卫生伦理基本原则的公正原则的三重涵义，即"分配公正""程序公正"和"补救公正"①，很有学术价值和应用价值。从内容上看，在公共健康实践中坚持公正原则主要有三个方面的基本要求。其一，在前述公共健康危机应对、疾病防控、公共健康风险管理、建设公共健康环境、公共健康产业发展等各个领域，在公共健康决策、干预、服务和保障等各个环节，以及在公共卫生体系设计、法律制度安排和政策措施制定实施中努力寻求起点、机会、规则、操作和结果等各个方面的公平，实现健康资源在不同地区之间、不同群体之间的公平分配，保障社会成员享有均等化的健康服务和健康保障。

其二，实现公民健康权利与义务的公平分配。从伦理学角度看，公正原则本身最基本的含义就是"社会对人们道德权利与道德义务的公平分配"②。因此，实现公民权利与义务的公平分配就成为在公共健康实践中坚持公正原则的一个基本要求。具体地说，公共健康实践所涉及的公民权利，主要包括生命权、获得最高精神和身体健康水平权、法律面前不受歧视权、自由迁徙权、隐私权、自由获取和传递信息权、自由结社权、结婚和组建家庭权，等等。③其中，生命健康是最基本、最重要的权利，它"至少包括通常的、无限制的健康维护权，医疗保障权，基本医疗需求权，医疗保险权及其他内容"④。

---

① 翟晓梅、邱仁宗编著：《公共卫生伦理学》，中国社会科学出版社 2016 年版，第65—69 页。
② 万俊人：《现代性的伦理话语》，黑龙江人民出版社 2002 年版，第97 页。
③ 参见黎作恒《艾滋病立法与国际人权保障》，《西南政法大学学报》2005 年第3 期。
④ Amanda Littell, "Can a Constitutional Right to Health Guarantee Universal Health Care Coverage or Improved Health Outcome: A Survey of Selected States", *Connecticut Law Review*, 2002, Vol. 35, No. 1, pp. 289 –318.

当然，公民权利与义务是对等的。在公共健康实践中，公民享有各种权利的同时也应承担相应的义务。比如，珍视自己生命的同时要珍视他人的生命；对自己健康负责的同时也要对他人的健康负责；自己享有生命健康权就不能侵害他人的生命健康权。实现公民健康权利与义务的公平分配，基本和主要的责任主体是国家。国外有学者甚至把健康义务直接界定为"国家在可资利用的资源范围内确保个人和人群健康所需条件的义务"①，强调的就是国家作为公平分配公民健康权利和义务的基本和主要主体所应承担的责任。

其三，在公共健康实践中维护和实现最大多数人的健康利益，不能忽视或牺牲公民的个人权利。作为公共健康伦理的基本原则，公正原则的基本要求在公共健康实践中特别值得关注的是这一方面。在公共健康实践中，在维护公共健康利益与保障公民个人利益之间的冲突无法避免的情况下，为了维护公共健康利益必然采取一定的政策措施，这些政策措施不能因为可能对公民个人权利造成限制或损害就放弃；相反，公民个人利益应该为公共健康利益作出一定的让步甚至牺牲。任何时代、任何国家莫不如此。但这并不意味着只要是为了维护社会整体的公共健康利益就能随意限制公民个人利益，并不意味着公民个人利益要为社会整体的公共健康利益作无条件的让步和牺牲。相反，政府为了实现维护公共健康的目的，在采取相应政策措施时必须以保障公民权利为基本尺度，不能忽视和侵害公民个人权利。

四　尊重原则

尊重既是生命伦理的一项基本原则，也是公共健康伦理的一项基本原则。在公共健康实践中，无论是坚持公益原则，维护和实现最大多数人的健康利益，还是坚持公正原则，在公共健康实践的各个领域和各个环节，实现公共健康资源的公平分配，说到底都是尊重人的生命尊严和自主性。这正是尊重原则的两个基本内容。

众所周知，尊重生命一直是生命伦理学的基本理论前提。我们认为，尊重生命也是公共健康伦理学的一项基本理念。作为公共健康伦理学的一

---

① Burris S., Lazzarini Z., and Glstin L. O., "Taking Rights Seriously in Health", *Law*, *Medicine & Ethics*, 2002, Vol. 30, No. 4, pp. 490–491.

项基本理念，尊重生命包含两个方面的基本含义。一方面，它是指尊重人的生命存在：人的生命存在具有最高价值，它既是人类社会一切价值得以产生的源泉，也是一切价值得以存在的基础，因而也是价值判断和行为选择的根本依据。其之所以如此，根本原因在于生命的一维性和不可逆性，没有了生命，一切都无从谈起。值得注意的是，生命至上理念内在地包含生命平等，即所有人的生命在价值等次序列中都居于同等地位，人的生命价值不能比较。生命平等意味着不能为了一部分人的生命而舍弃或剥夺其他人的生命，即使是为保障更多人的生命，也不能故意剥夺个体无辜的生命。事实上，公共健康实践的两个基本价值目标——公共健康与公民权利（如生命健康、自主、知情同意和隐私等）之间存在一种价值高低序列的位阶关系：生命价值具有最高价值地位，生命健康是第一位的权利，生命至上应该成为公共健康实践的一个基本理念。因为从公共健康实践的目标看，人的生命健康权既是公民最基本的权利，又是维护公共健康的最终目的。其他各项权利如自主权、知情同意权和隐私权等也都是人所应该享有的重要权利。但相比较而言，当这些权利与生命健康权发生冲突时，优先保证生命健康权应该成为一项基本原则。

从深层意义上看，尊重生命更高层面的含义和要求则是尊重人的生命尊严。正如温特·塞巴斯蒂安（Winter Sebastian F.）所说的，"人的尊严概念对健康和人权越来越重要"，"人的尊严概念是公共健康伦理的新基础"。[1] 人的尊严是一个充满争议的多学科概念。我们赞同韩跃红把人的尊严分为生命尊严与人格尊严的二分法观点："'人的尊严'必定同时包涵人的肉体和人的精神两个方面的尊严，也就是人的生命尊严和人格尊严。"[2] 在公共健康伦理学中人的尊严主要是指前一个方面，即人的生命尊严。人的生命尊严是人的尊严的重要内容和组成部分，是"人的生命形式所享有的、区别于物和其他生命形式的一种特殊的尊贵和庄严"[3]。事实上，公共健康作为"通过社会有组

---

① Winter Sebastian F., Winter Stefan F., "Human Dignity as Leading Principle in Public Health Ethics: A Multi-Case Analysis of 21st Century German Health Policy Decisions", *Health Policy and Management*, 2018, Vol. 7, No. 3, pp. 210 – 224.

② 韩跃红等：《生命伦理学视域中人的尊严》，云南教育出版社 2017 年版，第 67 页。

③ 韩跃红、孙书行：《人的尊严与生命的尊严释义》，《哲学研究》2006 年第 3 期。

织的努力来实现的预防疾病、延长生命和保护健康的科学和艺术"①，从终极
意义上看，"预防疾病""延长生命""保护健康"的出发点和终极理据都是
在保障人的生命存在的基础上捍卫人的生命尊严。从这个意义上说，尊重人
的生命尊严也是公共健康伦理的重要价值取向。

作为公共健康伦理的重要价值取向，尊重人的生命尊严一个基本要求是
国家在设计和安排公共健康政策时要充分尊重和体现人的权利和尊严，在相
关法律制度中正式承认和宣告人的权利和尊严，在公共健康实践中切实保护
和促进人的权利和尊严。比如，《中华人民共和国宪法》第 33 条规定"国家
尊重和保障人权"，第 38 条明确规定"中华人民共和国公民的人格尊严不受
侵犯"，这些规定都是对人的权利和尊严的尊重和有力保障。而保护和促进人
的生命尊严既要加大对特殊弱势群体的支持力度，使其过上有尊严的生活，
又要努力排除对人的生命尊严可能造成的伤害。《中华人民共和国宪法》第
45 条规定："中华人民共和国公民在年老、疾病或者丧失劳动能力的情况下，
有从国家和社会获得物质帮助的权利。"这一规定则体现了国家根本大法对人
的生命尊严的保护和促进方面作出的努力。在我国艾滋病防治中，国家对艾滋
病患者和受艾滋病影响的人群所采取的关怀和救助政策，也体现了国家对艾滋
病患者和受艾滋病影响的人群的生命尊严的关注和关怀，是为促进人的生命尊
严所作出的积极努力。同时，我国《艾滋病防治条例》（2019 年修订）明确规
定："任何单位和个人不得歧视艾滋病病毒感染者、艾滋病病人及其家属。"②
这是法律对排除艾滋病病毒感染者和受艾滋病影响人群的伤害作出的努力。

尊重人的自主性是尊重原则的另一重要内容。自主性是"一个人按照她/他
自己选择的计划决定她/他的行动方针的一种理性能力"③。"尊重人的自主性的
道德要求可以表达为尊重自主性原则，即行为的自主性不应当受制于他人的控
制。这一原则为一个人的自我决定权，以及与自主性相关的其他权利形式提供
了基础。"④ 在公共健康实践中尊重人的自主性，集中体现为知情同意。知情同

① James F. C. , " Public health ethics, mapping the terrain ", *Law*, *Medicine & Ethics*, 2002,
Vol. 30, No. 2, pp. 170 – 178.

② 国务院：《艾滋病防治条例》（2019 年修订），2019 年 3 月 18 日。

③ 邱仁宗：《生命伦理学》，中国人民大学出版社 2010 年版，第 234 页。

④ 卢风、肖巍主编：《应用伦理学导论》，当代中国出版社 2002 年版，第 193 页。

意在医患关系中的患者和涉及生物医学研究中的受试者两个领域备受关注。在公共健康实践中，知情同意也是公民的一项基本权利，是公共健康实践中尊重人的自主性、保护人的主体性的集中体现。在公共健康实践中保障公众知情同意权的一个基本要求是信息公开，包括把公共健康的有关信息，特别是突发性公共健康危机的真实情况以及政府应对公共健康危机的政策措施及时向社会公开。只有这样，政府的公共健康政策措施才可能获得公众的理解、支持和配合。

第三节　公共健康伦理的关系结构

伦理关系既是伦理学的一个非常重要的范畴，也是包括公共健康伦理学在内的应用伦理学的重要对象。公共健康伦理学的一个重要任务，就是通过提出一定的道德原则和道德规范来指导和约束人们的公共健康活动，调整公共健康伦理关系。公共健康伦理关系非常复杂。从结构上看，我们总体上可能从主体与主体、主体的健康需要以及主体意识等三个方面来考察。其中，主体与主体是公共健康伦理关系的两极；主体的健康需要是公共健康伦理关系的中介；主体意识是公共健康伦理关系的基础。

一　公共健康伦理关系的两极：主体与主体

公共健康伦理关系是在公共健康领域人与人之间即主体与主体之间的关系。从结构上看，居于公共健康伦理关系两端的是主体与主体。我们知道，主体本来是相对于客体而言的，但在公共健康伦理关系中，双方都既是主体又是客体，从而使一般主体与客体之间的关系演变成主体与主体之间的关系。从构成成分看，与一般伦理关系一样，公共健康伦理关系的主体也是人以及由人构成的社会整体。由人构成的社会整体是一个范围很广的概念，小至家庭、单位、社团，大至阶级、民族、国家乃至人类都在此列。因此，公共健康伦理关系的主体可以分为诸多不同层级。归纳起来，可以分为个体主体、群体主体和社会整体主体三个层面。其中，个体主体是公共健康伦理关系中作为单独的个体存在的主体，是公共健康伦理关系中最基本的主体形态，群体主体和社会整体主体都是在个体主体的基础上形成的。换言之，在公共健康伦理关系中，个体主体不仅指一般的社会成员个人，也包括组成群体和社会整体主体的个人。后者在公共健康实践中都既具有特定的角色和身份，也具有一般的社会成员的身份。群体主体是由一定数量的个人按照一定的方式联结而成的。家庭、单位、社团、政府是常见的群体主体。就公共健康伦理关系而言，政府及相关部门、医疗机构、公共健康专业机构、民间组织、企业都是重要的群体主体。社会整体主体则是把整个人类社会视为一个共同体主体。虽然，在人类社会中存在的不同个体和群体都有各自的健康利益，但作为一个整体的人类社会也面临诸多共同问题、存在诸多共同利益。比如，人类社会面对影响健康的环境问题应该团结起来采取行动，保护人类共同的地球；当世界性的公共健康危机来临，作为社会整体主体的人类社会应该团结一致共同应对。在全球新冠疫情防控中，面对疫情对全球卫生健康治理体系的猛烈冲击，中国在倡导构建人类命运共同体的基础上，进一步发出"共同构建人类卫生健康共同体，共同佑护各国人民生命和健康，共同佑护人类共同的地球家园"①。从这个意义上说，人类社会作为一个整体是公共健康伦理关系的最高层次的主体。

根据主体的范围可以把公共健康伦理关系分为人际、群体和社会三个层面的关系。从公共健康实践中的具体表现形态看，公共健康伦理关系主要包括以下三个方面。一是政府及相关部门、医疗机构、公共健康专业机构、民间组织及企业等群体主体与外部对象（公众）之间的关系。特别是在应对公共健康危机、艾滋病、职业病等重点疾病防控以及公共健康风险管理等领域，在公共健康决策、干预、服务、保障等各个环节，上述群体主体都会与公众形成相应的伦理关系。二是群体主体与群体主体之间的关系。具体包括：政府部门上下级之间以及不同部门之间的关系；政府部门与公共健康专业机构、医疗机构、企业之间的关系；政府部门与民间组织之间的关系；不同的医疗机构、公共健康专业机构、企业之间的关系，等等。三是公共健康领域利益相关者之间的关系，包括不同地区、不同民族、不同年龄及不同疾病患者的群体之间的关系。如医疗卫生资源在常见病与罕见病患者之间、传染病与非传染病之间、艾滋病与一般疾病防治等不同领域的资源分配而引发的伦理关系；国家对基本药物与非基本药物的界定和区分就体现了医疗卫生资源在不

---

① 习近平：《在第 73 届世界卫生大会视频会议开幕式上的致辞》，《人民日报》2020 年 5 月 19 日。

同领域或不同疾病患者之间的分配而引发的伦理关系。

此外，公共健康伦理关系还包括群体主体与该群体的个体成员之间的关系、一般公众与公众之间的关系。这两组关系基本可以与一般伦理关系类推，这里就不作讨论了。

二　公共健康伦理关系的"中介"：主体的健康需要

公共健康伦理关系作为主体与主体之间关系的形成，离不开主体的健康需要这一"中介"的联结。正是健康需要使主体之间产生相互需要和满足的关系。在公共健康实践中，主体一方通过自己的健康需要表达自己的意愿；而对于另一方来说，健康需要则传递和表达着他的反作用。从伦理学角度看，需要是主体对客体对象的一种价值依赖关系。在公共健康实践中，主体的健康需要则是主体对疾病预防、治疗、健康服务和保障等方面的依赖关系。从内容上看，主体的健康需要是客观的，主体在疾病预防、治疗、健康服务和保障等方面需要的满足必须以客观的物质条件——一定的医疗卫生资源为基础；从形式上说，主体的健康需要又是主观的，主体的健康需要是一种在一定意识支配下的自觉的需要，是对客观物质条件的能动反映。由于公共健康伦理关系是主体与主体之间的关系，这就决定了公共健康伦理关系中主体的健康需要与一般需要所依赖的客观外界——客体不同，主体的健康需要在公共健康伦理关系中表现为主体对他人、集体和社会的依赖关系，在公共健康伦理关系中主体所依赖的客观外界也是主体。

从需要的内容和满足手段出发，在公共健康实践中主体的健康需要可以分为合理的与不合理的两种性质。其中，合理的健康需要是既有利于自身健康，也有利于他人和社会整体健康的需要。不合理的健康需要包括两种情况：一是虽然有利于自身健康，但不利于他人和社会的整体健康；二是主体健康需要的满足建立在牺牲他人和社会整体需要的基础之上。公共健康伦理关系中主体的健康需要是合理的需要。公共健康伦理关系是一种体现和合乎应然规定的价值关系，主体的健康需要及其满足手段必须符合相应的伦理精神和道德要求。这些应然价值规定和道德要求可能表现为一定的道德原则和道德规范，也可能表现为主体"应该"的道德意识。

从客观的社会经济发展水平特别是医疗卫生资源条件出发，公共健康伦理关系中主体的健康需要可以分为基本需要和非基本需要两种情况。国家医疗卫生资源的分配是一个复杂而敏感的问题。究竟何种分配方式是公正、合理的，即用于公共健康领域的医疗卫生资源在卫生总投入中占多大比重是合理的；用于各具体领域的医疗卫生资源在公共健康资源中占多大比重是合理的，可谓仁者见仁、智者见智。其中，一个关键因素是对公共健康资源需要的评估，即公共健康各具体领域主体的健康需要究竟属于基本需要还是非基本需要。

这就涉及主体对基本需要与非基本需要的界定。国际劳工组织认为构成基本需要有两个要素，即"一个家庭为了满足其私人消费的某些最低的要求""由社区提供并且面向整个社区的基本服务"[①]。这一界定明确了公共政策中的基本需要。但在公共健康领域，基本需要与非基本需要的范围还存在很大争议，基本需要与非基本需要的界定问题也是公共健康政策设计面临的一个难题。从实践看，有两种通行的做法特别值得关注：一是把基本需要界定为常见病和多发病的诊治，如我国对"基本药物"的规定就属于这种情况；二是根据服务费用的范围进行区分，先明确一定的服务费用范围，属于该范围内的需要就是基本需要，否则就是非基本需要。但这两种做法本身也有一个限度和道德合理性问题。以艾滋病防控为例。一般地说，根据常见病和多发病以及费用成本的标准，艾滋病既不是常见病和多发病，而且治疗费用成本较高，因而应该是非基本需要。但从救死扶伤这一医疗服务的宗旨以及艾滋病防治对维护公共健康的价值看，艾滋病救治又是基本需要。无论是以常见病和多发病还是治疗费用成本的标准，恐怕都很难得出何者属于基本需要、何者属于非基本需要的明确结论。在这样的情况下，需要决策根据疫情防控的最终目标和具体的环境和条件理性决断。

三　公共健康伦理关系的基础：主体意识

主体意识是构成公共健康伦理关系的基础和不可或缺的内在要素。在公共健康实践中，主体与主体通过健康需要联结了起来，但这种关系还不是公

---

①　刘民权、顾昕、王曲主编：《健康的价值与健康不平等》，中国人民大学出版社 2011 年版，第 270 页。

共健康伦理关系。要使公共健康实践中主体的健康需要成为伦理的需要，使主体与主体之间的关系成为伦理关系，离不开主体的自觉意识。

作为公共健康伦理关系的基础，主体意识是公共健康主体对自身与他人、社会之间关系"是怎样"和"应该怎样"的意识。其中，前者是关于公共健康主体与主体之间的关系"是什么"的意识，明确主体自身在公共健康活动中的身份和角色。比如，在应对公共健康危机、重点疾病防控、公共健康风险管理中，政府及相关部门、公共健康专业人员、媒体、一般公众等主体都承担着一定的角色；主体自觉认识到自己的角色和地位就是"是怎样"的意识。后者则是用以指导主体在面对和处理自身与他人、社会各种关系，即主体对自身在公共健康活动中的角色、公共健康利益关系和主体的健康需要"应该怎样"的认识，自觉认识每一种角色所应承担的义务和责任，按照一定的价值标准和道德准则来认识和处理公共健康利益关系，对主体的健康需要区分合理需要和不合理需要、"应该"的需要和"不应该"的需要；对对方的需要，区分哪些是应该予以满足的需要，哪些是不应该满足的需要。

显然，公共健康主体对自身与他人、社会之间关系"应该怎样"的意识是一种道德意识。公共健康道德意识是在公共健康活动中形成并用以影响、约束或支配公共健康活动的具有善恶意义的意识，包括社会的公共健康道德意识和主体自身的公共健康道德意识两个方面。其中，社会的公共健康道德意识又可以分为自发的社会公共健康道德心理和自觉的社会公共健康道德意识两个层面。前者主要包括社会的公共健康道德认识、道德情感、道德风尚等。比如，"宅在家里就是为抗疫作贡献""故意把病毒传染给别人是坏良心的""做好个人防护别给国家添负担"等，都是自发的社会公共健康道德心理。后者主要包括社会的公共健康道德观念、道德思想、道德理论等。比如，"每个人都是道德参与者""为自己和他人的健康负责""病毒是人类共同的敌人""团结抗疫是战胜疫情的最有力武器""构建人类卫生健康共同体"等，都是自觉的社会公共健康道德意识。

社会的公共健康道德意识对公共健康实践有十分重要的影响。"应世"和趋前的社会公共健康道德意识既是社会公共健康实践的观念先导，也是个体参与公共健康实践的认识基础。比如，"宅在家里就是为抗疫作贡献""为自己和他人的健康负责""病毒没有国界""病毒是人类共同的敌人""团结抗疫是战胜疫情的最有力武器""构建人类卫生健康共同体"等就是对疫情防控有重要积极意义的"应世"和趋前的社会公共健康道德意识。过时的社会公共健康道德意识对公共健康实践则有不同程度的负面影响。比如,在艾滋病防控中,在相当长的一段时期内,社会对艾滋病的恐慌和歧视、对艾滋病患者和受艾滋病影响的人群的道德化和污名化认识以及对同性恋者、性工作者、吸毒人员伦理定性的争议,对国家政府的艾滋病防控政策和措施、对公众参与艾滋病防控的态度和行为都产生了深远的负面影响,如我国艾滋病防控早期实施的对艾滋病患者及受艾滋病影响的人群采取的追踪、隔离等措施,以及把艾滋病问题视为社会主义精神文明建设的一个方面等,就是社会对艾滋病恐慌、歧视以及对艾滋病患者和受艾滋病影响的人群的道德化和污名化认识的结果。

当然,从总体上看,社会的公共健康道德意识对公共健康活动的影响主要是间接的,它往往要通过转化为主体自身的公共健康道德意识,即以主体对公共健康利益关系"应该怎样"的意识对公共健康行为和活动发挥直接的导向或约束作用。主体自身的公共健康道德意识是公共健康道德行为和活动的内在动因。作为主体化的道德意识,公共健康主体的道德意识是一种价值意识,来源于社会的公共健康道德意识,既是社会的公共健康道德意识习化和内化的产物,也是主体对社会的现实公共健康状况的认识和反映,表现为主体的欲望、动机、目的、情感、意志、理想、信念等诸多相互联系、相互作用的因素。其中,欲望与主体的健康需要相联系,是主体的健康需要转化主体道德意识的最初形式。欲望作为主体公共健康道德意识的起点,是一种低级的、自发的意识形式。欲望在主体道德意识中进一步往前发展就是动机,即主体的愿望。动机意味着自觉的公共健康行为和活动的开始,使主体行为和活动所追求的东西开始具有道德意义。正如黑格尔所说的"行动的动机就是我们叫做道德的东西"[①]。动机的进一步明确和稳定就是目的,目的体现着主观与客观的统一,贯穿公共健康行为和活动的始终。公共健康道德情感是公共健康道德意识中非常活跃的因素。公共健康道德情感是主体对公共健康现实的道德态度,是与主体内心的道德法则相结合的、反映主体价值态度的

---

① [德]黑格尔:《法哲学原理》,范扬、张企泰译,商务印书馆1961年版,第124页。

情感体验。公共健康道德意志则是主体公共健康道德意识向道德行为转化的决定性因素。它通过激发或控制一定的欲望、动机、情感为实现一定的道德价值服务。公共健康道德情感和意志都是与一定的道德理想和道德信念相联系的。公共健康道德理想是主体价值取向的最高目标，公共健康道德信念则是主体对公共健康道德理想的深信和坚定不移。公共健康道德理想和道德信念是公共健康道德意识的最高形式，是主体从事崇高的公共健康行为和活动的力量之源。

在公共健康伦理关系中主体意识的两个方面中，"是怎样"的意识是对主体与主体之间关系的一种实然性认识；作为公共健康伦理关系基础的主体意识主要是"应该怎样"的意识，它是使主体与主体之间的关系成为公共健康伦理关系不可或缺的深层次主观要素。比如，政府及相关部门是公共健康的领导者和组织者，在应对公共健康危机、防控疾病和管控公共健康风险等公共健康实践中自觉意识到自己应该承担的职责和义务，意识到维护社会整体的健康利益、保障公民的健康权利、协调公共健康利益与公民健康权利之间的关系是自己的首要责任。医疗卫生机构和公共健康专业人员自觉意识到自身在公共健康实践中应该承担的疾病预防和治疗的责任，意识到虽然面临职业风险，但自身的身份和角色决定了自己应该具备应有的奉献精神。健康产业企业自觉意识到健康产业的经济性和公益性双重性质，应该坚守诚信的伦理要求和伦理精神，遵守健康行业准则和职业道德规范，承担对公众健康的道德责任。媒体自觉意识到向公众全面客观提供公共健康信息的责任，特别是对重大疫情和突发性公共健康事件的报道，在不致造成社会恐慌和严重负面效应的前提下，要做到及时、准确，让公众了解最新的真实信息。公民个人自觉意识到在公共健康实践中自身应该对自己和他人的健康负责，自觉服从公共健康利益，尊重、关爱疾病患者，不以任何方式故意传播疾病等。

总之，在公共健康伦理关系中，主体总是有着人与人之间的关系"应该怎样"的意识。但由于主体在文化程度、道德认识、道德觉悟和道德境界等方面的差异，在公共健康伦理关系中主体意识也存在不同程度的差异。在不同主体意识的指导下参与公共健康实践、认识和处理公共健康利益关系可能呈现出不同的状况和效果。从这个意义上说，提高主体的道德认识、道德觉悟和道德境界也是推进公共健康建设的一条必由之路。

第五章　公共健康伦理的向度与功能*

作为以解决公共健康实践中的伦理问题、维护和促进公共健康为目标的伦理，公共健康伦理不是单一的，而是处于一种复合状态、具有多重面相的伦理。从不同的角度看，公共健康伦理具有不同的特质或类型，对公共健康实践发挥着特有的作用和功能。

第一节　公共健康伦理的四重向度

公共健康伦理作为一个系统，内部各要素按一定关系相互联结、相互依存，成为一个相对稳定的整体。在宏观整体的视野下从不同视角看公共健康伦理，公共健康伦理呈现不同的特质或类型。

一　主体向度：教化伦理与生活伦理

教化伦理与生活伦理是基于道德主体和目标取向的视角提出的一种道德类型理论，既对审视道德的历史发展和当代社会道德建设和现实道德生活提供了一个重要视角，也为我们考察公共健康伦理提供了一个重要向度。其中，公共健康教化伦理是国家为教育民众以维护社会整体的公共健康利益、提高全民健康水平而提出的公共健康伦理观念、价值导向和道德要求；公共健康生活伦理是存在于民众日常生活之中，为满足自身健康需要、维护自身健康利益、追求健康生活而形成的道德意识、价值取向和价值追求。

---

* 本章第一节第四部分主要内容以《艾滋病防控伦理：在原则与境遇之间》为题，已发表在《中国医学伦理学》2012 年第 2 期；第三节主体部分以《公共健康伦理学的中国语境和中国意识》为题，已发表在《河南师范大学学报》（哲学社会科学版）2018 年第 4 期。

公共健康教化伦理与公共健康生活伦理既有明显区别，又有密切联系；完整的公共健康伦理是教化伦理与生活伦理的统一。具体而言，公共健康教化伦理与生活伦理的区别主要有以下三个方面。一是主体和存在的形式不同。公共健康教化伦理的主体是国家，是国家用以教化民众以维护公共健康的价值导向和道德要求。在公共健康实践中，主要表现为政府及卫生、公安、教育等相关部门的工作人员，以及意识形态领域如文明委、宣传部门的工作者所倡导、推行用以教化民众的公共健康伦理观念和道德要求。而公共健康生活伦理的主体是民众，是民众从自身的健康生活方式和生活经验中得来为维护自身健康利益和健康生活需要而形成的伦理观念和价值取向。与此相联系，二者在性质和存在形式上也存在明显的差异。公共健康教化伦理作为国家和社会公共健康利益的理性化、系统化的自觉表达，具有明显的意识形态性。如全国人大常委会通过的《中华人民共和国传染病防治法》（2018 年修订），国务院实施的《艾滋病防治条例》（2019 年修订），中共中央、国务院印发的《新时代公民道德建设实施纲要》（2019）等国家法律和政策文件中所蕴含、体现或涉及的公共健康方面的道德要求就是具有意识形态性的公共健康教化伦理。而公共健康生活伦理作为广大民众健康生活方式的经验性、常识性表达，属于民众自发的社会心理，因而是一种非意识形态性的伦理。比如，"生命无价，健康无价"；"为自己的健康负责，别给子女添麻烦"；"保养好自己的身体别给国家添负担"；"故意把自己的病（新冠肺炎、艾滋病等）传染给别人是坏良心的"等，就是基于民众的生活经验和常识形成的非意识形态的生活伦理观念。

二是目标和调节领域不同。公共健康教化伦理是由社会整体的公共健康利益所决定，是国家为维护社会整体的公共健康利益而提出的价值导向和道德要求，其基本价值目标是维护公共健康，实现公共健康利益关系的和谐，提高全民健康水平；而公共健康生活伦理是普通民众为满足自身健康利益和日常生活需要而形成的伦理观念和道德准则，其基本价值目标是个人健康和幸福。从调节社会生活的范围看，公共健康教化伦理调节的是个人与集体、个人与社会、个人与国家以及个人与人类之间的健康利益关系，因而具有集体性或公共性特点。正因为这样，公共健康教化伦理往往需要得到国家公共健康法律、制度和政策的支持。比如，《新时代公民道德建设实施纲要》明确提出要"倡导科学文明生活方式","积极践行绿色生产生活方式",要通过"强化法律法规保障","促进公共政策与道德建设良性互动"①,着力解决食品药品安全、产品质量安全、生态环境等领域的突出问题。显然,这些要求包含和体现了国家法律、制度和政策对公共健康教化伦理的支持。而公共健康生活伦理所调节的主要是普通民众私人生活领域的人与自我、个人与他人之间的健康利益关系,因而具有人际性或私人性特点,主要与人的健康知识背景、生活经验相联系。如上面提到的公共健康生活伦理观念都是在民众日常生活中产生,与人的健康知识背景、生活经验相联系,用以调节人与自我、个人与他人之间的健康利益关系的伦理观念和价值取向。

三是价值取向的差异。公共健康教化伦理表达的是国家和社会的公共健康价值导向和对民众的义务要求,体现的是社会的主导性健康道德价值追求,具有鲜明的理想性色彩。公共健康教化伦理要求民众遵守社会主导的健康价值观念和道德要求,倡导民众自觉履行维护公共健康的义务,认同、理解和配合国家维护公共健康的法律、制度和政策,从而达到维护和促进公共健康的目的。比如,我国《艾滋病防治条例》(2019 年修订)第三十八条明确规定:艾滋病病毒感染者和艾滋病病人应当履行"将感染或发病的事实及时告知与其有性关系者""采取必要防护措施,防止感染他人""艾滋病病毒感染者和艾滋病病人不得以任何方式故意传播艾滋病"② 的义务。而公共健康生活伦理作为民众生存和生活方式的体现,表达的是普通民众对健康生活的向往和追求,具有鲜明的现实性特征和功利论色彩。比如,"健康是 1,其余(包括票子、位子、妻子、儿子、房子、车子)都是 0,没有 1,再多 0 也是 0";"为自己的健康负责,别给子女添麻烦"之类的观念,就体现了民众追求健康生活、实现自身幸福和家庭幸福的愿望和追求,因而是幸福主义的,其首要价值取向是自身健康利益与幸福。

公共健康教化伦理与生活伦理的联系主要表现在:公共健康教化伦理要以生活伦理为基础和来源;公共健康生活伦理要以教化伦理为规范和导向。公共健康教化伦理要从民众的现实生活中汲取营养,要体现和维护民众健康

---

① 中共中央、国务院:《新时代公民道德建设实施纲要》,2019 年 10 月。
② 国务院:《艾滋病防治条例》(2019 年修订),2019 年 3 月 18 日。

利益和健康生活的需要，公共健康教化伦理的内容不能脱离民众的现实生活和道德境界。公共健康生活伦理作为产生于民众现实生活之中的健康价值取向和社会心理，具有自发性和多样性，因而需要教化伦理的价值导向；民众对自身的健康利益与幸福追求，必须通过合乎道义的方式和途径，遵守社会主导的健康价值导向和道德要求。可见，完整的公共健康伦理应该是公共健康教化伦理与生活伦理的统一和良性互动，即公共健康教化伦理从民众生活伦理中了解民众的健康价值追求和生活状态，体现和满足民众对健康生活的向往和追求；公共健康生活伦理自觉认同国家和社会主导的健康道德观念和行为规范，并用以指导和约束自己的行为和活动。

二　境界向度：义务的道德与愿望的道德

从道德境界的角度看，公共健康伦理包含"义务的道德"与"愿望的道德"两种类型或两个层次。"义务的道德"与"愿望的道德"是美国学者富勒在《法律的道德性》一书中提出的两种道德理论。富勒认为，"愿望的道德"是"人类所能达致的最高境界"，"是善的生活的道德、卓越的道德以及充分实现人之力量的道德"；而"义务的道德"则是"从最低点出发""确立了使有序社会成为可能或者使有序社会得以达致其特定目标的那些基本准则"。① 这一区分为我们把握道德的类型和层次、认识社会道德生活和道德实践提供了一个颇有思想冲击力的解释框架，也为我们把握公共健康伦理提供了一个富有借鉴意义的新的视角。

具体地说，公共健康伦理中的"义务的道德"是指用以约束主体的公共健康活动、调节公共健康利益关系的基本道德原则、规范和要求；公共健康伦理中的"愿望的道德"则是用以激励主体发挥其最佳可能性、努力追求公共健康理想状态、体现和表达公共健康理想愿望的价值导向和伦理精神。前者对公共健康而言是不可或缺的基本准则、要求和条件；后者则是主体追求卓越和理想的崇高努力。比如，在公共健康实践中，对政府、公共健康机构和专业人员、媒体等主体而言，忠于自己的职守、履行相应的职责和义务是最低道德要求，属于"义务的道德"；而发挥自身的最大潜能、创造性地开展

① ［美］富勒：《法律的道德性》，郑戈译，商务印书馆 2005 年版，第 7—8 页。

工作，大公无私、全心全意为人民服务则是对他们的高要求，属于"愿望的道德"。

可见，我们在考察公共健康伦理问题时，"可以很方便地设想出某种刻度或标尺，它的最低起点是社会生活的最明显要求，向上逐渐延伸到人类愿望所能企及的最高境界。在这一标尺上有一个看不见的指针，它标志着一条（义务和愿望之间的）分界线"①。这条分界线是相对的，在不同的社会历史条件下可能居于不同的位置；同时，不同的人从不同的立场和观点出发，也可能把这个指针标在不同的位置。比如，性道德标准可以分为婚姻标准、爱情标准和底线标准三个层次。其中，婚姻标准是性道德的一项最传统、最高层次的标准，它告诉我们，只有发生在夫妻之间的性行为和性关系才是道德的；爱情标准是中间层次的性道德标准，它告诉我们，只有建立在爱情基础上的性行为和性关系才是道德的；底线标准则是最低层次的性道德标准，它告诉我们性行为不能买卖、不能聚众、不能在公共场所进行等。显然，在性道德三个层次的标准中，底线标准是"义务的道德"，婚姻标准是"愿望的道德"；而爱情标准相对于底线标准而言是"愿望的道德"，相对于婚姻标准而言则是"义务的道德"。

确定"义务的道德"与"愿望的道德"的分界线是伦理学研究和道德实践中一项非常困难而重要的任务。正如富勒所说的，"确定义务在何处止步是社会哲学所面临的一项最艰巨的任务"，因为在这一过程中，"大量的主观判断势必介入，而个人的意见分歧也在所难免"。② 公共健康伦理也是如此。因为公共健康伦理的现实使命就是指导公共健康实践，为维护公共健康、提高全民健康水平提供伦理支持。"愿望的道德"作为"卓越的道德"和"关于人的至善状态的概念"，之所以值得人们追求、历来受到伦理学家们的重视，是由于它能激励人们追求道德理想、达到道德上的完善的境界从而全面实现自身价值。比如，很多思想家都描绘过诸如"理想国""乌托邦"之类的人类社会理想道德图景，试图让人们过那样的道德生活。但事实上，这些理想道德蓝图从未真正实现，根本原因在于即使人们都赞同这种道德完满的理想

---

① ［美］富勒：《法律的道德性》，郑戈译，商务印书馆 2005 年版，第 2 页。
② ［美］富勒：《法律的道德性》，郑戈译，商务印书馆 2005 年版，第 15 页。

社会，但由于它无法给人们提供究竟应该怎样尤其是"什么是坏的"的标准，人们在社会究竟应该怎样的问题上不能达成共识，因而不能对人们的行为和活动作出应有的评价，无法指导生活。相比较而言，作为"最低起点的社会生活最明显要求"的"义务的道德"具有更强的确定性，能够为人们的公共健康行为和活动提供根据和标准，能够直接为人们的公共健康生活提供指导。可见，"义务的道德"与"愿望的道德"作为公共健康伦理研究的一个重要向度，确定二者的分界线也是公共健康伦理学的一项艰巨而重要的任务。"如果义务的道德向上伸展出它的恰当领域，强制性义务的铁腕就可能抑制试验、灵感和自发性。如果愿望的道德侵入义务的领地，人们就会根据他们自己的标准来权衡和限定他们的义务。"① 前者可能造成"通过棒喝使人们做到大公无私、毫不利己专门利人、全心全意为人民服务"；后者则可能出现"强制所有人进行艾滋病检测，并把艾滋病感染者全部拉出去枪毙"的场景（因为他们相信如果不存在艾滋病感染者，艾滋病问题就自然解决了）。

公共健康伦理中"义务的道德"与"愿望的道德"的区分，体现了道德的现实性与理想性、"实然性"与"应然性"的辩证统一。"义务的道德"作为人们在公共健康实践中应当遵守的最起码的道德准则，体现的是公共健康伦理的实际状态，是对现实公共健康状况和伦理关系的反映和概括，是对公共健康主体提出的现实道德要求。其"表达方式通常是'你不得……'或'你应当……'，它不会因人们没有抓住充分实现其潜能的机会而责备他们。相反，它会为人们未能遵从社会生活的基本要求而责备他们"②。"愿望的道德"作为"卓越的道德""人类所能达致的最高境界"，体现的是公共健康伦理的理想状态，是对未来公共健康状况和理想公共健康伦理关系的憧憬和描述，是对公共健康主体提出的理想道德要求。

在公共健康实践中，"义务的道德"与"愿望的道德"所体现的道德的现实性与理想性的区别在公共健康各个具体领域都有体现。比如，在医疗领域，医生在治病救人的过程中，违反操作规程、玩忽职守，或违反医德、

---

① ［美］富勒：《法律的道德性》，郑戈译，商务印书馆 2005 年版，第 34 页。
② ［美］富勒：《法律的道德性》，郑戈译，商务印书馆 2005 年版，第 8 页。

收受贿赂等行为，显然是违反了作为医生应该遵守的基本道德准则，违反了"义务的道德"；而如果由于当时医疗技术水平的限制，医生尽了最大努力，仍然没有把病人从死亡线上抢救回来，社会仍然应该对医生作出肯定的评价。而医生本人可能仍会感到遗憾、自责。显然，这种遗憾、自责就是出于"愿望的道德"，即"由于失败而受谴责，而不是由于疏于履行义务"，或者说"由于缺点，而不是由于犯错"。① 在应对公共健康危机的过程中，公共健康专业人员如果违反操作规程、违反职业操守或因为害怕感染而退缩逃跑，就违背了作为公共健康专业人员应该遵守的基本道德准则，违反了"义务的道德"；但事实上，广大公共健康专业人员在危机面前都很勇敢、没有退缩，只是由于病毒危害大、传染性强、传播速度快以及人们对它的认识需要一个过程等各种原因，仍然对人民的生命健康造成了很大威胁，导致包括医务人员在内的患者死亡。在这样的情况下，公共健康专业人员的自责、愧疚就是出于"愿望的道德"。媒体在报道公共健康事件的过程中，如果出于个人私利有意歪曲、夸大、缩小事实，甚至作出虚假报道，就违反了媒体从业人员的基本职业操守，违反了"义务的道德"；而如果是在受到外在威胁和强迫，特别是在生命受到威胁的情况下不得已作出不实报道，媒体从业人员也可能仍会对自己的报道感到自责、愧疚，就是出于"愿望的道德"。

在公共健康伦理研究中，区分"义务的道德"与"愿望的道德"，尤其是确定"义务的道德"有重要现实意义。正如富勒所说的，即使我们不知道怎样做才是最好的，但是，如果能够知道哪些行为是不好的就可以规范人们的行为。因此，富勒反对把"愿望的道德"作为道德的基础的观点，反对"将这一指针向上推，从而扩展义务的领地"的做法，因为"'不得杀人'这一道德禁令无需以任何生活图景为前提"。② 公共健康实践也是如此。虽然"愿望的道德"作为"卓越的道德"和"关于人的至善状态的概念"值得人类不懈追求，但更重要的是要为公共健康实践提供可供遵循的道德准则体系，作为主体的行动指南。这正是公共健康伦理重要的现实使命。

---

① ［美］富勒：《法律的道德性》，郑戈译，商务印书馆 2005 年版，第 7 页。
② ［美］富勒：《法律的道德性》，郑戈译，商务印书馆 2005 年版，第 14 页。

三 价值向度：协调性道德与进取性道德

从对公共健康实践的作用看，公共健康伦理具有双重价值：一是调节主体的公共健康行为和活动，并通过调节主体的行为和活动来调节公共健康领域的利益关系；二是激励主体不断进取，把公共健康伦理的规范和精神内化为自己的"良心"和德性，形成高尚的伦理品质和道德人格，从而实现自身在维护和促进公共健康中应有的价值。前者表现为公共健康伦理的协调性道德因素和作用，后者表现为公共健康伦理的进取性道德因素和作用。在公共健康伦理中，协调性道德主要是一种社会道德，是规范公共健康行为和活动、协调公共健康领域人与人、人与社会之间关系的道德要求，表现为公益、尊重、效用、人道、服从等道德规范和准则；进取性道德主要是一种个体道德，表现为智慧、勇敢、刚毅、自律等道德要求，并往往凝聚成个体的"良心"和高尚道德品质。

协调性道德与进取性道德是完整和理想公共健康伦理的两个不可或缺的方面，对维护和实现公共健康均既具有外在价值或工具性价值，又具有内在价值或目的性价值。其中，协调性道德的工具性价值在于对维护公共健康需要的满足：协调性道德是调节主体公共健康行为、协调公共健康利益关系、促进公共健康资源公正分配，从而实现公共健康活动和健康建设实践顺利进行、促进和维护公共健康的重要手段。协调性道德的目的性价值在于对人与社会发展所具有的精神价值：公共健康资源分配公正、公共健康利益关系和谐、公共健康道德状况良好也是社会道德和精神文明进步的重要标志，是社会可持续、全面发展的内在目标，为人们的公共健康生活和理想前景提供了努力的方向。社会可持续、全面发展有很多重要指标，既包括经济增长、人的寿命等硬实力和硬性指标，也包括社会价值观建设、文明健康的生活方式等诸多软实力和软性指标。在公共健康领域，作为协调性道德要求的公益、尊重、人道等道德规范和准则所蕴含和体现的健康价值观念和生活方式，也是社会可持续和全面发展的内在指标，常常被作为人类普遍的道德价值和共同的理想追求，不仅吸引着一代代杰出人物为之奋斗，也成为一般社会成员形成道德共识的基础。

进取性道德的工具性价值在于，主体良好的道德品质和高尚的道德水平不仅是激励人们正确认识和处理个人健康利益与公共健康利益的关系、自觉履行维护公共健康的义务和责任、维护和实现个人健康进而促进全民健康的重要基础和主体条件，也是引导人们追求高层次道德目标、实现个人健康利益和幸福进而增进全民健康福祉的重要条件。进取性道德的目的性价值在于，它对主体所具有的重要精神价值：主体所具有的"良心"和高尚的道德品质也是人格完善的核心内容，是人的自由全面发展的重要标志。在公共健康领域，作为进取性道德要求的智慧、勇敢、刚毅、自律等道德规范和准则所蕴含和体现的道德价值和伦理精神，是人们道德追求的内在目标。那些具有完善道德人格的人，往往能够把这些道德规范和准则内化为自己的"良心"，并在包括公共健康实践在内的社会生活的各个领域切实践行，从而形成稳定的道德特征和心理倾向，构成自己的道德品质、道德信念、人生信念，从而成为自身在人生历程和实践中的重要支点。

当然，我们对公共健康伦理中协调性道德与进取性道德的区分并不是绝对的，二者相互作用、相辅相成，不能截然分开。协调性道德作为关于公共健康行为规范和协调公共健康利益关系的道德要求，是进取性道德形成的外部环境和条件；进取性道德作为关于主体品质的道德要求，是协调性道德发挥作用的基础。可以想象，如果没有一定的"良心"和德性，主体很难做到知行统一，即便在知晓有关公共健康行为规范的情况下，也很难按照它的要求行动。事实上，公共健康伦理中的协调性道德也不同程度地蕴含着进取性因素和作用，进取性道德也不同程度地蕴含协调性因素和作用；在一定条件下二者可以相互转化。协调性因素经过主体的认同和服膺，内化为主体内在的公共健康道德意识和道德品质，就转化成了进取性因素；在进取性因素的激励作用下，指导和推动主体来认识和处理公共健康利益关系，就转化成了协调性因素。比如，公益原则作为一项协调性道德规范，一旦得到主体的认同和服膺，在公共健康实践中，就会转化为作为主体实施公共健康行为和活动动机或出发点的"公心"，成为主体的"良心"和德性，激励主体为维护公共健康利益而不懈努力；自律精神作为一项进取性道德要求，主体在自律精神的指导下来认识和处理公共健康利益关系，就起到了协调性道德的作用。

同时，我们说公共健康伦理中协调性道德与进取性道德两个方面主要分属社会道德与个体道德也是相对的。事实上，公共健康伦理中有些道德规范和道德要求，既可以说是协调性道德，也可以说是进取性道德。比如，公正作为公共健康实践的一个重要原则，既包括社会公正也包括个体公正，既可以作为健康利益分配的原则，用以协调公共健康利益关系，也应该成为主体一种内在的德性和品质，既具有协调性道德的作用和价值，也具有进取性道德的因素。同样，诚信既是人的一种宝贵的道德品质，也是一项重要的协调社会关系的道德原则，既可以说是一种进取性道德要求，也可以说是一种协调性道德规范。

总之，公共健康伦理中协调性道德与进取性道德两个方面是不可分割、相辅相成的。在公共健康实践中，协调性道德保证或矫正公共健康活动的方向；进取性道德提供或增强公共健康活动的精神动力。因此，完整和理想的公共健康伦理应该是协调性道德与进取性道德的统一。

四 应用向度：原则伦理与境遇伦理

从公共健康伦理应用的角度看，根据主体赖以行动的不同依据可以分为原则伦理和境遇伦理两种情形。其中，公共健康原则伦理主要是通过确立一定的道德原则和规范体系，作为人们参与公共健康实践、解决各类伦理难题的行动指南；公共健康境遇伦理则反对把公共健康道德准则绝对化，主张人们在面临公共健康伦理难题时要根据具体的情境、运用自己的理性权衡当下的具体环境和条件来作判断和选择。应该说，在公共健康伦理的实际应用中，无论是原则伦理还是境遇伦理都十分重视道德理性因素，不同之处在于，公共健康原则伦理是立足于规范主体的行为、调节公共健康利益关系的需要，根据理性原则提出的普遍道德要求，强调主体只要根据可普遍化的公共健康道德准则来行动就是道德的行为，就应该作出肯定的道德评价。而公共健康境遇伦理则不一定要求有普遍适用的公共健康道德准则，而是要求主体根据自身的生活经验，运用理性来权衡当下的具体情境，据此作出道德判断和行为选择。

可见，区分公共健康原则伦理与境遇伦理的焦点并不在于有无道德准则体系。公共健康原则伦理强调的重点是公共健康道德准则的普遍适用性，即在公共健康实践中，人人必须不折不扣地遵守普遍的公共健康道德准则。因此，公共健康原则伦理的任务就是根据理性原则来制定公共健康行为和活动的规范。而公共健康境遇伦理主张人们在公共健康实践中面临行为选择时不仅要了解公共健康道德准则，更要把握具体的环境和条件。正如"境遇论"的提倡者弗莱彻所说的："境遇论者在其所在社会有其传统的道德准则的全副武装下，进入每个道德决断的境遇。他尊重这些准则，视之为解决难题的探照灯。他也随时准备在任何境遇中放弃这些准则，或者在某一境遇下把它们搁到一边。"① 可见，公共健康原则伦理主要关注"应然"之则，即在公共健康实践中，主体的行为都应该符合既定的公共健康道德准则才具有道德合理性；公共健康境遇伦理更强调在具体环境和条件下的现实的道德判断和行为选择。

与此相联系，公共健康伦理中原则伦理与境遇伦理的另一区别是，公共健康原则伦理更强调公共健康道德中的客观因素，强调公共健康道德的约束功能；公共健康境遇伦理则更注重公共健康行为中的主观判断，强调公共健康道德的主体性。由于公共健康境遇伦理需要主体根据理性原则来权衡当下的环境和条件，因而需要主体具有相应的自主精神和自律意识。而在公共健康原则伦理中，公共健康道德准则是基本和核心的概念。公共健康原则伦理强调的是公共健康道德的约束功能，强调公共健康道德准则是公共健康制度安排、公共健康资源分配、公共健康行为和活动、公共健康利益关系协调的基本尺度和行动指南，是主体在面临公共健康伦理难题时进行道德判断和行为选择的根本依据。

在公共健康实践中，原则伦理与境遇伦理并不矛盾。原则伦理是在一般情况下规范主体的公共健康行为和活动、调节公共健康利益关系的标准；境遇伦理则是在公共健康实践面临道德冲突和伦理难题时主体进行道德判断和行为选择的依据。完整、理想的公共健康伦理应该是原则伦理与境遇伦理的统一。一方面，在公共健康实践中，主体必须要坚持公共健康伦理的基本原则，坚守合乎公共健康伦理原则的法律制度和道德标准。另一方面，公共健康实践往往面临诸多道德冲突和伦理难题。在这样的情况下，主体要做出合理的道德选择，必须根据理性原则和具体情境的变化进行道德判断和行为选择。事实上，从理论上看，人类道德的构成与运作总是包括"道德的外化"与

---

① ［美］约瑟夫·弗莱彻：《境遇伦理学》，程立显译，中国社会科学出版社1989年版，第17页。

"道德的内化"两个方面。前者是"人类在文明进步中不断通过社会文化的方式抽绎出特定的道德价值观念，并使之普遍化、客观化和社会化为一定的道德原则、道德规范和相应的价值观念体系"；后者是"人类在同一过程中不断通过自我的人性自觉和价值认同，将既定的道德原则、道德规范和相应的社会价值观念系统个体化、特殊化和内在主体化"。① 公共健康伦理也不例外。在公共健康伦理中，"外化"表现为公共健康道德准则体系的论证和确立过程，如公共健康实践必须坚持公益、公正、尊重、效用等基本伦理原则；而在公共健康实践的各个具体领域也有相应的道德准则，如公共健康传播应该坚持信实、尊重、公益原则；健康产业发展应该坚持公益、质量和信用原则，等等；"内化"表现为公共健康法律制度、道德准则和伦理要求的个体化和主体化，即主体要根据公共健康道德原则和具体的环境、条件进行判断和选择。

从实践上看，单一的原则伦理不能真正满足公共健康实践的客观需要。因为一方面，在现实的公共健康实践中，总会出现公共健康道德准则所无法企及的情况，需要主体根据公共健康道德原则和自身的生活经验，权衡当下的具体环境和条件进行判断和选择。另一方面，公共健康实践往往会面临诸多道德冲突和伦理难题，解决各种道德冲突和伦理难题都离不开主体根据具体情境所作的权衡。比如，在应对公共健康危机的过程中，及时准确公开危机信息是一个基本的要求，它能保障公民的知情权，有利于公众理解、支持和配合政府应对公共健康危机的政策措施；但是同时，在突发性、破坏性极大的公共健康危机的原因和有效的应对方案找到之前，全面公开公共健康危机所造成的感染病例和人员伤亡等信息，则可能引起人们的恐慌和社会不稳定。在政府实施公共健康干预措施的过程中，可能会对公民自主权利造成限制。隐私保护是公共健康实践中的一个重要问题，广泛存在于疾病治疗、公共健康危机应对和健康传播等各个领域。保护公民的个人隐私既是一项道德要求，也是保障公民权利、推进健康建设的实践需要；但在公共健康实践中，为了维护公共健康可能需要公开个人隐私。那么，如何认识和处理隐私保护与维护公共健康利益的关系，在何种情况下选择公开个人隐私，就检验着主体对理

① 万俊人：《道德类型学及其文化比较视境》，《北京大学学报》（哲学社会科学版）1995 年第 6 期。

性的把握和对当下具体环境和条件的审视，也考验着主体的智慧和德性。

具体而言，在公共健康实践面临道德冲突和伦理难题的情况下，需要主体充分发挥主观能动性，对各种道德价值作出判断，做到通权达变。特别是在出现两种或多种道德准则发生冲突，无论遵守哪种道德准则都意味着对另一种道德准则的背离的情况下，需要主体在不同的道德准则和各种可能的方案之间作出权衡和判断，从而选择能够实现更大道德价值的行为。当然，由于公共健康问题的复杂性，也由于社会对各类公共健康问题的认识有一个过程以及道德价值具有相对性特点等各种因素的影响，对道德价值大小的认识和判断并没有统一的标准，因而主体究竟应该如何选择也是仁者见仁、智者见智的事情。其中，一条基本的底线是要避免"非必要代价"。所谓"非必要代价"是指这样一种情形："行为者如果遵循某项准则，就需要付出代价（有时是巨大的代价），而这种对准则的恪守并不明显增加他人的利益，相反，如果行为者背离该项准则，不可以避免付出代价，而这种背离也并不明显损害他人的利益。"①

第二节　公共健康伦理的主要功能

公共健康伦理的功能是公共健康伦理作为一个整体对公共健康实践所具有的功效和能力。如前所述，公共健康伦理是在公共健康实践中产生用以约束与调节政府、公共健康专业人员和公众的行为及其相互关系的道德观念、道德规范和伦理精神。这一概念本身表明公共健康伦理具有约束与调节的功能。同时，公共健康伦理还可以从应然的角度反映公共健康现实状况特别是公共健康利益关系，对公共健康行为和活动进行价值引导，对公共健康主体和社会公众进行道德教育。可见，认识、调节、导向、教育是公共健康伦理的四个主要功能。

一　认识功能

公共健康伦理的认识功能是指公共健康伦理反映公共健康现实状况特别

---

① 贾新奇：《论道德选择中的权变问题》，《北京师范大学学报》（社会科学版）2004 年第 2 期。

是公共健康利益关系状况的社会功能。公共健康伦理对公共健康现实和公共健康利益关系的认识是在事实认识基础上的价值认识，即以对公共健康现实状况的事实认识——把握公共健康状况的真实信息为基础，对公共健康制度和政策、公共健康主体的行为和活动以及公共健康资源分配等方面作出善恶与否、应当与否、正义与否的价值判断；公共健康伦理对公共健康利益关系的反映则是从人与人、个人与集体、个人与社会整体之间的健康利益关系，特别是从个人对他人、集体和社会整体健康利益的态度的角度，来反映人们的道德觉悟、道德水准和道德境界，对公共健康利益关系作出应当与否、正义与否的价值评价，以此提供社会公共健康现实状况的信息，展望或预测未来公共健康发展的前景。

公共健康伦理认识和反映公共健康现实的主体包括所有参与公共健康实践或与公共健康相关的社会组织和社会成员，如政府及其组成部门、公共健康专业机构和公共健康专业人员、媒体、企业以及公众。可以说，公共健康伦理贯穿于全社会所有组织和个人组织或参与公共健康实践的全部过程和环节。公共健康伦理认识和反映公共健康现实的基础是具体的、现实的公共健康实践；公共健康伦理认识的过程就是公共健康主体的公共健康行为和活动过程。公共健康伦理认识作为在事实认识基础上的价值认识，反映、体现和确证着公共健康现实状况与人们健康需要之间的"实有"和"应有"的关系。其中，公共健康现实状况与人们健康需要之间的"实有"关系，是公共健康实践满足人们健康需要的现实状况和水平；公共健康现实状况与人们的健康需要之间的"应有"关系，则是根据公共健康伦理的价值导向和道德要求，公共健康实践满足人们的健康需要"应该"达到的程度。从这一角度看，公共健康伦理认识功能的发挥，就是让公共健康主体认识和寻找公共健康现实状况与人们的健康需要之间"实有"与"应有"之间的差距，促使主体以公共健康伦理为依据，根据公共健康伦理的价值导向和道德要求来努力缩小"实有"与"应有"之间的距离，从而更好地满足人们的健康需要、维护和促进公共健康。

公共健康伦理的认识功能具体表现为两个方面。一是描述社会公共健康道德状况，预测公共健康发展前景。准确认识并客观描述和评价社会公共健康道德状况和水平，是公共健康伦理认识功能的题中之义。随着经济与社会的发展，社会道德观念的变化，特别是随着公共健康实践的发展，人们的健康道德观念也随之发展和变化。那么，怎样评价一定社会的公共健康道德状况和水平？它既不能脱离该社会的基本经济、政治和文化制度，不能脱离该社会的经济与社会发展和道德建设的总体状况，也离不开一定的价值立场。这种价值立场就是公共健康伦理的价值导向、道德准则和道德要求。比如，随着健康中国战略的实施，我国在公共健康领域发生了很大的变化，公共健康制度和政策、公共健康服务和管理、健康环境建设、健康产业发展等方面不断取得新进展。与此相适应，社会公共健康道德状况也发生了可喜的变化，社会主流的公共健康道德观念积极、进步，社会公共健康道德环境和道德氛围积极、向善。同时，也存在一些消极的因素。比如，公共健康资源分配不平衡、医患不信任、媒体语言伦理失范、公共健康事件报道失实、在公共健康产业发展中片面追求经济效益而忽视健康产业的公益性和社会效益，等等。对这一状况做出全面评价和客观描述，准确提供我国公共健康道德发展的信息，就是公共健康伦理认识功能的一个基本表现。

二是对公共健康主体的行为和活动进行道德评价。道德认识的过程是主体对自身、他人和社会的言行、事件作出善恶与否、应当与否、正义与否的评价的过程。公共健康伦理认识也不例外。公共健康伦理认识是公共健康主体根据公共健康伦理的道德准则和道德要求对自身、他人和社会在组织实施或参与公共健康实践中的行为和活动做出善恶评价的过程。通过公共健康伦理的认识与评价，把对公共健康主体行为和活动的善恶价值反映给公共健康主体和其他社会组织和社会成员，既可以让公共健康主体从道德的角度来反思自身的行为和活动，从而吸取教训、总结经验、坚持善行、纠正恶行，帮助主体在以后的公共健康实践中做出更合理的道德选择，也可能使其他社会组织和社会成员对照检视自身的行为和活动，为自己合乎公共健康伦理准则和道德要求的行为感到欣慰，为自己违背公共健康伦理准则和道德要求的行为感到愧疚，从而做到坚持崇高、去恶从善。

二　调节功能

调节功能是公共健康伦理最重要的功能。公共健康伦理的调节功能是指公共健康伦理用自己的价值导向、道德准则和道德要求来约束与调节主体的行为和活动，并通过约束和调节主体的行为和活动来协调公共健康利益关系的功能。

不言而喻，对公共健康领域主体的行为和活动、公共健康利益关系的调节需要综合运用法律、道德等多种手段。其中，法律调节的范围是明确的，凡是现有法律规定所涉及的领域都属于法律调节的范围。对公共健康的法律调节就是以现有的法律准则为尺度，在对公共健康主体的行为和活动做出"合法"与"非法"的法律评价的基础上，保护"合法"行为和活动，制裁"非法"的行为和活动。

对公共健康的道德调节是公共健康伦理的任务和使命。从调节的范围看，公共健康伦理主要调节公共健康法律调节所不及的领域。所谓法律调节所不及的领域，从外在表现看，是指公共健康法律规定没有覆盖和涉及的领域；从矛盾性质看，则是指公共健康领域的非对抗性矛盾或处于非对抗性状态的利益关系和活动。此外，公共健康伦理也可以作为法律等其他方式的辅助手段发挥作用。从更宽泛的意义上说，对法律调节的道德检视也是公共健康伦理调节的内容。从调节的尺度或方式看，公共健康伦理是以"应该怎样"的公共健康道德准则为尺度，在对主体的公共健康行为和活动和公共健康利益关系作出善恶判断的基础上，通过舆论褒贬、教育感化及道德赏罚等方式，唤起主体的荣辱感和道德责任感，从而使其坚持善行、改变恶行。

公共健康伦理的调节功能表现为相互联系的两个方面。一是约束公共健康主体的行为和活动。公共健康伦理的一个重要任务就是确立公共健康伦理的基本原则，为政府、公共健康专业机构和公共健康专业人员等各类公共健康主体的行为和活动确立道德准则。公共健康伦理的调节功能最直观的表现是凭借自己的道德准则和伦理精神对公共健康主体的行为和活动发挥外在约束功能，从而使公共健康主体行为和活动的道德动机和道德尺度接受公共健康道德准则和伦理精神的约束或限制。换言之，公共健康伦理的调节功能是公共健康道德准则和道德要求对主体的一种规范或节制。在这一过程中，公共健康伦理根据自己的道德准则和道德要求，以实现公共健康的社会整体效果最佳为目标，通过道德制裁的方式来防范和纠正公共健康主体违背相应的道德准则和道德要求、偏离公共健康整体目标的行为和活动。

二是协调公共健康利益关系和伦理冲突。从一定意义上说，公共健康主体的行为和活动本质上都是维护一定的公共健康利益，因而总是涉及、反映或体现一定的公共健康利益关系；对公共健康主体行为和活动的约束和限制，一个基本目的也是协调公共健康利益关系。在公共健康实践中，公共健康利益在很大程度上决定着主体对自己与他人、社会之间关系的理解；协调公共健康利益关系正是公共健康伦理调节功能的另一重要表现。事实上，"道德是从现实利益关系的角度，特别是现实生活中个人对待社会整体利益和其他个人利益的态度的角度，去调节人们的各种社会活动和社会关系"[①]。公共健康伦理也不例外。公共健康伦理也是从公共健康实践中主体对待社会整体的公共健康利益和个人健康利益的态度的角度去调节社会关系。它以自己应然的价值规定和价值目标向公共健康主体指明行动的方向，通过一些义务性道德规范和愿望性道德理想目标来协调人与人之间、不同群体和不同地区之间的健康利益关系。

同时，在公共健康领域总是不同程度地存在各种各样的伦理冲突。比如，在应对公共健康危机的过程中维护公共健康与保障公民权利的冲突、政府干预与公民自主的冲突；在公共健康传播中知情同意与健康需要的伦理冲突、隐私保护与公共健康的冲突、健康信息宣传策略选择的道德两难；在健康产业发展中经济价值与健康价值、经济效益与社会效益的冲突；在艾滋病防治中，"道德多数"与少数人权利之间的冲突、艾滋病防控资源稀缺与分配公正难题、对艾滋病患者及受艾滋病影响的人群实施宽容策略与传统道德标准的冲突，等等。显然，这些冲突的协调和解决需要综合运用经济、法律、道德等各种手段。其中，公共健康伦理是一条不可或缺的重要途径。它要求运用公共健康伦理的道德准则和伦理精神，根据具体情境在各种道德价值之间作出权衡和取舍，选择和实现更大的道德价值。

发挥公共健康伦理调节功能的实质是促使公共健康主体履行自身的责任和义务。无论是对公共健康行为和活动的约束，还是对公共健康利益关系的协调，说到底都是调节公共健康实践中的权利与义务关系。在这一问题上，公共健康伦理调节与法律调节正相反。公共健康法律从权利与义务的角度调节公共健康主体的行为时侧重于确认和维护当事人的权利。虽然，公共健康

---

① 罗国杰主编：《伦理学》，人民出版社 2014 年，第 79 页。

法律在维护当事人权利的同时，也要促使当事人履行义务；公共健康法律所维护的当事人权利，实质上是另一方当事人所履行的义务。但从公共健康法律调节权利与义务的地位看，权利是公共健康法律调节的目的和归宿。比如，《艾滋病防治条例》（2019 年修订）作为国务院制定实施的一部行政法规，其根本目标就是推进艾滋病防治工作、维护社会整体的公共健康利益、保障公民的健康权利。虽然，该"条例"中也有诸多关于机构、组织和相关人员以及艾滋病病毒感染者和病人等方面的义务的规定，但维护社会整体的公共健康利益、保障公民的健康权利是出台这部"条例"的出发点和最终目的。而公共健康伦理调节则侧重于引导公共健康主体从自己承担的角色出发履行相应的义务。比如，前面我们阐释了公共健康伦理的四个基本原则——公益、效用、公正和尊重；同时，在公共健康危机应对、重点疾病预防控制、公共健康风险管理、公共健康传播、健康产业发展、健康环境建设等各个领域，以及公共健康决策、干预、服务、保障等各个环节也都有相应的道德规范和道德要求。从这一角度看，公共健康伦理调节主体的行为和活动、协调公共健康利益关系，首先就是要促使主体根据这些原则、规范和要求履行自己的义务。虽然，公共健康伦理在促使公共健康主体履行义务的同时，也应该肯定并尊重其应有的权利；促使公共健康主体履行义务也是为了维护其行为客体的权利。但从公共健康伦理调节权利与义务的地位看，义务是公共健康伦理调节的出发点。

三　导向功能

公共健康伦理的导向功能是指公共健康伦理对公共健康主体行为和活动的引导作用。公共健康伦理的导向功能是与调节功能相伴而生的。事实上，公共健康伦理在约束和限制公共健康主体的行为和活动、协调公共健康利益关系的同时，也对主体的行为和活动、主体认识和处理公共健康利益关系的态度和方式发挥价值导向的功能。

不言而喻，任何一种社会规范在约束人们行为的同时也在引导人们的行为。比如，在法律规范中，禁止杀人、盗窃同时也是引导人们不要杀人、盗窃；禁止偷税漏税同时也是引导人们依法纳税；禁止诬蔑、诽谤同时也是引导人们言行诚实。在公共健康领域，如《中华人民共和国传染病防治法》

（2018）第十二条规定，"疾病预防控制机构、医疗机构不得泄露涉及个人隐私的信息、资料"也是引导疾病预防控制机构、医疗机构注重保护个人隐私；第十六条规定"任何单位和个人不得歧视传染病病人、病原携带者和疑似传染病病人"也是引导所有单位和个人尊重、关爱该类人群。公共健康伦理也是如此。作为一种伦理精神、道德准则和道德要求，公共健康伦理在约束主体行为的同时也在引导主体的行为。比如，《艾滋病防治条例》（2019 年修订）第三十八条规定"艾滋病病毒感染者和艾滋病病人不得以任何方式故意传播艾滋病"，第三十九条规定"未经本人或者其监护人同意，任何单位或者个人不得公开艾滋病病毒感染者、艾滋病病人及其家属的姓名、住址、工作单位、肖像、病史资料以及其他可能推断出其具体身份的信息"。应该说，不以任何方式故意传播艾滋病；不公开艾滋病患者及受艾滋病影响的人群的相关信息既是一种法律要求，也是一项道德义务。因为一种义务在未被履行之前，都是一种"应该"的义务要求，经济义务、法律义务、社会义务莫不如此。作为一项道德要求，艾滋病患者不得以任何方式故意传播艾滋病也是引导艾滋病患者注意阻止艾滋病传播；任何单位或者个人不得公开艾滋病患者及受艾滋病影响的人群的相关信息，也是引导所有单位和个人注重保护艾滋病患者及受艾滋病影响的人群隐私。不同之处在于，约束功能主要是从不应该的角度调节人们的行为，导向功能则主要是从应该的角度来引导人们的行为。事实上，公共健康伦理的约束功能与导向功能是相伴而生、同时并存和发挥作用的。公共健康伦理作为一种道德准则和道德要求，既告诉主体不应该做什么，同时也告诉主体应该做什么。

公共健康伦理的导向功能不仅表现在对公共健康主体行为和活动的引导上，而且表现在对公共健康主体应该成为什么样的主体的引导和激励上。众所周知，一个人能够成为什么样的人是多种因素综合作用的结果。人的道德品质的形成既要受到所处的物质生活和精神生活条件的制约，取决于他所进行的社会实践和所处的社会关系，也受一定的道德规范体系的指导和制约。在公共健康领域，公共健康伦理对人的道德品质的引导和激励主要表现在两个方面。一是公共健康伦理通过对人的行为和活动的约束和导向，促使人们对自己的行为和活动进行道德反思和伦理检视，从而摒弃恶行、坚持善行。道德品质具有由道德认识、情感、意志和行为等多因素构成的复杂结构，"是一个在一系列的道德行为中表现出来的比较稳定的特征和倾向"①。而公共健康伦理通过对人的行为进行长期的一以贯之的约束和引导，可以帮助人们形成善的行为习惯和"行为整体"，从而表现出稳定的善行特征和倾向。而一个人稳定的善行特征和倾向就是善的、高尚的道德品质。二是公共健康伦理中的进取性道德规范对人的道德品质和道德人格的激励作用。一般地说，道德规范的形成要以一定的道德品质为原型（如社会主义、共产主义道德原则和规范就是以一些杰出人物的高尚道德为原型形成和确立的）；而以一定道德品质为原型的道德规范一经形成和确立，就会对人们的道德行为和道德品质产生指导和激励作用。前面提到，公共健康伦理中的进取性道德，如智慧、勇敢、刚毅、自律等道德要求可以激励人们不断进取，把公共健康伦理的规范和精神内化为自己的"良心"和德性，从而形成高尚的公共健康伦理品质和道德人格。

此外，对公共健康制度和政策的价值导向也是公共健康伦理的导向功能的一个重要方面。制定、实施理性、有效的公共健康制度和政策是公共健康建设不可或缺的重要一环。一般地说，衡量公共健康制度和政策的合理性有科学、法律和道德三个基本维度。其中，道德合理性是从道德的角度，即根据公共健康伦理的道德准则和道德要求对公共健康制度和政策作善恶与否、应当与否、正义与否的价值评价，那些合乎公共健康伦理的道德准则和道德要求的公共健康制度和政策就是善的、应当的、正义的，具有道德合理性；反之，就不具有道德合理性。换言之，一定社会的公共健康伦理总是根据自己的道德要求和道德标准，对该社会合乎自己要求和标准的公共健康制度和政策提供伦理辩护，即从道义上证明公共健康制度和政策的道德合理性；同时，公共健康伦理作为一种具有批判和反思精神的伦理，它通过对不符合自己要求和标准的公共健康制度和政策予以批判和谴责，在公共健康制度和政策的制定和实施、修改和完善的过程中发出自己的声音，参与公共健康制度和政策的建设和发展进程。

四　教育功能

教育功能也是公共健康伦理的一项重要功能。维护公共健康既需要具有

① 罗国杰主编：《伦理学》，人民出版社2014年，第396页。

相应业务素质和道德品质的公共健康实践的组织者和实施者——政府、公共健康机构和公共健康专业人员，也需要具有相应公共健康知识和道德的参与者——广大民众的理解、配合和参与。无论是政府、公共健康机构和公共健康专业人员形成应有的道德品质，还是广大民众形成应有的健康道德观念和健康生活方式，都离不开公共健康伦理方面的教育。事实上，公共健康实践中的一个突出问题是一些公共健康主体尚未形成应有的公共健康意识和伦理理念。比如，艾滋病防控需要卫生、宣传、教育、公安、民政等多部门的密切合作。但在我国艾滋病防控历程中，一些政府部门参与和配合艾滋病防治工作的意识有待进一步增强；部门之间的合作存在一定脱节甚至冲突的情况，如卫生部门与公安部门在对待艾滋病患者及受艾滋病影响的人群的一些具体措施和态度上就曾面临"严厉打击"与"宽容策略"的冲突。同时，一些公共健康主体在公共健康实践中还存在一些失德行为和失德现象。比如，一些医疗机构和医生谋取不正当利益的失德行为；一些媒体对灾害性疫情和公共健康事件的不实报道；一些健康类节目和健康产品广告的失信问题，等等。此外，一些民众由于缺乏相应的公共健康知识和道德观念导致对政府相关公共健康政策和措施的不理解、不配合，也是公共健康实践亟待解决的问题。显然，解决上述问题需要综合运用法律、行政、教育等各种手段。其中，发挥公共健康伦理的教育功能是一条不可或缺的途径。

公共健康伦理的教育功能可以从狭义与广义两个方面来理解。从狭义上看，公共健康伦理的教育功能集中体现为公共健康道德教育，即国家依据一定公共健康伦理的道德准则、道德要求和伦理精神对受教育者有计划地施加影响。公共健康道德教育的主体就是前述公共健康教化伦理的主体——国家，具体表现为政府及卫健委、公安、教育等相关部门的工作人员，以及意识形态领域如文明委、宣传部门的工作者。公共健康道德教育的对象，即受教育者主要是广大民众，同时也包括接受教育的公共健康活动的所有主体。事实上，政府及相关部门的工作人员在组织、实施公共健康实践的过程中，也需要接受公共健康伦理方面的教育，他们在接受教育时也就成了公共健康道德教育的对象。公共健康道德教育的内容主要包括公共健康道德规范、道德要求和伦理精神；公共健康道德权利与道德义务；个人健康、幸福与公共健康的关系；健康生活方式，等等。公共健康道德教育的过程与一般道德教育一样，也是一个帮助受教育者提高道德认识、陶冶道德情感、锤炼道德意志、坚定道德信念以及形成道德习惯的过程。其中，提高道德认识就是要使受教育者知晓公共健康伦理的原则、规范和伦理精神，正确认识公共健康权利与义务，树立应有的公共健康伦理观念，把握公共健康实践的善恶标准；陶冶道德情感就是在现实的公共健康实践中，通过善行与恶行的比较，使人们把道德认识转化为痛恨恶行、支持善行的道德情感，逐渐形成稳定的是非、正义、同情、关怀之心；锤炼道德意志就是使受教育者在一定道德认识和道德情感的基础上，在公共健康实践中践行公共健康伦理的规范和精神，即使需要克服很多困难、付出很多牺牲也要坚持善行、发挥善和正义精神。人们一旦有了很高的道德认识、强烈的道德情感和坚强的道德意志，并长期坚持、不断强化，就会形成坚定的道德信念。公共健康道德教育的最后一个阶段，也是其最终目标是使人们养成良好的公共健康道德习惯。在公共健康领域具体表现为教育人们养成健康生活方式和行为习惯；在公共健康实践中自觉履行维护公共健康的义务，预防疾病传播，减少公共健康的风险；在应对公共健康危机的过程中理解和配合政府的应对措施，做到对自己和他人的健康负责，等等。

从广义上看，公共健康伦理的教育功能不仅包括公共健康道德教育，也包括公共健康伦理发挥认识、调节、导向功能对一般公众产生的实际教育作用和效果。其中，发挥公共健康伦理的认识功能对一般公众具有直接的教育意义，可以直接帮助人们提高道德认识。公共健康伦理对社会公共健康道德状况的描述，对公共健康制度和政策、公共健康主体的行为和活动以及公共健康利益关系等方面作出善恶判断和评价，可以使人们更深刻地把握善恶标准，形成和强化人们的是非正义感、责任荣誉感。发挥公共健康伦理的调节和导向功能对公众也具有重要的教育意义。发挥公共健康伦理的调节功能，特别是通过道德赏罚等方式对公共健康主体的行为和活动予以的规范、限制或纠正，无论是对进行公共健康活动的主体，还是广大公众都是一种生动的现实教育。对公共健康主体而言，接受公共健康道德准则和伦理精神的约束或限制，纠正自己违背公共健康道德准则和道德要求的行为，可以提高自己的道德认识，强化公共健康伦理观念；对广大公众而言，可以了解相应的公共健康道德标准，提高自己的道德认识水平和道德选择能力，当自己面临同样的情境，可以作出正确的道德选择。发挥公共健康伦理的导向功能所具有的教育作用，集中体现在促进公共健康主体道德品质的形成和道德人格的完善上。前面提到，公共健康伦理通过对人的行为进行长期的一以贯之的约束和引导，可以帮助人们形成良好的道德品质；公共健康伦理中智慧、勇敢、刚毅、自律等道德要求则可以激励人们不断进取，帮助人们形成和完善道德人格。而"道德教育过程，应当与人们道德人格的形成和完善过程相一致"①，因此，公共健康伦理发挥导向功能，帮助人们形成和完善道德人格也在实际上体现和发挥着教育功能。

第三节　公共健康伦理功能发挥的制约因素

公共健康伦理功能的发挥不是一种孤立的、抽象的活动。相反，它既取决于公共健康伦理自身发展和完善的状况，取决于公共健康伦理解释现实、服务现实的意识和能力，又总是与一定社会的经济、政治、文化及道德环境相联系，受社会经济、政治、文化及道德环境的影响和制约。前者是决定公共健康伦理功能发挥程度和水平的自身内部因素，后者是影响公共健康伦理功能发挥的客观外部因素。

一　决定公共健康伦理功能发挥的内部因素

一般地说，一种社会规范和相应学科能否发挥应有社会功能的根本决定因素在于该规范自身发展和完善的状况，在于该学科解释现实生活的能力。就道德的社会功能的发挥而言，伦理学的理论自觉和理论自信，伦理学面向现实、解释现实和服务现实的意识和能力是决定道德能否发挥应有社会功能的内部因素。众所周知，在伦理学的发展史上，20 世纪初兴起的元伦理学由于醉心于对纯知识形态的追求，伦理学被纳入分析哲学的研究轨道，专门从事道德语言的逻辑分析，忽视了作为伦理学理论根基的实践理性研究，导致伦理学无力回答和应对时代发展提出的现实道德问题，伦理学解释现实生活的能力不断弱化。这也是 20 世纪末首先提出普遍伦理问题的是宗教界而不是

---

① 罗国杰主编：《伦理学》，人民出版社 2014 年，第 453 页。

伦理学界的一个重要原因。罗尔斯的《正义论》之所以有巨大的影响力，根本原因在于它引领了伦理学发展的一种理论转向，使伦理学重新回到关注现实、注重实践理性研究的轨道。罗尔斯针对元伦理学严重脱离现实生活的局面，面对美国的政治危机、经济萧条及反战浪潮，选择用康德式的义务论规范伦理来分析和解释社会的公正秩序问题，将伦理学从逻辑和语言分析的世界重新拉回现实，体现伦理学的实践本质。这正是罗尔斯重新开启的"正义的系统解释"影响极其广泛而深远的内在原因。

公共健康伦理也是如此。公共健康伦理自身的发展状况，公共健康伦理解释现实、服务现实的意识和能力是决定公共健康伦理能否发挥应有的社会功能的根本内因。

以中国公共健康伦理为例。在我国，公共健康伦理作为一门新兴的边缘性交叉学科，在兴起至今短短的十余年时间里虽然获得了较快发展，但与很多学科兴起和发展的轨迹一样，我国的公共健康伦理学也是在借鉴西方公共健康伦理学话语的基础上诞生的。客观地说，我国公共健康伦理学的诞生既没有充分的思想准备，也没有相应的理论基础。在这样的情况下，模仿、借鉴西方公共健康伦理学话语就成为我国公共健康伦理学发展的一个必经阶段。这也正是我国公共健康伦理学初步繁荣背后的一个隐忧：由于未能结合中国现实和中国语境，未能树立公共健康伦理研究的中国意识，未能找到中国公共健康伦理的真问题，我国公共健康伦理的学科建构和现实功能的发挥受到了严重影响。

从总体上看，我国已有的公共健康伦理学研究始终没有离开两个基本向度：一是与国际学术前沿特别是西方公共健康伦理接轨，回答公共健康伦理的内涵、学科定位、道德冲突、伦理原则和分析框架等一系列问题；二是解释中国公共健康实践中的伦理问题并提出对策建议。就第一个向度而言，虽然研究范围比较广泛，研究成果也不少，但对西方成果和观点模仿和借鉴的痕迹比较明显，表现在公共健康伦理的学科定位、公共健康伦理冲突、公共健康伦理原则、分析框架等问题的研究方面，很大程度上还停留在对西方成果的介绍、梳理和阐释上，或者说是对西方学术界提出的公共健康伦理学问题展开的中国式解读。以公共健康伦理的学科定位为例。如前所述，美国早有关于公共健康伦理是一个独立领域还是生命伦子领域的争议。以罗纳德·拜尔等为代表的学者认为，公共健康伦理是一个不同于生命伦理的独立领域，公共健康伦理与生命伦理有着重要的区别，生命伦理更强调个人自主，而公共健康伦理更强调人口的健康。① 而丹尼尔·卡拉汉等人则把公共健康伦理视为生命伦理的子领域："在生命伦理领域中，研究方向已经发生改变，到1990 年代中期，人们对人口健康的兴趣日益增长，由公共健康计划形成的伦理困境正受到关注。"② 国内学者在公共健康伦理的学科定位上，也有关于上述两类意见的争论：以史军为代表的一些学者把公共健康伦理视为一门新兴的独立学科，认为"公共健康伦理必须形成自己独立的理论体系，以应对公共健康中不断出现的伦理问题"③；而以肖巍为代表的一些学者则把公共健康伦理视为生命伦理学的一个分支领域，认为"公共健康伦理当属于生命伦理研究范围之内"，"是当代生命伦理学研究的新方向和新层面"。④ 从一定程度上可以说，国内学界对公共健康伦理学科定位的争论是对西方学界在该问题上的争论的继续。

　　就第二个向度而言，主要是运用西方公共健康伦理学理论对中国的公共健康问题进行"图解式"研究：要么根据一般的伦理学和生命伦理学理论，如根据生命伦理基本原则（尊重、自主、不伤害、公正）来评价公共健康主体的行为和活动；要么根据公共健康学的知识结构，从公共健康学的角度来构建公共健康伦理学。前者的一个基本思路是，把生命伦理四个原则确定为既定的道德原则，然后用这些原则来评判公共健康行为和活动是否合乎伦理。这种研究方式的问题在于对公共健康行为和活动的理解过于简单化了，把既有的生命伦理原则作为评判公共健康行为和活动的通行标准，在很大程度上制约了公共健康伦理的理论深化。后者虽然体现了对公共健康活动规律的尊重，以此为思路设计的公共健康伦理学看似比较系统，但它所包含的公共健康伦理观念，主要停留在对公共健康学的伦理阐释，未能体现公共健康伦理

　　① 参见 Ronald Bayer, Amy L. Fairchild, "The Genesis of Public Health Ethics", *Bioethics*, 2004, Vol. 18, No. 6, pp. 473 – 492。

　　② D. Callahan and Jennings, "Ethics and Public Health: Forging a Strong Relationship", *Public Health*, 2002, Vol. 192, No. 2, pp. 169 – 176.

　　③ 史军：《生命伦理与公共健康伦理的冲突》，《湖北大学学报》（哲学社会科学版）2007 年第 1 期。

　　④ 肖巍：《公共健康伦理：一个有待开拓的研究领域》，《河北学刊》2010 年第 1 期。

学的自身逻辑和学科特质。

可见，处于模仿、借鉴西方话语阶段的我国公共健康伦理学，由于缺乏对西方公共健康伦理范式的批判性反思，缺乏对中国特殊现实、中国语境的准确把握，基于中国公共健康伦理问题和中国意识的理论建构尚未完成。西方公共健康伦理学基于公共健康危机频繁暴发的现实与目的论、道义论或功利论、德性论等伦理理论思维，坚持把伦理学的行为观点融入公共健康行为和活动之中，搭建伦理学与公共健康学之间对话和知识交叉的桥梁。公共健康伦理学在中国兴起以后，西方公共健康伦理学的成果和范式自然成为中国公共健康伦理学的重要资源。这是一种客观的必然。但是，由于缺乏对中国现实和中国语境的准确把握，缺乏应有的中国意识和理论自觉，导致我国公共健康伦理学研究出现了尴尬局面：一面是公共健康伦理学研究的热闹和"繁荣"；另一面却是政府、公共健康机构和组织的道德呼吁以及公众在公共健康生活中或"无知"或"知而不行"的随心所欲，我国公共健康伦理服务现实、解决现实问题的能力明显不足。

在这样的情况下，发挥公共健康伦理的现实功能必须在立足中国现实和中国语境，加强公共健康伦理基础理论研究的基础上，面向中国公共健康的现实实践，以回答和解决中国公共健康实践面临的现实问题为突破口，不断增强中国公共健康伦理学解释现实和服务现实的意识和能力。

二 影响公共健康伦理功能发挥的外部因素

公共健康伦理作为一个相对独立的系统，与社会大系统中其他系统和要素总是存在或直接或间接的联系，社会大系统中其他系统和要素对公共健康伦理功能的发挥有着不同程度的影响。具体而言，一定社会的经济政治制度、公共健康治理体系及社会道德环境对公共健康伦理功能的发挥都有着或直接或间接的影响。在这里，我们以中国为例具体说明影响公共健康伦理功能发挥的制度、治理和道德语境。

（一）影响和制约公共健康伦理功能发挥的制度语境

一定社会的经济政治制度特别是公共健康制度与政策的发展状况直接影响和制约着公共健康伦理功能的发挥。"任何一种道德，都是一定政治和经济的附属物。"① 公共健康伦理也不例外，公共健康伦理总是在为一定社会的政治和经济制度特别是公共健康制度和政策服务的过程中体现自身的社会功能。反过来说，一定社会的政治和经济制度特别是公共健康制度和政策直接影响和制约着公共健康伦理现实功能的发挥。

　　具体而言，从经济上看，随着我国市场经济的发展，市场在资源配置中的基础性作用不断增强。市场经济的发展对国家医疗卫生改革和公共健康政策发展提供了动力，但也产生了一定的负面影响。其中，一个重要方面是医疗服务出现的市场化趋势，使医院一度在一定程度上成为自主经营、自负盈亏的经济实体，患者变成消费者，由此导致我国卫生领域出现了市场主导还是政府主导的争论。从政治上看，与经济体制改革一样，政治体制改革进程直接推动和影响医疗卫生体系和制度改革的进程。在我国，医疗卫生改革是各项改革事业中非常频繁的一个方面，医疗卫生制度与政策变更也比较频繁。中华人民共和国成立初期，模仿苏联的模式建立了中国的卫生体系和制度，包括卫生服务、保障和管理等方面。在城市实行医疗保障制度，即对国家机关和企事业单位人员实行公费医疗；在农村则建立县、乡、村三级卫生网，实行合作医疗制度，培养乡村医生，在短时间内取得了明显的成就。但是，由于经济与社会发展水平的制约，卫生资源投入有限，卫生服务能力和水平仍然较低；同时，由于过度强调公平，导致医疗卫生领域的平均主义，医疗卫生服务效率不高。改革开放以来，我国医疗卫生制度与政策紧跟其他领域的改革步伐，一直在探索建立符合我国国情的医疗卫生制度和政策。比如，1985 年国务院转发卫生部《关于卫生工作若干问题的报告》，试图调动医院积极性，解决看病难、看病贵的问题。1989 年国务院颁布《关于扩大医疗服务有关问题的意见》，制定了放开搞活医疗服务的具体措施。1997 年中共中央、国务院出台《关于卫生改革与发展的决定》，实施医疗保障制度、医院管理体制和药品管理体制改革。2002 年卫生部等部门联合制定《关于城镇医药卫生体制改革的指导意见》。从总体上看，这些措施对于推动我国卫生制度和政策的科学化、合理化作出了有益探索，但政策实施效果并不显著。

　　2003 年 SARS 暴发很大程度上暴露出我国医疗卫生制度和政策存在的诸

① 罗国杰主编：《伦理学》，人民出版社 2014 年版，第 457 页。

多问题。2005 年国务院发展研究中心提出了我国卫生改革基本不成功的观点，社会对卫生改革的争论日趋激烈，促使我国医疗卫生制度与政策的变革进入加速发展的轨道。2006 年中央成立了由 14 个部委组成的卫生改革协调小组，由此正式启动新一轮医疗卫生改革，对医疗保障制度、合作医疗制度、特困人口医疗救助制度以及商业医疗保险制度等诸多制度进行了或恢复重建或探索新建的工作，对公立医院、药品生产和流通体制以及政府职责等方面进行了改革，使我国公共卫生发展步入了法制化轨道，医疗服务能力大幅提高。但是同时，仍然存在对卫生事业定性不清、健康公平性下降以及市场化导致的政府对健康责任的缺失问题。为此，2009 年 4 月 6 日，中共中央、国务院联合出台《关于深化医药卫生体制改革的意见》，设计了我国卫生改革的基本框架，成为此后我国卫生改革发展的纲领性文件。当然，目前，我国新一轮医改措施仍然面临新的问题和新的挑战。其中既有主观方面如卫生行政体制多头管理、政策实施资源不足等问题，也有客观上的人口老龄化、传染病和慢性病等对卫生系统构成的压力。此后，我国医药卫生体制改革有计划、按步骤不断得以推进。2016 年 10 月中央印发《"健康中国 2030"规划纲要》，作为未来 15 年推进健康中国建设的行动纲领；2016 年 12 月国务院印发《"十三五"深化医药卫生体制改革规划》，明确提出到 2017 年和到 2020 年深化医药卫生体制改革主要目标。

公共健康伦理服务现实，发挥认识、调节、导向和教育等社会功能，必须从实际出发，不能超出现有的社会条件。而在所有的社会条件中，政治和经济制度以及相应的医疗卫生制度和政策显然是一个核心因素。同时，公共健康伦理发挥社会功能也要着眼未来，预测未来公共健康建设的制度和政策要求，为服务未来的公共健康建设准备条件。这仍然离不开社会的政治、经济制度和医疗卫生制度和政策的制约。所不同者在于，制约它的不是现有的而是未来的制度语境。

（二）影响和制约公共健康伦理功能发挥的治理语境

"治理"一词虽古已有之，如《荀子·君道》中就有"明分职，序事业，材技官能，莫不治理"的提法，但现代学术意义上的治理概念 20 世纪 90 年代才开始被广泛使用，迄今仍是一个语义模糊、存有争议的概念。学界比较认同 1995 年全球治理委员会的界定："治理是或公或私的个人和机构经营管理相同事务的诸多方式的总和。它是使相互冲突或不同的利益得以调和并且采取联合行动的持续的过程。"① 治理的基本特点在于"通过合作、协商、伙伴关系的确立和共同目标的认同等方式实现对公共事务的管理"②。

治理语境也是影响和制约公共健康伦理现实功能发挥的一个直接因素。从公共健康治理的主体看，既包括政府、公共健康机构和公共健康专业人员，也包括参与公共健康实践的民间组织和公众。就治理语境而言，政府和从事公共健康活动的民间组织是两个主要方面。以中国的公共健康治理为例。应该说，中国的公共健康治理既符合当代节点治理的一般特征，即具有多重治理机构、多重权力运行方式；同时，又具有自己的显著特殊性，面临一系列重大挑战。具体地说，在中国的公共健康治理中，各级政府处于主导地位，政府对公共健康事务的管理活动涉及卫生、公安等多个部门和机构；同时，政府还把相当一部分的治理权力交给了民间组织（包括由政府组织的民间组织、专业组织和"草根"组织）。这样，中国卫生政策的执行就需要上述多样化的治理节点的相互配合。这是我国卫生政策面临的重大治理挑战，也是影响和制约我国公共健康伦理现实功能发挥的治理语境。

我们知道，中国的传染疾病（艾滋病、肝炎等）疫情一直存在，慢性疾病、环境污染对健康也有很大威胁。从公共健康治理的角度看，在应对这些威胁的过程中，我国多样化治理节点的配合还面临一些问题。以艾滋病防控为例。在艾滋病防控中，无论是政府部门之间，还是政府部门与非政府组织之间的合作都仍还有比较大的提升空间。比如，公安部门与卫生部门在艾滋病防治中的合作就存在一些问题。一个典型的矛盾是对待性工作者、吸毒者等人群的政策和态度。众所周知，推广使用安全套是艾滋病防治的一个重要手段。但在过去较长一段时期，随身携带安全套也是公安部门作为对当事人是否卖淫嫖娼的一个直接证据。在实践中，疾控部门发放安全套与公安部门以携带安全套作为从事卖淫嫖娼证据之间发生了激烈的冲突。虽然，后来公安部门不再把携带安全套作为卖淫嫖娼的证据，这一矛盾看似得到了解决，

---

① 全球治理委员会：《我们的全球伙伴关系》，香港：牛津大学出版社 1995 年版，第 35 页。
② 俞可平主编：《治理与善治》，社会科学文献出版社 2000 年版，第 6 页。

但由于公安与卫生部门工作的出发点和价值目标的不同，两个部门在对待性工作者的态度上仍然存在很大差异。

同时，在我国艾滋病防治中政府与民间组织之间的合作也存在一些问题。在社会各界对艾滋病问题日益重视的背景下，我国先后出现了一些从事艾滋病防治工作的民间组织，如"中国预防性病艾滋病基金会"、"中国性病艾滋病防治协会"、云南的瑞丽市妇女儿童发展中心、云南省彩云天空工作组、"跨越中国"等。这些民间组织通过自己的工作或直接或间接地帮助政府完成了一些艾滋病防治的职能。但是同时，目前我国民间组织的发展在总体上还不太成熟，社会对民间组织还存在一些偏见、误解和担心，甚至有的政府工作人员认为民间组织参与艾滋病防治是为赚钱，有的则担心民间组织的存在和发展会带来政治风险，从而导致我国参与艾滋病防治的民间组织的活动空间还比较有限。

（三）影响和制约公共健康伦理功能发挥的道德语境

道德语境对公共健康伦理现实功能的发挥有更直接的影响和制约作用。具体地说，影响和制约公共健康伦理功能发挥的道德语境主要包括三个方面：一是公共健康伦理在社会调控系统中的地位；二是人们的道德认识和道德觉悟水平；三是社会道德环境。由于社会道德环境在第二章相关部分已有论述，这里仅简要分析前两个方面。

先看公共健康伦理在社会调控系统中的地位。就道德功能的发挥而言，由于受经济关系决定，那么，道德在社会调控系统中的地位，国家对道德的地位和作用的认识和估价，就在很大程度上决定着道德的现实功能和实际作用。在历史上，越是国家重视道德的功能和作用，道德在社会调控系统中占据重要或主导地位的国家和时代，道德的社会功能就发挥得越充分。比如，在中国封建社会，历代统治者都很重视道德的功能和作用，道德成为社会调控系统中的一种主要手段，与政治、法律相结合，发挥着十分重要的社会功能。当前，我国十分重视道德建设，道德调控的范围不断扩大，道德在社会生活中所起的作用越来越突出，道德社会功能的发挥越来越充分。公共健康领域也是如此。公共健康伦理在社会调控系统中的地位在很大程度上影响和制约着公共健康伦理功能的发挥。应该说，从总体上看，我国公共健康伦理功能发挥的趋势与一般道德社会功能的发展趋势是一致的。但如前所述，由于我国公共健康伦理的研究和建设起步较晚，人们的公共健康道德意识有待增强，公共健康伦理在社会调控系统中的地位尚不够突出，与公共健康领域的法律、经济、行政等手段相比仍有较大距离，这正是公共健康伦理服务现实的能力有待进一步增强的一个重要原因。

　　再看人们的道德认识和道德觉悟水平。公共健康伦理要发挥自身的社会功能，不能忽视一定社会发展阶段人们的一般道德认识和道德觉悟水平。如果公共健康伦理能够充分关照人们的一般道德认识和道德觉悟水平，正视人们的实际生活和健康利益需求，就会引起人们的共鸣、认同和服膺，就可能充分发挥自己的社会功能；相反，如果公共健康伦理与人们的实际生活和健康利益需要脱节，公共健康伦理的道德要求和伦理精神对于绝大多数社会成员来说都是遥不可及的标准，那么，它就会成为空洞的道德说教，就不可能发挥自己应有的社会功能。可见，人们的道德认识和道德觉悟水平对公共健康伦理现实功能的发挥有着直接的影响和制约作用。当前，我国"人民思想觉悟、道德水准、文明素养不断提高，道德领域呈现积极健康向上的良好态势"，但是同时，"一些社会成员道德观念模糊甚至缺失，是非、善恶、美丑不分，见利忘义、唯利是图，损人利己、损公肥私；造假欺诈、不讲信用的现象久治不绝"。① 具体到公共健康领域，人们的生命价值意识、权利与义务意识、健康责任意识有待进一步增强，人们的健康生活方式和文明素养有待进一步提高，都是影响和制约公共健康伦理现实功能发挥的直接因素。

---

① 中共中央、国务院：《新时代公民道德建设实施纲要》，2019 年 10 月。

第六章 公共健康伦理的运行机制*

公共健康伦理的运行机制是公共健康伦理作为一个整体基于自身结构要素及其与外部因素之间的有机关联性而形成的运转状况。公共健康伦理作为一种具有多重面相的综合伦理，不是孤立、封闭和静止的，而是一个开放、动态的系统。公共健康伦理不仅内部各组成部分和要素之间相互联结、相互作用，而且自身作为一个系统与外部诸因素之间也存在相互作用、相互影响的有机关联性。基于前者形成的运转状况即公共健康伦理运行的内部机制，基于后者形成的运转状况即公共健康伦理运行的外部机制。

第一节 公共健康伦理运行的基本目标

公共健康伦理的运行总是围绕一定的目标展开的。公共健康伦理的运行目标具有多样性和阶段性特征。从价值取向上看，个人、群体和社会整体等不同主体既可能存在共同的价值追求，也可能存在不同的价值追求；在不同时期或社会发展的不同阶段，由于受到各种主客观条件的限制，公共健康伦理的运行目标也不一样。公共健康伦理的运行目标就是由不同取向、不同阶段的具体目标聚合而成的。在公共健康伦理的不同取向、不同阶段的运行目标中，有一个总体性、方向性的基本目标，即体现时代精神、引导不同价值取向、贯穿各个阶段社会所有成员共同追求的目标。概括地说，公共健康伦理运行的基本目标是公共善与个体善的统一。现实地看，无论是公共善还是

---

　　* 本章第一节相关内容以《论健康正义：道德哲学视角》为题，已发表在《河南师范大学学报》（哲学社会科学版）2014 年第 4 期；第三节"二、公共健康伦理运行的内部机制及过程"以《公共健康伦理的基本论域》为题，已发表在《齐鲁学刊》2018 年第 3 期。

个体善都蕴含着非常丰富的实际内容和道德要求；它是由社会性质、历史发展趋势和最优利益关系所决定，并在事实上成为该社会公共健康实践根本方向和终极目标的价值追求和道德完善。

一　公共善

公共善即共同善，包括物质化的公共利益和非物质化的道德完善两个方面。作为公共健康伦理运行基本目标的公共善集中表现为公共健康利益的最大化和良好的公共健康道德状况。

（一）公共健康利益最大化

作为公共健康伦理运行的一个基本目标，公共健康利益的最大化包含两个方面的内容或要求。一是在数量上，实现最大多数人的健康。可以说，一切以维护公共健康为目的的行为和活动，直接目标都是维护和促进最大多数人的健康。公共健康伦理的一个重要任务就是为公共健康活动提供价值导向、行为规范和道德评价，使公共健康活动朝着具有道德合理性的方向发展。目前，预防为主已经成为我国制定公共健康政策的基本方针。其之所以如此，一个直接原因在于，在一般情况下预防的成本明显低于治疗，将国家有限的公共卫生资源主要用于疾病的预防，更有利于维护社会整体人口的健康。这从公共健康伦理的角度看，符合公共健康伦理运行的基本目标，有利于实现公共健康利益的最大化，因而是一种具有道德合理性的方针。比如，前面提到预防为主是我国艾滋病防治的基本方针，目前社会各界也已基本达成了艾滋病防治工作预防重于治疗的共识。究其原因，这是由艾滋病的预防和治疗两个方面的投入成本与客观效果决定的：相对而言，治疗的成本高于预防，但预防的效果好于治疗。从理论上说，所有人均可通过宣传教育和行为干预避免感染艾滋病。正是因为预防更有利于阻止艾滋病传播、维护最大多数人的健康、实现公共健康利益最大化，预防为主成为艾滋病防治的合理选择。

二是在质量上，实现可能的最高标准的健康水平，即通过国家的公共健康制度和政策安排，促使更多的健康人口达到可能的最高标准的身心健康水平。为此，必须正确认识和处理眼前和长远、整体和局部的关系。而为公共健康制度和政策提供价值导向、价值标准和价值评价，并借此引导公共健康制度和政策在设计和实施的过程中充分考量、合理调整眼前和长远、整体和局部的关系，正是公共健康伦理的一个重要任务。就眼前与长远的关系而言，在公共健康实践中，一些公共健康政策或措施可能对短期有利，但对长远不利；有些公共健康方案或行动策略则正好相反。在这样的情况下，实现公众健康水平的最高化，必须着眼于长远。这也正是公共健康伦理的内在要求。比如，2003 年我国在应对 SARS 危机中，对 SARS 疫情信息的公开问题曾引起很大争议。很多人担心完全公开不断上升的感染病例，会引起社会恐慌，造成社会不稳定。从短期看，的确如此；但从长远看，不公开疫情信息，不仅忽视了公众的知情权，而且由于公众不了解疫情的真实情况，很难理解国家的应对政策和措施，从而不能支持、配合和参与国家的应对方案和行动，不利于战胜疫情。在我国艾滋病防治早期采取的隔离、追踪、阻止艾滋病从外国的传入，试图通过公安部门的打击彻底铲除艾滋病高危人群等措施，从短期看的确有一定效果，卖淫、吸毒等艾滋病高危行为有所减少，但从长远看，这些政策导致了社会对艾滋病的过度恐惧，加剧了社会对艾滋病的歧视，不利于艾滋病防治的普遍可及。目前，"宽容策略"已经得到社会认可和接受。这一策略从短期看，似乎"纵容"了艾滋病高危人群的一些错误，不利于减少艾滋病高危行为；但从长远看，由于这一措施有利于艾滋病相关人群走出"地下"状态，实现艾滋病防治的普遍可及，从而成为我国艾滋病防治的重要策略。

就整体和局部的关系而言，由于在地域、民族、阶层、职业、文化程度等方面的差异，不同人群的健康状况和健康水平有不同程度的差异，在发病率、死亡率、平均寿命、生命质量等各个方面都不一样。在这样的情况下，实现尽可能高的健康水平，必须正确认识和处理整体健康利益与局部健康利益的关系，实现基本公共健康服务的均等化，使不同地区、不同民族、不同阶层、不同职业的人群达到大体一致的健康水平。《"健康中国 2030"规划纲要》明确提出了"强化覆盖全民的公共卫生服务""推进基本公共卫生服务均等化""使城乡居民享有均等化的基本公共卫生服务"的任务和要求。党的十九大报告作出了实施健康中国战略的重大部署，明确提出"要完善国民健康政策，为人民群众提供全方位全周期健康服务"。需要指出的是，实现公共健康服务和公共健康水平的均等化"不是平均化，是在区域、城乡、群体间

的相对均等"①；它并不意味着不同地区、不同群体间的公共健康服务和公共
健康资源分配的平均化，也不意味着不同地区和不同群体间的健康水平完全
一致。事实上，由于医疗卫生资源的稀缺和匮乏状态，也由于不同地区、不
同群体存在的各种主客观条件的差异，公共健康服务和资源分配总是存在一
定的差异，不同地区、不同群体间存在健康水平的差异是不可避免的；如果
硬要实现绝对的平均分配，则会因为违背客观情况和规律，最终不利于社会
整体公共健康的维护和实现。因此，在现有的社会经济和医疗水平条件下，
我们要实现的是基本公共健康服务的均等化和公众健康水平的大体一致。

（二）良好的公共健康道德状况

公共健康伦理运行基本目标的非物质化形式的公共善，集中表现为公共
健康领域社会道德的完善，即良好的公共健康道德状况。主要包括两点。

一是公共健康道德意识、道德规范和道德活动之间的良性互动以及伦理
关系的相对和谐。从公共健康伦理的表象形态或存在状态看，一方面，社会
上实际流行的公共健康道德意识、道德规范和道德活动应该是应世道德。它
由现实社会的经济关系和最优健康利益关系所决定，同当时整个社会的健康
利益关系协调需要相适应，与公共健康实践的历史发展趋势相一致，是社会
公共健康道德追求的根本方向。另一方面，公共健康道德意识、道德规范
和道德活动实现良性互动：先进的公共健康道德意识引领公共健康道德规
范和道德活动；符合社会性质、发展趋势和公共健康利益关系协调需要的
公共健康道德规范对公共健康道德意识和道德活动发挥有效的约束和导向
作用；富有效率、道德合理的公共健康活动应该接受先进的公共健康意识
和规范的指导和约束，并反过来成为先进公共健康道德意识和道德规范进
一步巩固和完善的实践基础和重要条件。从公共健康伦理关系看，在先进
的公共健康道德意识和道德规范的指导和约束下，人际、群体和社会各个
层面，政府及相关部门、医疗机构、公共健康专业机构、公共健康民间组织
及健康产业企业等群体主体之间及其与公众之间，以及不同地区、不同民族、
不同年龄阶段及不同疾病患者的群体等利益相关者之间的关系都达致相对和

---

① 郭喜等：《健康、人口与环境基本公共服务均等化研究》，中国社会科学出版社 2017 年版，第
49—50 页。

谐状态；其中存在的价值分歧、矛盾和冲突都在可控范围内，并能得到及时有效化解。

二是公共健康伦理功能优化和公共健康道德风尚淳正。其中，公共健康功能优化主要表现为公共健康伦理在公共健康实践中的地位越来越突出，功能和作用日益增强。它不仅可以为公共健康制度和政策设计提供应有的价值导向，为公共健康行为和活动提供道德准则的规导，而且可以为解决公共健康实践中价值选择难题提供伦理依据。从公共健康的现实实践看，无论是公共健康危机应对、各类疾病防控、公共健康风险管理各个领域，还是在宏观的公共健康政策、中观的公共健康组织和微观的公共健康活动的承担者和参与者个体各个层面，公共健康伦理所具有的认识、调节、导向、教育等功能都能得到充分发挥。公共健康道德风尚是在公共健康领域普遍流行的公共健康道德观念、道德标准、道德行为模式和道德习惯的总和，既包括符合社会发展趋势和健康利益关系协调需要的淳正、良好的道德风尚，也包括不符合公共健康建设需要、违背公共健康伦理发展趋势的不正、不良的道德风尚。公共健康道德风尚淳正是公共健康领域社会道德完善的题中之义和内在要求。具体而言，淳正、良好的公共健康道德风尚至少应该包括两个方面的内容。一方面，有利于维护公共健康和个体健康的社会道德观念和道德行为模式。人们普遍高度充分重视公共健康和个体健康的价值，把养成健康生活方式视为对自身和他人的道德责任，做到对自身和他人的健康负责。另一方面，良好的公共健康道德环境和道德氛围。全社会形成尊重生命、生命至上的普遍价值，以此为基础结成卫生健康共同体和命运共同体，形成团结互助、共同应对人类健康的共同敌人的良好氛围；在公共健康与公民权利的关系问题上，既反对重个人、轻集体的态度，也反对重集体、轻个人的倾向，实现公共健康与公民权利的辩证统一和同步实现；在社会一般人群和一些"少数人"的关系问题上，消除社会对一些特殊人群的歧视和排斥，尊重和保障"少数人"权利，营造平等、尊重、互助的社会道德氛围。比如，在艾滋病防控中，消除社会对同性恋者、艾滋病患者及受艾滋病影响的人群的歧视与排斥，是使这些人群走出"地下"状态，接受艾滋病检测、治疗和救助，实现艾滋病防治普遍可及不可或缺的重要一环。

二 个体善

与公共善一样，作为公共健康伦理运行的基本目标，个体善也包括物化和非物化的两种形式。物化形式的个体善所指向的实质内容即个体的健康利益或健康权利。个体健康权利平等是公共健康伦理运行目标物化形式个体善的集中表现。非物化形式的个体善集中表现为公共健康领域以个体道德责任感为核心的个体道德的完善；在公共健康实践中，直接表现为具有不同身份、承担不同角色的个人自觉履行义务、自觉承担责任。

（一）个体健康权利平等

如前所述，保障个体健康权利也是公共健康伦理的一个基本尺度，每一个体的健康权利都应该受到尊重和平等对待。可见，健康权利是一种应该人人平等享有的具有普遍性的权利，是"人人享有可能达到最高标准的，维持身体的生理机能正常运转以及心理良好状态的权利"①。健康权利的主体是所有人，"只要是伦理意义上的人，都应该享有健康权"②，主体完全平等是健康权利的本质特点。不论社会成员的身份与社会地位如何，每一个社会成员都应该享有平等的健康权利，国家应该为每一个社会成员提供平等的健康保障，"尽管人们之间存在各种差异，但是，他们不应当被不平等地对待"③。健康权利作为人人具有的一项基本权利，在任何情况下都应该受到保护。世界卫生组织的"人人享有健康权"战略，我国的"人人享有卫生保健"政策，都充分彰显了健康权利的普遍性和平等性。

但是，由于受到国家经济与社会发展程度以及健康政策等各方面条件的制约，各国不同人群健康权利实现状况呈现不同的特点，如老年人、残疾人、儿童、妇女、难民、犯人、少数民族、经济弱势群体及其他边缘人群的健康权利在不同国家的地位和实现状况千差万别。在这样的情况下，实现健康权利的平等共享，除强调健康权利主体的普遍性和平等性之外，还应该特别关注其特殊权利主体，实现从强调健康权利的一般主体向重视特殊主体的转变。

---

① 林志强：《健康权研究》，中国法制出版社 2010 年版，第 33 页。
② 林志强：《健康权研究》，中国法制出版社 2010 年版，第 129 页。
③ 卢风、肖巍主编：《应用伦理学导论》，当代中国出版社 2002 年版，第 196 页。

这是因为，"财富和权力的不平等，只有在他们最终能对每一个人的利益，尤其是对地位最不利的社会成员的利益进行补偿的情况下才是正义的"①。就健康权利的分配而言，分配的正义性首先应该体现在它的平等性，但这种状况只有在社会医疗卫生资源完全充足的情况下才可能做到。事实上，由于受到经济与社会发展水平的限制，医疗卫生资源总是处于相对不足的匮乏状态，医疗卫生资源的相对不足与人的健康需要之间始终是一对矛盾。在这样的情况下，健康权利的平等共享并不意味着完全平均分配，但这种不平等必须是在有利于处于社会最不利地位的弱势人群的情况下才是正义的。换言之，只有切实维护和保障社会弱势人群的健康权利，才谈得上真正实现健康权利的平等共享。

（二）个体健康责任共担

作为公共健康伦理运行基本目标的非物化形式的个体善集中表现为公共健康领域个体道德的完善，包括个体道德认识、道德判断和道德选择能力的提高；个体形成良好的道德行为习惯和道德品质；不断增强道德评价和道德反思的自觉性，不断提升自身的道德修养和道德觉悟、完善自身的道德人格和道德境界。个体道德的完善意味着个体对自身行为的社会意义和道德价值有充分了解，从而自觉遵守社会公共健康道德规范和道德要求，在公共健康实践中不断把社会公共健康道德规范和道德要求转化为自身内在的"良心"和道德品质。在个体道德完善的诸多因素中，核心是个体道德责任感的增强。与物化形式的个体善即个体健康权利相联系，作为非物化形式个体善的个体道德完善在公共健康实践中直观地表现为个体健康责任共担，即每一个体都能从自身角色出发自觉履行义务和承担责任。

事实上，个体健康权利平等与健康责任共担是不可侵害的两个方面。任何个体在享有平等的健康权利的同时，也必须承担相应的健康责任；每一个体履行健康义务和责任理应享有相应的健康权利。具体而言，个体健康责任共担除了指作为普通社会成员的个体所承担的对自己和他人健康负责、支持配合国家实施的公共健康政策措施、积极参与公共健康实践活动以及自觉服

---

① ［美］约翰·罗尔斯：《正义论》，何怀宏等译，中国社会科学出版社 1988 年版，第 16 页。

从公共健康利益等方面的义务和责任外，也包括政府、公共健康专业机构、医疗机构、民间组织、国际组织等群体或社会整体主体中的个体履行相应的职责。由于群体或社会整体主体承担责任最终必然落实到个体身上，因此，在行动上具体落实群体或社会整体主体责任的个体恪守职责也是公共健康领域个体道德完善的内在要求和现实表现。

三　公共善与个体善的统一

公共健康伦理运行基本目标的两个方面公共善与个体善是统一的：公共善是个体善的前提和保障，个体善是公共善的基础和目标；没有公共善的充分实现，个体善就无从谈起，而个体善的实现本身则意味着公共善的实现。具体地说，公共善与个体善的统一表现为两个方面。

一是公共健康利益与公民健康权利的统一。从总体上看，公共健康利益与公民健康权利两种基本价值目标是统一的、相辅相成的关系：公共健康利益是公民健康权利的前提和保障，公民健康权利是公共健康利益的基础和目标；没有公共健康利益，公民健康权利就无从谈起，而公民健康权利的实现本身则意味着公共健康利益的实现。当然，在一些特殊情境中，公共健康利益与公民健康权利之间也可能出现矛盾甚至冲突、对立。其之所以如此，主观因素在于，社会对公共健康利益与公民健康权利之间关系的认识存在偏差：由于二者在价值取向上存在明显差异，社会在对二者之间关系的认识上产生错觉，维护公共健康利益必须限制公民个人的健康权利，维护公民健康权利一定会影响公共健康利益，二者之间似乎是一种非此即彼的两难关系。公共健康利益与公民健康权利之间之所以会出现矛盾甚至严重对立的局面，客观因素在于，由于公共健康问题的复杂性，也由于公共健康利益与公民健康权利在价值取向上的明显差异，导致在公共健康实践中政府的一些公共健康政策和干预措施很难做到二者兼顾，在维护公共健康利益的同时，可能对包括健康权利在内的公民个体权利造成一定限制或损害。比如，在流行病暴发时期，对患者采取强制隔离、带有一定强制性的预防免疫等干预措施都可能对公民个体权利造成一定损害。强制隔离是在公共健康发展史上应用广泛的一种应对公共健康危机的措施，基本做法是把有传染性的患者、疑似患者置于没有传染风险的环境之中，以控制传染源、防止疾病传播。这种措施在维护公共健康利益的同时，对公民个体权利特别是人身自由权利的限制和损害是显而易见的。同样，在预防免疫中，公共健康利益与公民个体健康权利之间也存在明显的冲突。预防免疫作为维护公共健康的一种通行的做法，是以维护整体人口的健康利益为目标的，这种目标的实现可能意味着对公民个体权利的忽视；或者说，预防免疫所维护的公共健康利益，享有者虽然是整体人口，但实际上并不包括接受免疫的个人。因为接受免疫的都是无症状的个人，接受免疫可能出现不良反应、需要承担风险甚至不可预见的伤害。这就是杰弗里·罗斯所说的"预防悖论"："预防措施给社群带来大量利益，却没给每位参与的个人什么利益。"①

我们认为，作为公共健康伦理运行的两个基本价值目标，公共健康利益与公民健康权利是统一的。事实上，社会整体的公共健康利益是由个体健康利益构成的，个体健康利益的获得不能脱离社会整体的公共健康利益。因此，在公共健康利益与公民健康权利的关系问题上，既要看到二者之间的差异和对立，也要看到二者的统一和相辅相成。一方面，社会整体公共健康利益的实现离不开对公民健康利益的尊重和满足。社会整体人口的健康说到底是由一个个具体个人的健康组成的，国家为维护公共健康利益实施的各种政策措施最终目的是保障公民健康利益；如果公民健康利益不能得到保障，就不能说社会整体的公共健康利益得到了实现。另一方面，公民健康利益的保障离不开社会整体的公共健康利益的实现。社会是由一个个有利益诉求的个体组成的，个体利益的满足必须依赖群体和社会利益的实现。亚里士多德把个体与社会的关系比喻为水手和船舶的关系："作为一个团体中的一员，公民恰恰好像水手。水手们各有职司……各司其事的全船水手实际上齐心合力于一个共同目的，即航行的安全。"② 可以想象，在公共健康危机来临之时，如果国家不能有效应对，或者有效的政策措施因为可能造成对个体权利的一些限制和损害而被放弃，社会整体的公共健康利益不能得到保障，个体健康权利也就无从谈起。

二是公共健康领域社会道德完善与个体道德完善的统一。不言而喻，在公共健康领域，社会道德与个体道德都源于社会公共健康利益关系，表达的

---

① George Rose, *The Strategy of Preventive Medicine*, Oxford University Press, 1992, p. 12.
② ［古希腊］亚里士多德：《政治学》，吴寿彭译，商务印书馆1965年版，第123页。

都是公共健康利益关系的道德要求。所不同者在于，社会道德以宏观的公共健康利益关系为基础，是从宏观上实现社会整体公共健康利益的要求；而个体道德大多以微观的个体健康利益关系为基础，是从微观上实现个体健康利益的要求。现实地看，与一般社会道德和个体道德的关系一样，公共健康领域社会道德与个体道德也是作为一般与个别的关系联结在一起的。一方面，公共健康社会道德与个体道德互为生成的基础和来源。公共健康社会道德的完善包括公共健康伦理结构与功能的优化、公共健康道德风尚淳正，势必成为公共健康个体道德完善的基础和不可或缺的重要条件，是个体公共健康道德认识、道德选择、道德行为和道德评价的依据和指南。反过来说，公共健康个体道德的完善，特别是个体高尚的道德境界、理想的道德人格则是公共健康社会道德完善的先导和确证。另一方面，公共健康社会道德与个体道德在功能发挥上互相补充、互相促进。完善的公共健康社会道德充分发挥自身功能的一个重要条件就是使自己的内容和要求得到个体的认同和践行，内化为个体内心的道德法则和良心；而完善的公共健康个体道德充分发挥自身功能的一个重要条件则是使自己的内容和要求社会化，成为社会普遍认同的公共健康道德要求和标准。可见，完善的公共健康社会道德与完善的公共健康个体道德是相互补充、相互促进的关系；实现二者的辩证统一、相辅相成是公共健康伦理运行的基本目标。

第二节 公共健康伦理运行的外部机制及性质

公共健康伦理运行的外部机制是公共健康伦理作为一个相对独立的系统，基于同社会其他系统和要素的有机关联性而形成的运行机制。与公共健康伦理相互联系、相互作用的其他系统和要素不仅包括社会现实道德状况和水平，如社会道德教育和建设、社会道德关系、社会道德风尚等，也包括经济、政治及法律环境等各种社会因素。

一 公共健康伦理运行的外部机制

（一）内容上的互涵机制

公共健康伦理的外部机制在内容上是指公共健康伦理与社会其他系统和

要素的相互吸取、相互贯通，主要表现在公共健康伦理的内构要素、表象形态或存在状态与社会其他系统和要素的有机关联性。

从内构要素看，公共健康伦理所包含的四个基本要素，即公众健康、公民权利、健康正义和道德规范与社会其他系统和要素都存在相互吸取、相互贯通的有机关联性。公众健康作为公共健康伦理的价值目标，也是经济与社会发展的内在目标；公民权利作为公共健康伦理的价值尺度，也是经济、政治和法律建设和发展的最终目的；健康正义作为公共健康伦理的价值内核，是正义的价值理念在健康领域的现实观照，也是经济发展、政治文明和法治建设的一个基本价值诉求和价值关怀。这里主要分析公共健康道德规范与社会其他系统和要素存在的相互吸取、相互贯通的有机关联性。

公共健康道德规范是在公共健康领域用以指导、约束和评价主体公共健康行为和活动的善恶准则和行动指南，与经济、政治、法律规范相互吸取、相互贯通。如前所述，公共健康伦理的基本原则是公益、效用、公正、尊重。公益原则的基本要求是追求卫生资源的配置和利用效率，最大限度地满足维护和实现公共健康利益的需要。作为公共健康伦理的一个基本原则，公益原则也是公共健康领域一项重要法律原则。比如，《艾滋病防治条例》（2019年修订）是我国艾滋病防治的专门法律条例，其中明确规定了"艾滋病防治工作坚持预防为主、防治结合的方针"。显然，"预防为主"在很大程度上体现了公益原则，即把有限的医疗卫生资源用于保障全社会健康人群的艾滋病预防。效用原则作为公共健康伦理的一个基本原则，基本要求是在公共健康实践中把效用摆在优先考虑的位置，即在各种可能的政策和行动策略中优先选择对维护公共健康效用最大的方案。而效用本身是经济学的一个重要概念，效用原则本身也是一项重要的经济准则。公正原则作为公共健康伦理的一个基本原则，是用来判断公共健康制度和政策安排、公共健康行为和活动特别是对公共健康资源分配是否具有道德合理性的基本标准。但众所周知，公正原则不仅是一项伦理原则，同时也是一项重要的经济原则、政治原则、法律原则。

尊重原则作为公共健康伦理的一个基本原则，也是重要的政治、法律理念和准则。尊重原则的基本内容包括尊重人的生命和尊重人的自主性。显然，无论是尊重人的生命还是尊重人的自主性也都既是基本伦理理念和道德准则，也是重要政治和法律理念和准则。以尊重人的生命为例。尊重人的生命包括保障人的生命安全或生命存在以及尊重人的生命尊严两个方面。毋庸置疑，保障人的生命安全或生命存在是古往今来几乎所有国家、所有制度的一个共同的价值目标和价值追求。而人的生命尊严本身是一个多学科的概念，政治学、法学、社会学、伦理学等学科都非常关注和重视人的生命尊严，各学科都把人的生命尊严视为人的与生俱来、不可剥夺的内在价值和人类文明发展进步的深刻体现。可以说，保障人的生命安全或生命存在、尊重人的生命尊严既是一项重要的道德要求和伦理精神，也是一项重要的政治要求和法律精神。"生命尊严的必要条件是以人为主体。这里的'人'与法律上的自然人具有相同外延。"[①] 事实上，很多国家的宪法或法律对人的生命存在和生命尊严都有明确规定，并通过一定的经济、政治制度和政策措施予以保障和维护，成为人类政治和法律文明发展的一个重要维度。比如，德国宪法第一条明确规定"人的尊严不得侵害"，《德国民法典》还明确规定了生命权、身体权、健康权、自由权与姓名权等五种人格权；日本民法第一条把"人的尊严"作为民法总原则之一；《法国民法典》也明确规定"法律要确保人的优先性，禁止对人的尊严的一切损害，并且确保生命一开始就受到保护"。在我国，《中华人民共和国宪法》第38条规定"中华人民共和国公民的人格尊严不受侵犯"。我国《民法典》第1002条明确规定"自然人的生命安全和生命尊严受法律保护。任何组织或者个人不得侵害他人的生命权"。此外，我国《未成年人保护法》《关于残疾人保护法》《关于妇女保障法》中都有关于人格尊严的规定，彰显了我国宪法和法律对人的尊严的承认和尊重。

从表象形态或存在状态看，公共健康伦理所包含的公共健康道德活动、道德意识和道德规范与其他社会活动、意识和规范之间均存在相互吸取、相互贯通的有机关联性。其中，公共健康道德活动与社会其他系统和要素的有机关联性，不仅表现在内容或载体上的直接同一性，也表现在公共健康道德活动与经济活动、政治活动、法律活动及其他社会活动的不可分割性。事实上，并不存在纯粹道德意义上的公共健康活动；公共健康道德活动仅仅是从道德这一特定视角进行评价的公共健康活动，而从经济、法律、管理等不同角度看，公共健康活动同时也可能是一种经济活动、法律活动或社会管理活动。

---

① 韩跃红等：《生命伦理学视域中人的尊严》，云南教育出版社2017年版，第56页。

公共健康道德意识作为在公共健康活动中形成并用以影响、约束或支配公共健康活动的具有善恶意义的意识，所包含的社会公共健康道德意识和主体自身的公共健康道德意识两个方面，与其他社会意识特别是社会道德意识都存在相互吸取、相互贯通的密切联系。就前者而言，无论是自发的社会公共健康道德心理，还是自觉的社会公共健康道德意识，形成和作用的发挥都离不开一般社会道德心理和社会道德意识形式，是一般社会道德心理和社会道德意识形式在公共健康领域的具体反映和投射。特别是包括各种道德观念、道德思想和道德理论体系在内的社会道德意识形式对公共健康道德观念、思想、理论以及主体的公共健康道德意识的形成都有着重要的直接影响。就后者而言，作为主体对公共健康利益关系"应该怎样"的意识，一方面，离不开社会道德意识的影响和制约。比如，社会主义集体主义作为社会主义道德原则，既是认识和处理个人与集体、个人与社会之间关系的根本原则，也是认识和处理公共健康领域利益关系的道德原则，对主体在认识和处理公共健康利益关系时"应该怎样"的意识具有直接导向作用。另一方面，主体对公共健康利益关系"应该怎样"的意识也离不开对公共健康领域的实然状态的认识和把握，这种"是怎样"的意识作为对现实公共健康利益关系的客观把握，显然涉及或包含医疗卫生、经济、政治、法律及社会管理等多方面内容。

（二）功能上的互补机制

公共健康伦理的外部机制在功能上是指公共健康伦理作为一个相对独立的系统所具有的认识、调节、导向和教育功能与经济、政治、法律等各种因素的功能之间存在相互联系、相互作用的有机关联性，表现为公共健康伦理与相同性质的其他因素之间相互补充、相辅相成。这里，我们以相同性质的公共健康伦理与法律在功能上的相互借助、相互补充为例，来说明公共健康伦理运行在功能上的互补机制。

与公共健康伦理一样，公共健康法律也具有认识、调节、导向和教育等方面的社会功能。虽然，公共健康伦理与法律的各种功能在涉及的范围、视角、主体、尺度、方式、效力等方面都存在明显区别，但二者之间也相互联系、相互作用，特别是在实践中二者相互借助、相互补充的趋势日益增强。不仅公共健康伦理发挥社会功能需要借助法律功能的发挥，公共健康法律发挥社会功能也需要借助伦理功能的发挥；当公共健康伦理或法律力有不逮时，都需要对方的功能予以补充。

　　具体而言，公共健康伦理与法律在认识功能上的相互借助与相互补充主要表现在两个方面。一方面，在认识的角度和范围上相互补充。公共健康伦理与法律都有反映公共健康现实特别是公共健康利益关系的社会功能。其中，公共健康伦理对公共健康利益关系的反映主要是从人与人、个人与集体、个人与社会整体之间的健康利益关系，特别是从个人对他人、集体和社会整体健康利益的态度的角度；而公共健康法律则主要是从国家需要维护和实现的公共健康制度和秩序、公民的健康权利与义务的角度。显然，从个人对待他人、集体和社会整体健康利益的态度和国家需要维护和实现的公共健康制度和秩序是全面认识一定社会公共健康利益关系不可或缺的两个方面。公共健康伦理与法律的认识功能相互借助、相互补充，才能为人们认识一定社会的公共健康现实状况提供完整的信息。另一方面，公共健康伦理的认识功能是一种在事实认识基础上的价值认识，公共健康伦理对人们的公共健康行为与活动的评价是应当与否的价值评价，而公共健康法律的认识功能则是一种实然性的事实认识，公共健康法律对人们的公共健康行为与活动的评价是合法与否的事实评价。显然，在公共健康领域，事实认识与价值认识、事实评价与价值评价是不可分割、不可或缺的。公共健康伦理认识作为一种价值认识和价值评价，需要以事实认识和事实评价为基础，离不开包括法律认识在内的事实认识和事实评价。而公共健康法律认识需要以价值认识和价值评价为导向，离不开公共健康伦理的价值认识所提供的方向，公共健康法律评价要体现和合乎公共健康的价值导向和伦理精神。

　　公共健康伦理与法律在调节功能上也存在相互借助与相互补充的有机关联性。公共健康伦理与法律的调节功能虽然在调节的角度、范围和方式上有很大的不同，但作为调节公共健康行为和活动、协调公共健康利益关系的两种基本规范和手段，两者在很大程度上是相通的。公共健康伦理与法律在调节功能上的相互借助与相互补充表现在调节的范围、方式、时效等多个方面。从调节的范围看，公共健康法律是对人们的公共健康行为和活动的最起码的要求，而公共健康伦理则是对公共健康行为和活动的高层次的要求；同时，公共健康法律调节的是有法律明确规定的领域，而公共健康伦理调节的范围则不仅包括法律所无法企及的领域，也包括对法律调节的道德合理性的辩护或批判。从调节的方式看，公共健康法律调节侧重于外在的他律性、强制性调节，而公共健康伦理则侧重于内在的自律性、非强制性调节。人们的行为与活动不仅要遵循外在的法律规范，也要遵循自己内在的"良心"或道德法则。从调节的时效上看，公共健康现实状况和利益关系总是处于不断发展变化之中，公共健康法律具有稳定性，这种稳定性往往导致法律调节存在不同程度的滞后性；而公共健康伦理调节更具有灵活性，可以在一定程度上弥补公共健康法律调节的不足。总之，单纯的内在调节或外在调节，或者单纯的强制性调整或非强制性调整都有不足，单纯的公共健康伦理调节或单纯的公共健康法律调节都无法满足约束和规范公共健康行为和活动、协调公共健康利益关系的需要。公共健康伦理与法律的不足，正好可以通过相互借助、相互补充从对方那里得到弥补。

此外，公共健康伦理与法律在导向和教育功能上也需要相互借助、相互补充。公共健康伦理与法律都具有导向和教育功能。公共健康伦理和法律在约束人们行为的同时也在引导人们的行为；公共健康伦理和法律在发挥调节功能的同时对公众也有不同程度的实际教育作用。其中，公共健康伦理的导向和教育作用，主要表现为通过公共健康伦理调节功能的发挥，告诉人们"应该做什么"和"不应该做什么"；而公共健康法律的导向和教育作用主要表现为通过立法、司法、执法等活动调节公共健康利益关系，告诉人们"必须做什么"和"禁止做什么"。

"必须"与"禁止"、"应该"与"不应该"是调节人的行为不可或缺的两个层面：没有对"必须"与"禁止"的认识和把握，"应该"与"不应该"就失去了最低限度的基础和标准；而没有对"应该"与"不应该"的认识和把握，"必须"与"禁止"就失去了价值导向，人们的行为就失去了向更高的道德目标迈进的方向。二者只有相互借助、相互补充，才能共同完成引导和教育人们在遵守现有准则的同时追求更高的道德价值和道德目标的使命。

（三）目标上的互致机制

公共健康伦理的外部机制在目标上是指公共健康伦理与社会道德、经济、政治、法律的运行目标之间或直接或间接存在的有机关联性。公共健康伦理作为一个相对独立系统的运行有自己的预定目标，而社会道德、经济、政治、法律的运行也都有各自的预定目标。公共健康伦理的运行目标与社会其他系统和要素的运行目标之间存在或直接或间接的有机关联性。主要表现在两方面。一方面，公共健康伦理运行目标的设定要以社会道德、经济、政治、法律等各外部因素的运行目标为基础或条件。具体表现为，公共健康伦理的运行目标设定既不能脱离当时社会的道德运行目标和总体道德环境，也不能脱离当时社会的经济、政治发展状况及法律秩序和环境，需要以社会道德以及经济、政治、法律等因素的现实状况和运行目标作为背景、条件和重要依据。其中，社会道德的运行目标和道德环境是公共健康伦理运行目标设定的道德基础和现实条件。公共健康伦理的运行目标是社会道德运行目标的组成部分，社会道德的运行目标具有多向性、层次性和阶段性特点，不同社会群体、社会集团的人都可能选择不同的道德运行目标；在不同的时期和社会发展阶段，由于各种主客观条件的限制也存在不同的道德运行目标，进而使社会道德关系、道德环境和道德风尚呈现出不同的面貌。这一切对公共健康伦理的目标设定都有不容忽视的直接影响。

同时，经济、政治和法律的运行目标也是公共健康伦理运行目标的现实基础和条件。经济运行目标及其实现是公共健康伦理运行目标设定的经济基础。经济运行目标直接决定公共健康领域的资源投入水平，从而直接影响公共健康资源分配理念和方案，影响公共健康利益和公民健康权利的实现状况，影响不同地区、不同群体以及人与人、个人与社会之间的健康利益关系，进而在很大程度上影响着社会的公共健康道德观念和人们的公共健康道德认识水平。政治运行目标及其实现是公共健康伦理运行目标设定的政治基础。不言而喻，社会现实的政治制度、政治体制或直接或间接地决定着公共健康政策安排、公共健康治理体系以及医药卫生体制、基本医疗卫生制度、医疗保障制度、医疗卫生服务体系。因此，公共健康伦理运行目标的设定要以政治运行的目标为政治基础和重要依据。至于公共健康领域的法律，对公共健康伦理运行目标的影响就更加直接了。从规范及其功能上看，公共健康领域法律的运行目标与公共健康伦理的运行目标并无明确的界限；从一定意义上可以说，公共健康领域法律的运行目标本身也是公共健康伦理运行的最低层次的目标。

　　另一方面，公共健康伦理的运行目标是社会道德、经济、法律运行目标的组成部分或重要考量因素。公共健康伦理本身是社会道德大系统中的一个具体领域，因而公共健康伦理的运行目标是社会道德运行目标的有机组成部分，社会道德的运行目标内在地包含公共健康伦理的运行目标。在涉及公共健康问题和领域时，社会道德的结构和功能优化也内在地包含公共健康伦理的结构和功能优化，社会道德风尚淳正也内在地包含良好的公共健康道德环境和氛围。可以说，公共健康伦理的运行目标是社会道德运行目标的一个具体内容和组成部分；在关涉公共健康问题和领域时设定社会道德的运行目标应该充分考虑公共健康伦理的内容和要求。

　　同样，涉及公共健康问题的经济、政治、法律的运行目标也要以公共健康伦理的运行目标为重要考量因素，应以实现公共健康利益与公民健康权利、实现公共健康领域社会道德完善与个体道德完善作为重要考量依据。经济运行目标的设定既要注重效率，又要把公平和道德合理性摆在突出位置。如经济发展成果在不同地区、不同领域的公平分配；经济发展成果给公共健康领域带来的资源投入；经济发展与环境保护之间的关系，特别是是否有利于建设健康的自然生态环境和人文社会环境，等等。有关公共健康问题的政治和法律运行，包括公共健康治理结构和方式、公共健康体系和制度设计、公共健康政策安排以及公共健康领域法律法规的运行目标设定除了应该考虑社会的经济基础、政治制度和既有法律秩序，一个重要标准即道德合理性，是否有利于最大限度地实现公共健康利益和公民健康权利的统一，是否合乎公共健康伦理精神，是否符合公共健康伦理的运行目标。

　　以当前健康中国建设为例。健康中国建设作为社会系统工程，涵盖了医疗卫生、经济、政治、法律、文化、生态等各方面的建设。2016 年全国卫生与健康大会强调要"将健康融入所有政策"。"将健康融入所有政策"既是我国卫生与健康工作的重要方针，也是推进健康中国建设的重要途径。不言而喻，"所有政策"包括经济、政治、法律、文化、生态等各个方面的政策；在推进健康中国建设的过程中，全社会以及政府各部门要形成统一的健康价值观，既要完善顶层设计，又要细化具体政策，形成政策和社会合力。2016 年10 月 25 日中共中央、国务院印发并实施《"健康中国 2030"规划纲要》；党的十九大作出实施健康中国战略的重大部署，把健康中国建设上升为一项国家战略等，是健康中国建设的顶层设计。同时，社会和政府各部门要完善具体政策措施，形成政策和社会合力，如农业、市场监管、食品药品部门抓好食品安全、药品安全；卫生部门抓好医疗、健康服务和保障工作；环保和工业部门抓好生态环境建设；文化部门抓好人文环境建设，等等。应该说，"将健康融入所有政策"直接体现了有关公共健康问题的经济、政治、法律、文化等各方面的政策设计及运行目标要把健康摆在突出位置，要充分考量健康因素，把维护和促进全民健康作为自己的内在目标。而这也正是公共健康伦理的运行目标。正是从这个意义上说，有关公共健康问题的经济、政治、法律等系统和要素的运行目标设定需要以公共健康伦理的运行目标为深层次的重要考量因素。

二　公共健康伦理运行外部机制的性质

值得注意的是，公共健康伦理基于与社会道德、经济、政治、法律等其他系统和因素的有机关联性形成的外部机制对公共健康伦理的运行有积极与消极两种不同性质的作用。当公共健康伦理与外部因素具有大致相同的社会属性、价值目标和追求，包括经济、政治、法律和社会道德环境等外部因素与公共健康伦理的本质属性和内在要求相适应时，由此形成的外部机制对公共健康伦理的运行起积极的促进作用。否则，就会产生消极的干扰和阻滞。这里我们仍以中国为例来说明健康伦理运行外部机制的两种性质。

应该说，从总体上看，当前我国经济、政治、法律和社会道德环境与公共健康伦理的本质和内在要求是相适应的，基于与当前社会其他系统和因素的有机关联性形成的外部机制对公共健康伦理的运行起积极的促进作用。比如，我们说公共健康伦理也是一种利益伦理，公众健康与公民权利是公共健康伦理的两个基本价值目标。我国社会主义基本经济制度和市场经济的发展、注重效率与维护社会公平相协调的分配原则，与公共健康伦理的这一本质属性和客观要求不谋而合，对公共健康伦理的运行起正向的推动作用。我们说公共健康伦理也是一种制度伦理，公共健康制度作为调节公共健康利益关系的手段和公共意志的体现和表达，内蕴伦理精神、具有伦理功能、与伦理有价值统一性。而当前我国政治制度与法律体系总体上都具有正义性和道德合理性，与我国公共健康伦理的内涵与要求是相适应的。当然，我国政治制度与法律体系对公共健康伦理的积极促进作用更直接地表现为公共健康领域的制度与法律体系，如《中华人民共和国传染病防治法》，国务院《突发公共卫生事件应急条例》，中共中央、国务院《关于深化医药卫生体制改革的意见》，国家卫生计生委《突发事件卫生应急预案管理办法》《突发事件公共卫生风险评估技术方案（试行）》《国家基本公共卫生服务规范》等，都是根据我国国情和公共健康现实状况制定和实施的具有正义性的公共健康法律制度安排，与公共健康制度伦理的内涵和要求是相适应的。我们说公共健康伦理也是一种责任伦理，角色责任意识、整体责任思维和道德自律精神是公共健康责任伦理的基本要素。而当前我国社会主义道德体系与公共健康责任伦理的本质要求不谋而合，对公共健康伦理的运行起正向的促进作用。

相反，当经济、政治、法律和社会道德环境等外部因素与公共健康伦理具有不同的社会属性和价值目标时，形成的外部机制则会对公共健康伦理的运行起消极的干扰、阻滞甚至破坏作用。可以想象，如果公共健康伦理所处的外部因素是滞后的甚至是历史上过时的经济、政治、法律和道德体系，由此形成的外部机制总体上肯定会对公共健康伦理的运行起消极的阻滞和破坏作用。

以我国为例。当前我国社会其他系统和因素对公共健康伦理的运行总体上起促进作用的同时，也存在一些可能干扰、阻滞甚至破坏公共健康伦理运行的因素。比如，经济领域的见利忘义、不讲信用、欺骗欺诈的行为；政治领域的腐化堕落、官僚主义、形式主义等现象；道德领域对集体主义的片面理解、否认道德权利和极端利己主义、个人主义观念，等等，都是可能干扰、阻滞或破坏公共健康伦理运行的因素。以艾滋病防治面临的道德环境为例。在当前我国艾滋病防治中，仍然存在一些不利于公共健康伦理运行的因素。一是由于对集体主义的片面理解和对"少数人"的歧视与排斥问题，艾滋病患者和受艾滋病影响的人群的应有权利虽然在法律和政策上已有保障，但现实操作中仍然存在面临诸多难题。特别是艾滋病问题被道德化、社会对艾滋病的歧视仍未完全消除，至今把艾滋病视为道德的疾病、把艾滋病患者视为不道德者的人仍不在少数，导致艾滋病患者及受艾滋病影响的人群受到社会的歧视与排斥，与社会主义人道主义精神、艾滋病防治的宽容策略及艾滋病防治普遍可及的要求背道而驰。二是过于保守与过度开放的性道德观念，与抵御人类健康风险要求相适应的性伦理背道而驰，不利于艾滋病危险性行为干预，不利于阻断艾滋病性传播。其中，过于保守的性道德观念表现为主张"从一而终"、反对离婚，羞于谈性和性教育，甚至连安全套教育和推广都担心导致人们性行为的开放和混乱；过度开放的性道德观念则集中表现为对婚前性行为、婚外性行为的肯定和接受，主张性与爱、婚姻互相分离，甚至把性行为与握手、拥抱等一般动作相提并论。这些性道德观念不仅与艾滋病防治、维护公共健康的要求背道而驰，也在很大程度上干扰、阻滞公共健康伦理运行目标的实现。

第三节 公共健康伦理运行的内部机制及过程

从根本上说，公共健康伦理运行的外部机制是通过内部机制起作用的。公共健康伦理作为一个系统，各组成部分和要素不仅自身具有确定的机理和功能，而且相互之间存在有机关联性。公共健康伦理运行的内部机制即公共健康伦理作为一个系统因内部各组成部分和要素的有机关联性而形成的运行机制。

一 公共健康伦理运行的内部机制

从总体上看，公共健康伦理运行的内部机制与其外部机制的表现大体一致，也可以从内容上的互涵机制、功能上的互补机制、目标上的互致机制等三个方面来考察。这里我们分别以公共健康伦理的表象形态、公共健康伦理的三大"正面战场"以及公共健康伦理的三个层面为例来具体说明。

（一）内容上的互涵机制

从内容上看，公共健康伦理各组成部分和要素之间存在相互吸取、相互贯通。以公共健康伦理的内构要素、表象形态或存在状态为例。从内构要素看，公共健康伦理所包含的四个基本要素，即公众健康、公民权利、健康正义和道德规范之间是相互吸取、相互贯通的。公众健康作为公共健康伦理的价值目标，也是其他几个要素成立的前提和价值基础，没有公众健康，不仅公民权利、健康正义无从谈起，道德规范也会成为"空中楼阁"。公民权利作为公共健康伦理的价值尺度，也是其他几个要素的实质或最终目的：维护公众健康说到底要落实到维护每一位公民的个人权利；追求健康正义实质上是追求健康资源的正义分配，其价值目标也内在地包含着对公民个人权利的维护；确立道德规范对主体行为和活动予以规范和评价也是为了维护和实现公众健康和公民权利的价值目标。健康正义作为公共健康伦理的价值内核，不仅是公众健康、公民权利和道德规范的核心价值和基本主题，是协调人与人之间、不同社会群体之间、个人健康与公共健康以及全球健康利益关系的价值原则，也是维护和实现其他几个要素应该遵守的价值原则。健康正义通过对健康资源、制度和活动及健康利益关系的合理性的关注，或直接或间接地表达和体现着对维护公众健康和保障公民权利的愿望和追求。道德规范作为公共健康实践的行动指南，是维护公众健康、保障公民权利及实现健康正义的直接道德标准。

从表象形态或存在状态看，公共健康伦理所包含的公共健康道德活动、公共健康道德意识和公共健康道德规范在内容上也是相互吸取、相互贯通的。公共健康道德活动总是在一定的道德意识和道德规范的指导和约束下进行的，内在地包含或体现着一定的道德意识，或直接或间接地受到道德规范的影响和制约；同时也是公共健康道德意识和道德规范形成、巩固、完善或调整的实践基础，是一定公共健康道德意识和道德规范作用发挥和目标实现的基本载体和重要条件。公共健康道德意识既是直接指导和推动个体公共健康道德活动的心理和动因，是推动群体公共健康道德活动的思想动因，也是公共健康道德规范形成的思想前提。从一定意义上说，公共健康道德规范是一定社会公共健康道德意识的规范化表达。公共健康道德规范则体现了公共健康道德意识和道德活动的统一，它不仅是约束和调节公共健康行为和活动的道德准则、评判公共健康道德活动的标准，也是指导和制约公共健康道德意识的法则和应然标准，并往往通过内化为主体内心的法则和良心而成为公共健康道德意识的直接来源。公共健康道德规范一旦形成，对公共健康道德意识特别是人们的公共健康道德心理的形成、调整和变化，以及人们的公共健康道德活动都发挥直接的约束或导向作用；公共健康道德规范不仅是检视公共健康道德意识的必然法则，它还可以直接内化为人们的公共健康道德"良心"；不仅是规导人们公共健康道德活动、检视公共健康活动的道德合理性的标准，也会内化为主体的道德认识、道德情感、道德意志和道德品质，内化为主体内心的法则。

（二）功能上的互补机制

从功能上看，公共健康伦理各组成部分和要素之间存在相互影响、相互补充。以公共健康伦理的三大"正面战场"即公共健康危机应对伦理、重点疾病预防控制伦理、公共健康风险管理伦理为例。公共健康伦理所具有的认识、调节、导向、教育功能是公共健康危机应对伦理、重点疾病预防控制伦理、公共健康风险管理伦理分别发挥各自功能并相互补充、形成合力的结果。其中，公共健康危机应对伦理的主要功能是为国家应对公共健康危机提供伦理方案，为国家应对公共健康危机的政策措施提供伦理依据、伦理论证、伦理辩护或批判，约束、调节或引导主体在应对公共健康危机中的行为和活动，并对之进行道德评价。重点疾病预防控制是维护公共健康的一个突出方面，公共健康领域的许多制度和政策都是围绕重点疾病的预防控制而设计和实施的。重点疾病防控伦理的主要功能就是为国家制定和实施重点疾病防控的制度和政策提供伦理依据，对主体在疾病防控中的行为和活动予以伦理约束、调节并进行道德评价。公共健康风险管理则是公共健康实践的一个惯常领域。无论是发生公共健康危机和重要疾病的特殊时期，还是在日常生产和生活中，公共健康风险管理都十分重要。作为用以约束和调节公共健康风险管理的伦理精神和道德要求，公共健康风险管理伦理的主要功能无疑是为公共健康风险沟通和公共健康风险控制，包括公共健康风险回避、风险预防、风险转移等方面提供价值导向、道德准则，并对已经实施的公共健康风险管理政策和措施、行为和活动予以道德评价。

公共健康危机应对伦理、重点疾病预防控制伦理、公共健康风险管理伦理的功能发挥既相对独立，又相互影响、相互补充。公共健康危机应对伦理虽然是在发生公共健康危机的极端和特殊情况下对公共健康实践的伦理要求和伦理检视，但其形成的道德规范和道德意识对重点疾病防控和公共健康风险管理也具有或直接或间接的指导意义，有的往往直接用以作为重点疾病防控和公共健康风险管理的伦理要求并直接发挥现实功能。重点疾病预防控制伦理作为公共健康伦理的一个主要战场，在包括艾滋病等传染病和职业病等非传染病在内的重点疾病预防控制中形成的道德规范和伦理精神往往是社会应对公共健康危机的伦理基础，对公共健康风险管理也具有或直接或间接的指导意义。公共健康风险不仅广泛存在于食品和饮用水、公共场所、农药和新化学品、辐射等各个领域，也存在于公共健康危机和包括艾滋病等传染病和职业病等非传染病在内的各种重要疾病之中，因此，公共健康风险管理伦理也总是不同程度地应用于公共健康危机应对和疾病防控。可见，公共健康危机应对伦理、重点疾病预防控制伦理、公共健康风险管理伦理三者从各自领域出发，互相影响、互相补充、形成合力，共同体现和发挥公共健康伦理的整体功能。

（三）目标上的互致机制

从目标上看，公共健康伦理内部各组成部分和要素之间存在相互促进、相辅相成。以公共健康伦理的三个层面即公共健康政策伦理、公共健康组织伦理、公共健康角色伦理为例。如前所述，公共健康伦理运行的基本目标是实现包括公共健康利益最大化、良好的公共健康道德状况在内的公共善与包括个体健康权利平等、个体健康责任共担在内的个体善的统一。这一目标的实现必然是公共健康伦理三个层面的目标分别实现并相互促进和"共赢"的结果。其中，宏观层面的公共健康政策伦理作为对社会公共健康政策方面提出的伦理问题和道德评价，基本目标是促进更具道德合理性的公共健康政策的出台和实施，从而在宏观整体上促进公共健康资源的合理分配，进而实现公共健康利益最大化、促进良好的公共健康道德风尚的形成。中观层面的公共健康组织伦理作为对公共健康组织在实施公共健康行为和活动时应遵循的伦理原则和规范，基本目标是通过认识与评价、规范和调节公共健康组织的行为和活动，促使公共健康行为和活动朝着道德合理的方向进行，实现公共健康利益关系的和谐，从而实现公共善与个体善的统一。微观层面的公共健康角色伦理作为对微观公共健康主体即个体在公共健康活动中承担的不同角色的伦理要求，基本目标是促使个体承担自身的角色职责和要求，实现个体权利与义务的统一。

公共健康政策伦理、公共健康组织伦理、公共健康角色伦理三个层面的目标既相对独立，又相互依赖、相互促进。公共健康政策伦理要以公共健康组织伦理和角色伦理为基础和来源，其目标设定既要反映和体现公共健康组织伦理的价值追求，也要反映和体现民众的健康利益和需要。同时，公共健康政策伦理一经形成，就会成为公共健康组织伦理和角色伦理的规范和价值导向。公共健康组织伦理既要汲取公共健康政策伦理的基本精神，以公共健康政策伦理作为自己的价值导向，又要汲取公共健康角色伦理的道德观念，反映和体现个体的需要和价值追求，并在很大程度上直接制约着公共健康角色伦理的目标设定和实现。公共健康政策设计和实施、公共健康组织的行为和活动，最终必须通过个体（包括公共健康组织的管理者、公共健康专业人员以及普通社会成员）的行为和活动来体现。因此，公共健康角色伦理既是公共健康政策伦理和组织伦理的重要来源，又离不开公共健康政策伦理和组织伦理的价值导向，其目标设定要自觉认同和服膺公共健康政策伦理和组织伦理的价值目标，其目标实现的过程要遵循公共健康政策伦理和组织伦理的价值精神和道德规范。

二 公共健康伦理运行的过程

由于公共健康伦理的对象与公共健康实践是重合的，公共健康伦理运行的过程与公共健康实践的过程基本一致。一般而言，公共健康实践的过程主要包括公共健康决策、公共健康干预、公共健康服务、公共健康保障等四个基本环节。其中，公共健康决策是国家对公共健康领域的制度和政策、公共健康事件应对方案和措施等方面的权威性设计和规定；公共健康干预、服务、保障则是对公共健康决策予以实施和落实、把公共健康决策转化为现实的维护公共健康的行动进而实现公共健康决策预定目标的活动。公共健康伦理运行的过程，就是把公共健康伦理的基本原则、伦理精神和价值观念运用于公共健康决策、干预、服务和保障等四个基本环节之中，分别对公共健康决策的价值取向、公共健康干预的目的和手段、公共健康服务的行为和过程以及公共健康保障的原则和方式进行伦理上的规导，从而促使和保证公共健康决策、干预、服务和保障都朝着合乎公共健康伦理的应然要求和标准的方向发展。因此，公共健康决策的伦理导向、公共健康干预的伦理规制、公共健康服务的伦理反思、公共健康保障的伦理检视就是公共健康伦理运行的四个基本环节。这里我们主要以我国新冠疫情防控为例来说明公共健康伦理运行的具体过程。

（一）公共健康决策的伦理导向

决策的字面意思是决定战略、策略或方法，即主体根据各种主客观条件在多个可能的战略、策略和方法中选择其中的一个作为自己的行动方案。公共健康决策即在公共健康领域的决策，指主体（政府、公共健康机构和组织）为实现公共健康目标，根据各种主客观条件，在掌握相应的公共健康信息的基础上，选择、决定维护公共健康方案的过程。公共健康决策涉及的范围很广，如对公共健康制度和政策的选择和决定、应对公共健康事件和公共健康危机的行动方案的选择和决定、医疗卫生资源分配方式的选择和决定等，都是公共健康决策的重要内容。从决策者所处的情境看，公共健康决策包括常规性决策和非常规性决策。公共健康常规性决策也称规范性决策，是指决策者在日常公共健康实践中为解决一般性或例行性公共健康问题所作的决策；公共健康非常规决策即应急决策，则是"在紧急状态和不确定性很高的情境下，受到时间、资源和等约束的压力，以控制危机蔓延为目标，调动有限决策资源，经过全局性考量和筹谋之后，通过非常规、非程序化手段所作的快速决断"①，比如，应对"非典"、禽流感、新冠疫情防控决策以及由公共安全危机导致的公共健康危机应对决策等，都属于公共健康应急决策。

从层次上看，公共健康决策包括从中央到省（直辖市、自治区）等地方各级政府多个层次。以我国新冠疫情防控决策为例。在国家层面，中央政治局常委会为应对疫情专门召开多次会议，对疫情防控作出了总体战略决策和全面部署，如疫情防控要坚持全国一盘棋；"坚决打赢疫情防控的人民战争、总体战、阻击战"；"坚决做到应收尽收、应治尽治，提高收治率"，等等。中央政治局常委会作出的决策是新冠疫情防控的最高决策。国务院作为最高国家行政机关，统一领导各部门和各级地方政府的疫情防控工作。同时，新冠疫情防控也是各级地方政府治理体系和治理能力的一次"大考"，新冠疫情防控成为一段时期各级地方政府决策议程中的核心事项，成为一段时期各级决策者面临的主要挑战。各级地方政府针对疫情防控纷纷开启"政策实验"。

公共健康决策的伦理导向是公共健康伦理运行的首要环节。在影响公共

---

① 朱凤才、沈孝兵主编：《公共卫生应急——理论与实践》，东南大学出版社 2017 年版，第 139 页。

健康决策的经济、政治、文化甚至宗教、个人的情感等诸多因素中，伦理因素是一个越来越重要的因素。事实上，从伦理学角度看，公共健康决策也是一种价值选择和价值决策，即主体在各种可能的政策措施和行动方案中作出价值权衡和选择的过程。正因为公共健康决策实质上是一种价值选择和价值决策，在评价公共健康决策合理性的因素中，道德合理性日益受到重视。能否协调科学合理性、法律合理性、道德合理性之间的关系，是公共健康决策有效性的关键。"一个国家的卫生政策反映了它的价值观念"①，公共健康决策离不开价值观念和道德理性的"向导"。比如，在公共健康制度和政策的选择和决定中，让更多社会成员受益还是让一部分社会成员受益，如何对待社会弱势群体、"少数人"的权利；在应对公共健康事件和公共健康危机的行动方案的选择和决定中，如何处理事件和危机当事者与社会公共健康利益的关系；在医疗卫生资源分配方式的选择和决定中，资源主要用于高技术的研发还是基本卫生保健，资源主要用于预防还是治疗，资源在国家不同地区、不同群体之间以及重点疾病防控、应对公共健康危机等不同领域之间如何分配等，都离不开价值选择和伦理导向。在公共健康决策的众多领域中，一个关键问题是资源分配。从这个意义上说，公共健康决策在本质上是医疗卫生资源分配政策的选择和决定。公共健康决策的伦理导向作为公共健康伦理的第一个环节，就是要力求通过具有道德合理性的医疗卫生资源分配政策，使有限的资源最大限度地发挥维护公共健康的功能，有效协调不同地区、不同群体、不同领域的资源需要和利益关系。

（二）公共健康干预的伦理规制

公共健康干预是维护公共健康一个不可或缺的重要环节。它指的是"采取各种政策的和技术的措施，通过管制、诱因（正负刺激）、救济以及公众参与等干预机制和程序，预防、控制和消除不利于健康的因素和健康危害隐患，达到保护和增进公众健康的目的"②。公共健康干预涉及的范围十分广泛，应对艾滋病、"非典"、禽流感、甲型 H1N1 流感、新冠等流行病传播、环境污

---

① 邱仁宗：《生命伦理学》，中国人民大学出版社 2010 年版，第 194 页。
② 马洪亮、王飞：《环境健康领域公共卫生干预的必要性和发展定位》，《河北大学学报》（哲学社会科学版）2014 年第 5 期。

染事件和公共安全危机所引发的各种公共健康危机、重点疾病的防控、公共健康风险控制等各个方面都离不开一定的公共健康干预措施。

公共健康干预需要伦理规制。实施公共健康干预措施的直接目标无疑是维护公共健康，但在实施干预的过程中不可避免地会触及公民个人权利。传染病疫情防控的重要环节之一，就是通过隔离患者、强制检测、追踪密切接触者等各种强制性干预措施，切断传染源、阻断传播途径，从而达到阻止疫情扩散、维护公共健康的目的。显然，这些干预措施直接关系到每一位公民的个人权利。从某种意义上说，保障公民的各项权利不仅应该成为疫情防控各项政策措施的一个基本标准和尺度，而且应该成为疫情防控的最终目标。当然，由于疫情防控的紧迫性、复杂性，也由于公共健康与公民权利在价值取向上的差异性，在疫情防控中，政府的强制性干预措施会对公民个人权利造成不同程度的限制或牺牲。

公共健康干预有两种常见的措施，即预防免疫和强制隔离。其中，预防免疫作为一种公共健康的事前干预措施，能够使社会广大公众受益，但也会使接受预防免疫的个人遭受伤害或风险，由此造成健康利益与伤害、风险的不平衡，造成公共健康与个人权利之间的冲突。而强制隔离作为一种公共健康的事后干预措施，基本做法是把具有传染性或可能具有传染性的病人与其他人强制分开。显然，强制隔离的直接目的是控制传染源、防止疾病传播，维护公共健康，但其做法本身直接意味着对病人自由权利的限制或侵犯。可见，无论是事前的预防免疫还是事后的强制隔离，都可能直接导致公共健康与公民个人权利之间的对立和冲突。在这样的情况下，从伦理的角度对公共健康干预的目的和手段进行考量和评价就显得十分重要。

具体地说，公共健康干预的伦理规制包括多方面的内容。从道德原则的角度看，就是要坚持公益与公正的统一。虽然，从根本上说，社会整体的公共健康利益与社会成员的个人权利是一致的：社会整体的公共健康利益是每一位社会成员的个人权利的前提和基础，没有了社会整体的公共健康，社会成员的个人权利无从谈起。但在实践中，二者也可能发生矛盾和冲突。比如，封城、封小区、封村、封路政策就是对人们的自由行动的限制；对传染病患者实施强制隔离治疗、对疑似患者实施强制隔离检测、对密切接触者实施追踪和强制隔离观察措施，对个人权利的限制也是显而易见的。在公共健康与公民权利发生悲剧性冲突的情况下，一方面，为了维护公共健康必须采取一定的干预措施；另一方面，公共健康干预措施对公民个人权利的限制必须是必要的和最小化的；同时，必须对公民权利受到损害的部分予以补偿。从道德原则的角度看，前者即公益原则，后者即公正原则。

（三）公共健康服务的伦理反思

一般地说，公共健康服务可以分为基本的和非基本的两大类。对基本的公共卫生服务项目，在国家相关政策文件中一般都有明确规定。比如，我国卫生部、财政部、人口计生委2009年联合制定的《关于促进基本公共卫生服务逐步均等化的意见》（卫妇社发〔2009〕70号）指出，"现阶段，国家基本公共卫生服务项目主要包括：建立居民健康档案，健康教育，预防接种，传染病防治，高血压、糖尿病等慢性病和重性精神疾病管理，儿童保健，孕产妇保健，老年人保健等"[①]。2017年国家卫生计生委发布的《国家基本公共卫生服务规范（第三版)》所涉及的基本公共卫生服务包括12个项目，即"居民健康档案管理、健康教育、预防接种、0—6岁儿童健康管理、孕产妇健康管理、老年人健康管理、慢性病患者健康管理（包括高血压患者健康管理和2型糖尿病患者健康管理）、严重精神障碍患者管理、肺结核患者健康管理、中医药健康管理、传染病及突发公共卫生事件报告和处理、卫生计生监督协管"[②]。2019年国家卫健委发布《新划入基本公共卫生服务相关工作规范(2019年版)》，把地方病防治、职业病防治和重大疾病及危害因素监测等19项工作划入基本公共卫生服务。[③] 2020年卫生健康委、财政部、中医药局联合发布的《关于做好2020年基本公共卫生服务项目工作的通知》（国卫基层发〔2020〕9号）要求"主要由基层医疗卫生机构提供服务的基本公共卫生服务项目由各地依据《国家基本公共卫生服务规范（第三版)》推进工作"[④]。

---

① 卫生部、财政部、人口计生委：《关于促进基本公共卫生服务逐步均等化的意见》（卫妇社发〔2009〕70号），2009年7月9日。

② 国家卫生计生委：《国家基本公共卫生服务规范（第三版)》，2017年2月。

③ 参见国家卫健委《新划入基本公共卫生服务相关工作规范（2019年版)》，2019年9月。

④ 卫生健康委、财政部、中医药局：《关于做好2020年基本公共卫生服务项目工作的通知》（国卫基层发〔2020〕9号），2020年6月12日。

公共健康服务需要伦理反思。这种反思主要包括两个方面。一是对基本公共卫生服务具体项目实施的伦理反思，包括各类项目的资源分配、不同人群的健康利益关系以及具体的公共健康服务理念、服务态度及服务者的职业道德，等等。比如，在国家基本公共卫生服务——传染病防治中，全力救治患者就是一项基本的公共健康服务。在新冠患者的救治中，国家提出了"应治尽治""分类、分级、分层开展患者救治"以及"四集中"即集中患者、集中专家、集中资源、集中救治等原则和要求。但在疫情防控初期，由于新冠疫情紧迫、医疗卫生资源紧缺，很多地方的很多医院无法同时满足所有病人的救治需要，从而各类不同疾病患者的救治需要之间发生了尖锐的矛盾和冲突。这种矛盾和冲突从表面上看是不同患者之间的冲突，但实质上是病人权利与公共健康的冲突，即为优先应对疫情、维护整体的公共健康，不得已作出优先满足一部分患者的救治需要，而暂停其他一些疾病患者的救治。

二是宏观层面的公共卫生服务均等化问题。2011年我国卫生部在《国家基本公共卫生服务项目（2011年版）100问》中对国家基本公共卫生服务均等化作出了明确界定："国家基本公共卫生服务均等化是指每位中华人民共和国的公民，无论性别、年龄、种族、居住地、职业、收入，都能平等地获得基本公共卫生服务。"① 这一界定一直沿用至今。应该说，基本公共卫生服务均等化本身具有浓郁的伦理意蕴和重要的伦理意义。公共卫生服务均等化并不是绝对平均，而只是相对均等和底线均等；它并不意味着所有社会成员都享有完全相同的公共卫生服务，而只是保障所有社会成员都享有一定标准的基本公共卫生服务。这本身体现着公平正义的伦理原则和价值取向：基本公共卫生服务均等化，首先意味着机会均等，即每一位社会成员均等地享有公共卫生服务的机会；其次意味着结果均等，即每一位社会成员实际享有的基本公共卫生服务在数量、质量上的均等。同时，基本公共卫生服务均等化也是对政府的责任伦理要求。政府是社会的代表，既然财政收入来自全体社会成员，包括基本公共卫生服务的财政支出也必须用于全体社会成员。因此，实现基本公共卫生服务均等化是政府履职尽责的要求和体现，它

---

① 卫生部：《国家基本公共卫生服务项目（2011年版）100问》，2011年10月。

"既表明了政府对每一个人生存质量的关切，又彰显了政府维护健康公平的责任意识"①。

但是目前，从世界范围看，基本公共卫生服务还远未实现均等化。2015年6月12日世卫组织和世界银行联合推出的一份报告指出，"4亿人不能获得基本卫生服务，并且低收入和中等收入国家6%的人口因卫生支出而陷入或更深地陷入赤贫"②。在我国，基本公共卫生服务在地区之间、城乡之间、群体之间也还存在明显的差距，基本公共卫生服务均等化也仍然是国家发展的一个重要目标。《中共中央、国务院关于深化医药卫生体制改革的意见》（中发〔2009〕6号）中明确提出"促进城乡居民逐步享有均等化的基本公共卫生服务"。卫生部、财政部、人口计生委2009年联合制定的《关于促进基本公共卫生服务逐步均等化的意见》（卫妇社发〔2009〕70号）则明确提出了我国实现基本公共卫生服务均等化的具体目标，即"到2011年，国家基本公共卫生服务项目得到普及，城乡和地区间公共卫生服务差距明显缩小。到2020年，基本公共卫生服务逐步均等化的机制基本完善，重大疾病和主要健康危险因素得到有效控制，城乡居民健康水平得到进一步提高"。2016年中央印发的《"健康中国2030"规划纲要》对推进基本公共卫生服务均等化作了具体安排：要"推动健康领域基本公共服务均等化，维护基本医疗卫生服务的公益性，逐步缩小城乡、地区、人群间基本健康服务和健康水平的差异，实现全民健康覆盖，促进社会公平"③。党的十九大明确提出了"为人民群众提供全方位全周期的健康服务"的新要求。这一切都表明实现基本公共卫生服务均等化仍然是我国公共健康建设的一个重要目标。显然，基本公共卫生服务不均等，也是社会缺乏公平正义的一个重要表现，严重影响社会伦理关系和社会和谐。因此，对基本公共卫生服务进行伦理反思，用公平正义、责任伦理、权利与尊严平等的伦理原则和价值理念来引导公共卫生服务的分配也是公共健康伦理实践的基本环节。

---

① 樊立华主编、孙涛副主编：《基本公共卫生服务均等化理论与实践》，人民卫生出版社2014年版，第49页。

② 人民网：《世卫组织：全球4亿人缺乏基本医疗服务》，2015年6月13日，http://world.people.com.cn/n/2015/0613/c1002-27148452.html。

③ 中共中央、国务院：《"健康中国2030"规划纲要》，2016年10月25日。

（四）公共健康保障的伦理检视

一般地说，公共健康保障有两层含义：一是在实施传染病、慢性病、地方病、职业病等重大疾病防治，突发公共卫生事件预防和处置等具体公共卫生服务项目以及一些地区、部门或单位针对具体活动如奥运会、大型会展活动的公共健康保障；二是国家宏观层面面向全社会和全体国民的医疗卫生保障。不同国家基于自身的历史和现实国情，形成了不同的公共健康保障模式。经济合作与发展组织（OECD）曾把各国公共健康保障模式分为三大类，即以英国、意大利、西班牙、新西兰为代表的国民医疗保障模式（以政府管理为特征，医疗机构国有国营，医疗费用基本由财政支付），以德国、法国和日本为代表的社会保险模式（以强制保险为特征，医疗机构既有国有也有私有，由雇佣者和个人一起承担保险金），以美国为代表的个人保险模式（以市场化医疗保障为特征，医疗机构完全私有，由个人和企业负担保险金）。[1] 我国的公共健康保障实行社会统筹保险与国家财政保障相结合的模式，由国家、企业和个人共同承担保险金。从发展趋势看，现代公共健康保障日益从单一的医疗保险模式向包括预防保健在内的多元保障模式发展。我国在"非典"事件之后，也逐步改变了过去单一的医疗保障模式，以预防保健为主、个人参与与社会保障相结合的公共健康保障模式逐渐成型。正如党的十八大报告所指出的，要"改革和完善企业和机关事业单位社会保险制度，整合城乡居民基本养老保险和基本医疗保险，保险逐步做实养老保险个人账户，实现基础养老金全国统筹，建立兼顾各类人员的社会保障待遇确定机制和正常调整机制"，"健全全民医保体系"。[2] 党的十九大强调，要"全面实施全民参保计划。完善城镇职工基本养老保险和城乡居民基本养老保险制度，尽快实现养老保险全国统筹。完善统一的城乡居民基本医疗保险制度和大病保险制度"[3]。党的二十大进一步要求，要"健全覆盖全民、统筹城乡、

---

[1] 参见 Ken Judge, "Financing and Delivering Health Care: A Comparative Analysis of OECD Countries", *Social Policy*, 1988, Vol. 17, No. 4, pp. 547–548。

[2] 胡锦涛：《坚定不移沿着中国特色社会主义道路前进 为全面建成小康社会而奋斗——在中国共产党第十八次全国代表大会的报告》，人民出版社 2012 年版，第 19 页。

[3] 习近平：《决胜全面建成小康社会 夺取新时代中国特色社会主义伟大胜利——在中国共产党第十九次全国代表大会上的报告》，人民出版社 2017 年版，第 47 页。

公平统一、安全规范、可持续的多层次社会保障体系"，"促进多层次医疗保
障有序衔接，完善大病保险和医疗救助制度，落实异地就医结算，建立长期
护理保险制度"。①

　　公共健康保障的伦理检视也是公共健康伦理实践的一个重要环节。无论
是具体公共卫生服务项目和具体活动的公共健康保障，还是宏观层面的医疗
卫生保障都有诸多问题需要予以伦理检视。其中，宏观层面公共健康保障中
需要检视的伦理问题主要有三个方面。一是发展伦理问题。传统的发展观
片面强调以 GDP 为核心的经济增长和经济发展，很大程度上付出了牺牲生
态环境和社会福利等方面的重要代价，一定程度上忽视了包括公共健康在
内的社会发展，忽视了人的全面发展。"健康是促进人的全面发展的必然要
求，是经济社会发展的基础条件，是民族昌盛和国家富强的重要标志，也
是广大人民群众的共同追求。"② 而在相当长的一段时期内，国家公共财政的
主要投入是放在经济建设上，而在公共健康方面的投入相对不足，导致公共
健康事业发展滞后于经济增长。2018 年中国卫生领域政府财政支出 1.6 万亿
元，占 GDP 比重不到 1.7%。③ 具体到公共健康保障，保障的重点在预防保
健、基本医疗以及大病和住院三个方面所作的选择，也深刻体现着发展伦
理观念。比如，在我国农村，目前保障的重点仍然是大病和住院这一成本
高但涉及面相对较窄的方面，而忽视了成本较低、涉及面最广的预防保健
和基本医疗，其实际效用及道德合理性问题均值得关注。

　　二是分配伦理和公平正义问题。目前，在我国，城乡之间、不同地区之
间以及不同群体之间所享受的健康保障水平还存有较大差距。以城乡差距为
例。改革开放以前，我国在国有、集体企业和国家、集体单位实行公费医疗
制度，人口覆盖率在五分之一，而占人口绝大多数的农村人口都未纳入医疗
保障的范围。今天看来，这种制度显然不符合分配正义。改革开放以来，我
国不断加快医疗保障改革步伐。2003 年开始在全国部分县（市）试点新型农

　　① 习近平：《高举中国特色社会主义伟大旗帜 为全面建设社会主义现代化国家而团结奋斗——在
中国共产党第二十次全国代表大会上的报告》，人民出版社 2022 年版，第 49 页。
　　② 习近平：《在全国卫生与健康大会上的重要讲话》，《人民日报》2016 年 8 月 21 日。
　　③ 参见光明网《疫情提示了公共卫生体系的建设方向》，2020 年 2 月 24 日，http：//guancha.
gmw. cn/2020－02/24/content_33585390. htm。

村合作医疗制度，2010 年逐步实现基本覆盖全国农村居民。根据我国卫生和计划生育委员会发布的《2013 年我国卫生和计划生育事业发展统计公报》，截至 2013 年年底，全国有 2489 个县（市、区）开展了新型农村合作医疗，参合人口数达 8.02 亿人，参合率为 98.7%。① 国家卫健委发布的《2019 年我国卫生健康事业发展统计公报》显示，"2019 年，每千农村人口乡镇卫生院床位达 1.48 张，每千农村人口乡镇卫生院人员达 1.56 人"；"2019 年底，全国 53.3 万个行政村共设 61.6 万个村卫生室。村卫生室人员达 144.6 万人"。② 这在很大程度上缓解了农民因病致贫、因病返贫现象，但仍存在一些问题。其中，最重要的是全国卫生总费用在农村与城市的分配仍有明显差距。根据我国卫生和计划生育委员会发布的《2012 年我国卫生和计划生育事业发展统计公报》，2011 年，中国卫生总费用达 24345.9 亿元，其中城市为 18571.9 亿元，占比为 76.3%；农村为 5774.0 亿元，占 23.7%。2011 年，中国人均卫生费用 1807.0 元，其中城市 2697.5 元，农村 879.4 元。也就是说，城市人均医疗费是农民人均费用的 3 倍以上。③ 从 2013 年开始，《我国卫生和计划生育事业发展统计公报》不再分别报告城市和农村的卫生费用和所占比例。如 2019 年国家卫健委发布的《2019 年我国卫生健康事业发展统计公报》显示，"2019 年全国卫生总费用预计达 65195.9 亿元，其中：政府卫生支出 17428.5 亿元（占 26.7%），社会卫生支出 29278.0 亿元（占 44.9%），个人卫生支出 18489.5 亿元（占 28.4%）。人均卫生总费用 4656.7 元，卫生总费用占 GDP 百分比为 6.6%"④。事实上，我国城市与农村医疗卫生服务、城乡居民医疗保健支出仍然存在较大差距。2018 年中国城镇居民人均医疗保健支出为 2011 元，而中国农村居民人均医疗保健支出为 1194 元。⑤ 由于新型

① 参见国家卫生计生委《2013 年我国卫生和计划生育事业发展统计公报》，2014 年 5 月 30 日，http://www. moh. gov. cn/guihuaxxs/s10742/201405/886f82dafa344c3097f1d16581a1bea2. shtml。
② 国家卫健委：《2019 年我国卫生健康事业发展统计公报》，2020 年 6 月 6 日，http://www. nhc. gov. cn/guihuaxxs/s10748/202006/ebfe31f24cc145b198dd730603ec4442. shtml。
③ 参见国家卫生计生委《2012 年我国卫生和计划生育事业发展统计公报》，2013 年 6 月 18 日，http://china. caixin. com/2013-06-18/100542691. html。
④ 国家卫健委：《2019 年我国卫生健康事业发展统计公报》，2020 年 6 月 6 日，http://www. nhc. gov. cn/guihuaxxs/s10748/202006/ebfe31f24cc145b198dd730603ec4442. shtml。
⑤ 参见中国产业信息网《2018 年中国居民总诊疗人次、城乡居民人均医疗保健支出、健康体检人次数及覆盖率走势分析》，2018 年 08 月 20 日，http://www. chyxx. com/industry/201808/668970. html。

农村合作医疗制度的保障目标主要是大病和住院医疗，易于引发小病大医的道德风险。

三是责任伦理问题。公共健康保障最重要的主体是政府。政府是实现医疗卫生资源的公正分配，实现城乡之间、不同地区和不同人群之间在公共健康保障领域公平正义的责任主体。实现公共健康保障社会全覆盖，使全体社会成员均等地获得公共健康保障，解决部分群体因病致贫、因病返贫问题等都是政府义不容辞的责任。党的十九大作出了"实施健康中国战略"的重大部署，明确提出"要完善国民健康政策，为人民群众提供全方位全周期健康服务。深化医药卫生体制改革，全面建立中国特色基本医疗卫生制度、医疗保障制度和优质高效的医疗卫生服务体系"[①]。近年来，我国医疗保障覆盖人口的范围不断扩大，卫生服务均等化与公平程度日益提高，人民的健康权益得到了越来越有力的保障，彰显了我国政府在维护社会整体和公众个体的健康利益、促进健康平等和公平方面付出的巨大努力。

① 习近平：《决胜全面建成小康社会 夺取新时代中国特色社会主义伟大胜利——在中国共产党第十九次全国代表大会上的报告》，人民出版社 2017 年版，第 48 页。

第七章　公共健康伦理的实践应用：
冲突及协调[*]

公共健康伦理的实践应用是把公共健康伦理应用于现实的公共健康实践，或者说从公共健康伦理的角度考察公共健康实践，为公共健康实践提供价值导向和伦理原则，为解决公共健康实践中的现实难题和道德冲突提供伦理依据和伦理方案。从方式看，公共健康实践实质上是政府及其组成部门、公共健康机构及其专业人员、科研机构和科研人员、伦理委员会和伦理学家、媒体、企业乃至公众等各类主体通过广泛参与、协同合作、协调冲突以实现对公共健康事务的管理，即公共健康治理。把公共健康伦理应用于公共健康治理即产生一种新的治理类型、治理理念和治理方式——公共健康伦理治理。囿于本书的研究对象和重心是公共健康伦理的基本理论，我们对公共健康伦理的实践应用，仅在简要分析公共健康伦理治理内涵及其对公共健康治理的重要性的基础上，分析公共健康治理面临的道德冲突及协调的基本思路。

第一节　公共健康伦理治理：公共健康
伦理的实践应用

从公共健康实践方式的角度看，探讨公共健康伦理的实践应用，实质上就是探讨公共健康伦理在公共健康治理中的实际应用。公共健康治理作为一项复杂的社会系统工程，不仅包括资源和技术、政策和管理、法律和制度等层面的治理，也内在地包含伦理治理。公共健康伦理治理的基本要义就是从

---

　　[*] 本章主体内容以《“新冠”疫情防控中的伦理冲突及道德选择》为题，已发表在《齐鲁学刊》2020 年第 3 期。

价值观和道德观层面入手，通过公共健康道德规范体系建设及其应用，解决公共健康治理面临的伦理问题、伦理冲突和道德难题，促进各类主体的广泛参与和充分合作。这不仅是公共健康治理的重要维度和题中之义，也是推进公共健康治理体系和治理能力现代化的客观要求和必由之路。

一 公共健康伦理治理：公共健康治理的重要维度

公共健康伦理治理是把公共健康伦理应用于公共健康治理而产生的一种新的治理类型、治理理念和治理方式。

前面提到，"治理"是一个迄今仍有争议的概念。我们认同俞可平的界定：治理是"通过合作、协商、伙伴关系的确立和共同目标的认同等方式实现对公共事务的管理"①。目前，学界对治理的研究大多是在一定的学科领域中进行的，在治理前面往往会有相应的限定，如全球治理、国家治理、社会治理、城市治理、乡村治理、环境治理、公共卫生治理、法律治理、伦理治理，等等。从构词法看，这些概念包含了治理与其限定词的多种逻辑关联。具体可以分为三种情况。一是限定词为治理的对象，即"对××进行治理"。如环境治理、水体治理、黄河治理、风险治理、公共卫生治理等，分别是对环境、水体、黄河、风险、公共卫生等进行治理。二是限定词既是治理的主体又是治理的对象，即"××治理"和"对××进行治理"。如全球治理、国家治理、社会治理、城市治理、乡村治理等，全球、国家、社会、城市、乡村等既是治理的主体又是治理的对象。三是限定词既是治理的方式又是治理的对象，即"以××治理"和"对××进行治理"。技术治理、法律治理、伦理治理均属于此种情况。比如，伦理治理中的"伦理"就既是治理的方式，又是治理的对象。前者即"以伦理治理"；后者即"对伦理（问题）进行治理"。田海平教授把伦理治理分为超验治理和经验治理两种形态，认为"以伦理治理"是超验治理的原则，"'对伦理进行治理'（即对伦理问题或难题进行治理）则属于经验形态的解题路径，是现代性意义的伦理治理"②。如果把技术治理、法律治理和伦理治理应用于其他具体领域，则诞生了更多、更复

---

① 俞可平主编：《治理与善治》，社会科学文献出版社 2000 年版，第 6 页。

② 田海平：《伦理治理何以可能》，《哲学动态》2017 年第 12 期。

杂的治理类型。比如,把三者应用于环境治理,分别形成环境技术治理、环境法律治理、环境伦理治理;把三者应用于公共健康治理,分别形成公共健康技术治理、公共健康法律治理、公共健康伦理治理。

可见,公共健康伦理治理与公共健康技术治理、法律治理一样,也是公共健康治理的一种基本方式和一个重要维度。事实上,公共健康治理的方式总体上不外乎器物、制度和思想文化三个层面。其中,器物层面包括公共健康资源投入、基础设施、科学技术等;制度层面包括公共健康法律制度、体制机制和各领域、各层次的具体政策措施;思想文化层面涵盖人们的生活方式、社会的健康价值观念和道德意识,其核心是公共健康伦理治理。从构成维度看,公共健康治理包含公共健康治理知识、公共健康治理实践和公共健康治理价值三个层面,公共健康伦理治理是公共健康治理的价值维度。所谓公共健康伦理治理,是以公共健康道德规范体系建设及其应用为核心,发挥道德的作用和力量来规范和调节公共健康活动和利益关系,实现政府、医疗机构和公共健康机构及其专业人员、科研机构和科研人员、伦理委员会和伦理学家、相关民间组织等各类主体的协同合作以及公众的广泛参与,共同解决公共健康伦理问题,达致公共健康治理之善和道德合理性。

公共健康伦理治理作为公共健康治理思想文化的核心层面和价值维度,是一种以公共健康伦理为方式、对象和目标的治理类型、治理理念和治理方式,与公共健康技术治理和法律治理既有联系,又有区别。

公共健康伦理治理是一种以伦理为方式的公共健康治理。从治理方式看,公共健康技术治理针对的是可以而且应该用技术来解决的公共健康问题,如传染病及突发公共健康事件报告和处理技术、流行病学调查、追踪、隔离、预防接种技术、公共场所卫生监测技术、健康教育技术,等等。公共健康法律治理针对的是可以而且应该用法律来解决的公共健康问题,包括公共健康立法、司法、执法、守法等环节依法。公共健康伦理治理则是以伦理的方式进行的公共健康治理。这里的伦理,具体而言即公共健康伦理。所谓伦理的方式,是以公共健康伦理的"应该"为依据实施的一种软约束与软调节。主要包括两个方面:一是对公共健康主体应该成为什么样的人的一种内在导向和内在约束;二是对公共健康主体应该怎样行动的外在导向和外在约束。就公共健康伦理治理而言,前者是对各类公共健康主体的道德要求;以伦理的方式进行治理，即通过公共健康道德教育、道德建设、舆论导向等方式引导公共健康主体认识、认同、自觉服膺公共健康道德要求和伦理精神，造就道德的公共健康主体。后者则是对公共健康行为和活动的道德要求；以伦理的方式进行治理，即通过公共健康伦理的价值导向、道德调节和道德赏罚等方式调节公共健康行为和活动，使之以合乎道德"应该"的方式进行，从而减少和消除公共健康领域的道德失范现象，实现公共健康治理的各个方面和环节的善和道德合理性。

公共健康伦理治理是一种以伦理（问题）为对象的公共健康治理。从治理对象看，公共健康技术治理、法律治理和伦理治理的对象都是公共健康问题，如突发性公共健康事件应对、重大疾病特别是传染病的防控、食品药品安全监管、公共健康环境建设以及公共健康宣传教育等都是关系到一国甚至全球的公共健康问题。这些问题都包含着非常复杂的内容和多层次、多维度的社会关系。同一个问题可能既涉及公共健康技术、政策、法律、社会管理等方面的问题，也涉及价值观和道德观层面的伦理问题。因此，作为公共健康伦理治理对象的公共健康伦理问题，并不是孤立的纯粹伦理意义上的问题，而是从伦理这一特定的方面进行审视的公共健康问题。事实上，伦理问题作为社会问题的一个重要方面，都是与其他社会问题相伴发生的。作为公共健康伦理治理的对象，公共健康伦理问题的实体内容也是公共健康领域所涉及的技术、政策、法律、社会管理等方面的问题。对这些问题，可以从多种不同的视角进行考察和评价，公共健康伦理问题就是从伦理的视角进行考察和评价的公共健康问题。

公共健康伦理治理是一种以伦理为目标的公共健康治理。从治理目标看，公共健康技术治理、法律治理和伦理治理有共同的总体目标——维护和促进全民健康。当然，三者也均有各自具体的直接目标。公共健康技术治理的直接目标是通过公共健康领域科学发展和技术进步，特别是通过大数据、人工智能等技术手段改进公共健康治理方式，从而提升公共健康治理效能；公共健康法律治理的直接目标是公共健康治理的各个方面和各个环节都依法进行；公共健康伦理治理所要实现的则是公共健康伦理的目标，集中到一点就是实现公共善与个体善的统一。公共健康伦理治理所要实现的公共善，集中表现为物化形式的社会整体健康利益的最大化和非物化形式的公共健康领域社会道德的完善，如实现公共健康决策、干预、服务、保障和传播等各个环节的正义性和道德合理性；实现公共健康制度正义、公共健康行动之善、公共健康伦理关系和谐、公共健康道德风尚淳正，等等。个体善表现为物化形式的个体健康权利平等共享和非物化形式的公共健康领域个体道德的完善，如个体公共健康道德认识和道德觉悟提高、道德选择和道德行为理性、道德品质和道德境界高尚，等等，在公共健康实践中它常常直观地表现为个体对自己和他人健康负责的自觉意识和自觉行动。

二 公共健康治理内在地包含和需要公共健康伦理治理

公共健康问题的一个重要特征是复杂性和多维性。公共健康问题往往与公共健康技术、政策、法律、社会管理及人们的思想观念等问题交织在一起。公共健康问题的产生，既有公共健康技术、政策、法律、社会管理等方面的因素，也有深层的价值观和道德观层面的因素；公共健康问题的解决，不仅要靠医疗技术发展以及公共健康政策、法律制度和社会管理的进步，也要依靠社会道德进步贡献道德力量和伦理支持。从治理方式看，前者主要是公共健康技术治理和法律治理的任务，即从公共健康技术、政策、法律与制度层面入手，提升公共健康技术治理和依法治理能力；后者是公共健康伦理治理的目标，即从道德观和价值观层面入手，通过公共健康道德建设，实现公共健康治理各个方面和各个环节的善与道德合理性。坚持公共健康技术治理、法律治理和伦理治理相结合的治理理念和治理方式，在技术治理、法律治理与伦理治理的结合中提升公共健康治理效能是推进公共健康治理体系和治理能力现代化的必由之路。

当前，突发性公共健康事件和公共健康危机日益频仍、公共健康问题日益复杂，给公共健康治理带来了严峻挑战。同时，公共健康领域利益关系多样化、人们的价值取向和价值观念多元化日益凸显，在对公共健康治理产生积极影响的同时，也引发了诸多新的亟待解决的伦理问题和价值冲突，进一步凸显了公共健康伦理治理的必要性和重要性。

首先，公共健康治理离不开道德的主体，而造就道德的主体正是公共健康伦理治理的一个内在任务。公共健康治理涉及政府、各级各类医疗机构和公共健康机构及其专业人员、相关科研机构和科研人员、伦理委员会和伦理学家以及公众的行为和活动。毫无疑问，组成公共健康主体最基本的单元和"细胞"都是"人"。而"人"的原初禀赋存在向善与趋恶两种倾向。人的"向善的原初禀赋"包括动物性的禀赋、人性的禀赋和人格性的禀赋；人的"趋恶的倾向"则包括人的本性的脆弱、人的心灵的不纯正以及人心的恶劣。① 公共健康问题既可能激发主体的向善禀赋，也可能放大主体的趋恶倾向。为此，既需要从法律和制度的角度，完善对领导干部的激励、问责和容错机制，加强对违法犯罪行为的法律惩罚，也需要从伦理的角度建立有效的公共健康伦理自律机制，完善公共健康治理主体。如构建公共健康领域的道德规范体系，为各类主体提供行动的指南；对各类主体开展生命伦理和公共健康伦理教育；树立和增强各类主体的责任伦理和角色道德意识；完善公共健康重大决策的公众参与机制和公共健康政策的伦理审查和监督机制，等等。这正是公共健康伦理治理的一个内在任务和直接目标。

其次，公共健康治理效能提升和目标实现离不开道德的作用和力量，而公共健康道德规范体系建设及其应用正是公共健康伦理治理的核心。公共健康治理效能是主体运用公共健康治理体系，在实践中贯彻执行国家公共健康制度、开展公共健康治理活动进而完成预定任务和目标的程度、效率和能力。推进公共健康治理体系和治理能力现代化，说到底是要提升公共健康治理效能，实现维护公共健康和全民健康的目标。从前述公共健康治理的总体方式看，公共健康治理效能既取决于器物层面的公共健康资源投入、基础设施、科技发展，取决于制度层面的公共健康法律制度安排和政策设计，也取决于思想文化层面人们的生活方式、健康价值观念和道德水准，取决于公共健康领域道德的发展和进步。可见，公共健康治理效能的提升和目标的实现必须具备物质技术、制度和道德双重基础。在公共健康资源投入和基础设施、医疗科技和公共健康制度一定的情况下，道德的力量对于公共健康治理效能提升和目标的实现具有决定性意义。而公共健康道德规范体系建设及其应用正是公共健康伦理治理的核心。确立公共健康道德原则和规范体系，为公共健康制度安排、行为导向和利益关系协调提供应有的价值导向和原则指导，为公共健康治理效能提升提供应有的伦理支持和道德力量正是公共健康伦理治

① 参见［德］康德《康德著作全集：第6卷》，李秋零主编，中国人民大学出版社2007年版。

理的核心要义。

再次，公共健康治理面临诸多伦理问题和道德冲突，而解决这些伦理问题和道德冲突正是公共健康伦理治理的题中之义。公共健康治理作为一项复杂的社会系统工程，包含公共健康危机应对、重点疾病预防控制、公共健康风险管理等一系列具体领域以及公共健康决策、干预、服务、保障等诸多环节，其中都面临公共健康、法律政策和社会管理等方面的诸多难题。从伦理学角度看，公共健康治理面临现实难题的深层根源在于价值观和道德观层面的伦理问题和道德冲突。如公共健康资源的分配公正问题，公共健康领域的道德标准问题，对普遍道德价值和基本道德准则的认同问题，对生命、经济、自由等道德价值的排序问题等，都是公共健康治理面临的伦理问题；公共健康与公民权利、政府干预与公民自主、公众知情权与患者隐私权的冲突等，都是公共健康治理面临的道德冲突。解决这些伦理问题和道德冲突，既需要从资源、政策、管理等层面入手，增加公共健康投入，把公共健康治理纳入国家治理体系，推进公共健康治理体系和治理能力现代化，又需要从伦理层面入手，在复杂伦理冲突中作出相对合理的道德选择。后者正是公共健康伦理治理的重要内容和题中之义。

最后，公共健康技术治理和法律治理具有不彻底性，亟需伦理治理的介入和补充。公共健康作为"由政府、社会或社群通过有组织的努力来改善社会条件以促进人群健康、延长寿命以及预防和控制疾病的损伤在人群中流行的科学和技艺"[1]，技术无疑是一种最直接、最基本的治理手段。事实上，技术作为社会发展的一种主要推动力量，已经深刻地嵌入公共健康活动，并深刻影响着人们的公共健康观念、行为和生活方式。特别是以大数据、人工智能等为代表的新一轮技术发展给公共健康治理插上了翅膀。但是同时，我们应该看到，大数据虽能实现公共健康信息互联互通，人工智能虽能模拟人类智慧，技术治理虽能解决公共健康领域的科学技术问题，但却造就不了道德的主体，无法解决日益凸显的公共健康伦理问题，无法帮助人们走出公共健康道德两难困境，不仅解决不了自身的"应该"问题，而且可能不断产生新的伦理问题。同时，公共健康治理必须依法进行。目前，我国公共健康法律

---

[1] 翟晓梅、邱仁宗编著：《公共卫生伦理学》，中国社会科学出版社2016年版，第5页。

体系日益完备，公共健康法律治理能力日益提升。从突发性公共健康事件到重点疾病防治，从公共健康风险管理到公共健康应急产业发展等各个领域都有较为完备的法律规范。但不可否认，公共健康法律治理也具有不彻底性。它能够解决公共健康领域的违法犯罪问题，但解决不了有损他人和公共健康利益但并不违法的行为；公共健康法律治理的各个环节，包括立法、执法、司法本身都有一个道德合理性问题。解决这些问题都离不开伦理的介入和补充、伦理的辩护和批判、伦理的导向和监督。

第二节　公共健康治理面临的道德冲突及其实质

随着经济与社会的快速发展，特别是医疗技术水平和社会文明程度的不断提高，我国公共健康治理的各个领域不断取得新的进展，社会整体的公共健康水平逐渐提高。但是同时，公共健康治理仍然面临诸多难题。这些难题虽然大多直接表现在法律、政策以及社会等方面，但其深层根源在于价值观、道德观层面的道德冲突，正是这些道德冲突使公共健康治理面临诸多困难和障碍。

公共健康治理的领域非常广泛。公共健康治理不同领域面临的道德冲突既可能存在一些相同或相似的方面，也可能具有不同的内容和特性。在非常广泛的公共健康治理中，传染病疫情防控无疑是备受瞩目的重要领域。因此，这里我们以传染病疫情防控为例来讨论公共健康治理面临的道德冲突及其实质，以期以管窥豹，为认识和协调公共健康治理面临的道德冲突提供启示。

一　公共健康治理面临的三类道德冲突

道德冲突是人们在进行道德选择时经常发生的问题。作为一种特殊的道德处境和道德上的矛盾、对立现象，对道德冲突可以从广义与狭义、个体与社会两个层面以及价值、义务和规范冲突等不同视角来理解。这里我们主要从道德冲突的类型学特征特别是公共健康治理面临的道德冲突出发把它分为主体性、事实性与规范性冲突三种类型。其中，主体性道德冲突是不同主体之间以及同一主体由于价值立场的不同、道德标准的差异、道德心理上的矛盾或道德观念上的不相容而导致的道德行为选择上的冲突。事实性道德冲突是指"由于对重要事实的解释和理解的分歧"① 而导致的道德冲突，即由于主体行动的目的不同而导致的对"重要事实"的道德意义的不同理解，进而造成价值判断和道德选择的困境。规范性道德冲突则是"人们在道德选择中据以行动、代表和体现不同价值目标的道德规范之间的矛盾和冲突"：各种道德规范对主体提出了不同甚至相反的道德要求和行动方向，主体根据其中的任何一种来行动都会违反其他的道德规范；或者说"履行一个社会角色的责任将阻止自己去履行另一个社会角色的责任"②。

当然，我们对道德冲突作主体性、事实性和规范性三种类型的划分，并不意味着它们之间存在明确的界限。相反，三者之间并不存在明确的界限，而是密切联系、不可分割的关系。我们之所以作这种划分，仅仅是从道德冲突的类型学特征特别是公共健康治理面临的道德冲突出发确定的一个分析框架，即分别侧重于从道德规范、事实理解和道德主体等三个导致冲突的关键因素来研究公共健康治理面临的道德冲突问题。

道德冲突发生的主体既可能是社会层面的群体主体，也可能是个体层面的个体主体；既包括不同主体之间由于价值立场、道德标准和道德观念的差异导致的冲突，也包括同一主体的多种价值取向和道德心理上的矛盾而导致的冲突。由于公共健康治理的主体既包括个人，也包括社会，因而公共健康治理面临的道德冲突也既包括个体层面的角色道德冲突，也包括社会层面的群体主体之间的冲突。

在公共健康治理中，主体性道德冲突一个最突出的表现是"道德多数"与"少数人"权利的冲突。"所谓'道德多数'是指多数人的喜好和观点可以决定少数人的生活方式和爱好，换句话说，如果某种生活方式和行为方式大多数人不接受，那就不是一种好的生活方式和行为方式，少数人就必须调整自己以适应大多数人的口味。"③ 在传染病疫情防控中，"道德多数"是在数量上占绝大多数、在一定时期内未受疫情直接影响、在疫情防控中处于有利地位的社会主流群体。学界对"少数人"的界定一直存有很大争议。有的

---

① 曹刚：《道德难题与程序正义》，北京大学出版社 2011 年版，第 58 页。
② ［美］麦金太尔：《道德困境》，莫伟民译，《世界哲学》1992 年第 2 期。
③ 郑玉敏：《作为平等的人受到对待的权利》，法律出版社 2010 年版，第 280 页。

从种族、宗教、语言等方面出发把"少数人"视为少数民族（族裔）；有的从经济地位的视角出发，把"少数人"视为社会弱势群体；有的从生活方式、行为方式的视角出发，把"少数人"视为一些特殊的亚文化人群。本书赞同郑玉敏的界定："少数人是指在相关的比较中数量上居于少数……由于受到自身的条件和资源影响，或由于受到偏见、歧视或权利被剥夺，在政治、经济或文化上的竞争中长期处于从属地位的群体。"[①] 从与"道德多数"相对应的角度而言，传染病疫情防控中的"少数人"就是指传染病患者及受其影响的人群等在数量上占少数、在疫情防控中处于不利地位的非主流人群。在疫情防控中，受"少数服从多数"的传统思维方式的影响，上述"少数人"的权利不同程度地受到忽视。比如，为阻断传染源而对患者及受其影响的人群实施隔离、追踪等强制措施，社会对传染病患者及受其影响的地区和人群的歧视、污名等，都在很大程度上损害或牺牲了他们的行为自主、隐私、名誉等权利。

事实性道德冲突作为"由于对重要事实的解释和理解的分歧"而导致的道德冲突，在现实生活中非常普遍。在公共健康治理中，事实性道德冲突直接表现为由于主体出于实施或参与公共健康活动的不同目的或不同价值取向而导致的对"重要事实"的道德意义和道德价值的不同理解，从而导致道德价值判断和选择困境。

在传染病疫情防控中，事实性道德冲突比较典型地表现在以下三个方面。一是宣传策略的价值选择困境。传染病疫情突然暴发，政府及时、准确公开疫情信息是疫情防控的客观要求。但这样做可能引起社会恐慌，影响社会稳定。二是生命健康与社会稳定的价值冲突。虽然，维护生命健康与保持社会稳定从根本上说并不矛盾，但在一些特殊的情况下，二者之间也可能发生冲突。在传染病疫情防控中，当二者面临冲突的情况下，主体必须在维护人民的生命健康与保持社会稳定之间作出权衡和优先选择。三是公共健康目标与经济社会发展目标之间的价值冲突。如何对待公共健康目标与经济社会发展目标之间的关系，也是传染病疫情防控面临的一大难题。应该说疫情防控的公共健康目标与经济社会发展目标在根本上是一致的：实现公共健康目标是

[①] 郑玉敏：《作为平等的人受到对待的权利》，法律出版社2010年版，第2页。

实现经济社会发展的题中之义，也是其根本前提；经济社会发展目标内在地包含着公共健康目标的实现。但在传染病疫情防控的特殊语境下，公共健康与经济社会发展之间存在明显的矛盾和冲突：为维护公共健康而采取的严厉管控措施，可能对经济社会发展带来不利影响。

规范性道德冲突是公共健康治理中最为普遍的一类道德冲突。从某种意义上说，前述主体性和事实性道德冲突也都不同程度地涉及道德规范或道德标准之间的冲突。事实上，从更为广泛的意义上看，公共健康治理的各个方面、各个环节以及各相关主体的行为和活动，但凡发生矛盾和冲突，都与规范性道德冲突密不可分。这是因为，这些矛盾和冲突无一例外地涉及不同道德规范或道德标准之间的冲突，或者说是不同道德规范或道德标准之间冲突的一种反映和表现。

在传染病疫情防控中，规范性道德冲突比较典型地体现在以下几个方面。一是政府干预与公民自主的冲突。政府干预与公民自主是传染病疫情防控中的一对基本矛盾。如前所述，尊重是公共健康伦理的一项基本原则。其中一个重要内容是尊重人的自主性，基本要求是每个人都应该享有按照自己的意愿和计划自主行动；人的行动的自主性不受外部力量的束缚和控制。但在传染病疫情防控中，政府作为维护公共健康的义务主体，必要时有对个人自由实施干预以维护公共健康的义务，"即使在（危险）不确定的情况下，也可为此目标而实施干预"[1]。同时，可以说，作为一对基本矛盾，政府干预与公民自主之间的冲突贯穿于传染病疫情防控的始终。

二是资源稀缺与分配公正难题。在伦理学领域，公正历来是一项基本的道德原则，它的一个基本要求是社会权利和利益、义务和负担的合理分配。在传染病疫情防控中，做好医疗和生活物资保障特别是公正分配医疗防控资源是做好防控工作、提高治愈率和降低死亡率的重要环节和客观要求。但是目前，我国医疗卫生资源处于相对不足的匮乏状态。2018 年中国卫生领域政府财政支出 1.6 万亿元，占 GDP 比重不到 1.7%；2018 年全国医院数量为33009 个，全国卫生人员总数为 1230 万人，全国大部分地方都存在着各级医

---

① Ronald Bayer, Amy L., "Fairchild. The Genesis of Public Health Ethics", *Bioethics*, 2004, Vol. 18, No. 6, pp. 473 –492.

疗体系不健全、卫生人员人数不足的问题。① 在这样的情况下，医疗卫生资源的公正分配就面临着诸多难题。

三是公众知情权与患者隐私权的冲突。知情同意与尊重隐私是两个重要道德原则；公众知情权与患者隐私权是两种都需要保护的公民权利。其中，公众的知情权是政治民主化发展的一种客观要求和必然结果，既包括作为一项政治权利的对国家事务、国家政策、政府行为的知情权，也包括作为一项民事权利的对社会现象、社会问题以及个人信息的知情权。同时，公民的隐私权受法律保护，公民享有私人生活安宁与私人信息秘密不受侵害的权利，公民的私人信息不得被非法搜集、利用和公开。在传染病疫情防控中，公众知情权与患者隐私权之间存在明显的矛盾和冲突：公众享有对国家防控战略方案、政策措施、政府行动以及包括患者行踪等其他各类信息的知情权；为发现传染源、阻止疫情扩散，政府应把包括患者的行踪等在内的各种信息向社会公开但明显损害了患者的隐私权。可见，在传染病疫情防控中，患者的隐私权和公众的知情权是一对矛盾。

四是知识产权与信息共享的冲突。科学研究是传染病疫情防控的重要一环。作为从事相关科学研究的科学家，针对疫情防控的科学研究客观上要求就疫苗、治疗药物、病毒传播途径和流行病学等方面展开集智攻关，实现信息共享、通力合作，针对疫情做出专业的、道德的判断，从而为政府的防控决策提供应有的帮助。但从科学研究的过程看，信息共享的客观需要与科研人员知识产权保护存在一定矛盾和冲突。一方面，科研人员和科研团队需要维护自己的科研成果和利益，在成果以论文等形式发表以前，一般不会公开自己的研究数据和研究成果。另一方面，信息共享是相关科学研究尽快取得突破的客观需要和必由之路。疫情当前，科学家只有通力合作，实现信息公开和共享，才能为人类早日战胜疫情提供有力的科技支撑。但由于信息公开和共享与科研人员知识产权保护以及科研团队和个人科研成果和利益之间存在的冲突，科研成果与数据共享存在很大困难；从各研究团队发表论文的情况看，各研究团队的科研成果与数据远未实现共享。这不仅阻碍了针对疫情

---

① 参见新浪网《黄奇帆：疫情下对中国公共卫生防疫体系改革的建议》，2020 年 02 月 13 日，https://news.sina.com.cn/c/2020-02-13/doc-iimxyqvz2403601.shtml。

科学研究的发展，也制约了科学研究应有功能的发挥。

二 价值冲突：公共健康实践道德冲突的实质

从实质上看，公共健康治理面临的各种道德冲突都是价值冲突，主体在决策、干预、救治、保障和健康传播中所作的选择都是价值选择。事实上，主体在公共健康治理中的价值选择不仅要在多种可能性之中进行，而且要在价值冲突中进行。价值冲突增加了主体的选择难度，甚至常常把主体推向道德两难的境地，迫使主体作出非此即彼的选择。就传染病疫情防控而言，其中的价值冲突包含两种不同的性质，"即同一价值体系内部不同道德要求之间的冲突和不同价值体系之间的对立，前者是大善与小善、高层次的义务与低层次的义务之间的矛盾，而后者是善与恶、履行义务与不履行义务之间的冲突"①。可见，传染病疫情防控中的价值选择，既要在正价值与负价值之间进行，又要在具有不同价值量的各种正价值之间进行。

传染病疫情是一面道德的镜子。无论是国家医疗卫生制度、公共卫生体系还是执政党的执政能力和国家治理体系，都在战"疫"中受到前所未有的考验；无论是国家发展理念和发展程度还是社会道德状况和公民道德素质都在战"疫"中受到一览无余的检视。应该说，传染病疫情防控之难，有着主客观多方面的复杂因素。其中，客观因素主要在于疫情暴发突然，给人民生命健康和公共卫生安全带来的威胁巨大，而在短时间内又很难研发出特效药和有效疫苗；同时，疫情防控是一项复杂的社会系统工程，客观上面临公共卫生、法律政策和社会管理等方面的诸多难题。从伦理学角度看，主观因素主要在于主体的道德失范及其引发的正负两种道德价值之间的冲突。道德失范"所呈现的是社会精神层面的某种冲突、危机，标识着社会主流价值事实上的缺失"②，这正是我国疫情防控面临诸多困难障碍的深层主观因素，是我国道德建设任务艰巨复杂、道德领域依然存在诸多问题的反映。事实上，正如《新时代公民道德建设实施纲要》所指出的，我国道德建设在取得显著成效、道德领域总体上呈现良好态势的同时，"一些地方、一些领域不同程度存

① 罗国杰主编：《伦理学》，人民出版社2014年版，第353页。
② 高兆明：《道德失范研究》，商务印书馆2016年版，第29页。

在道德失范现象，拜金主义、享乐主义、极端个人主义仍然比较突出；一些社会成员道德观念模糊甚至缺失，是非、善恶、美丑不分，见利忘义、唯利是图，损人利己、损公肥私；造假欺诈、不讲信用的现象久治不绝"① 在传染病疫情防控中，不作为、慢作为、官僚主义、形式主义等违背行政伦理的行为，囤积居奇、哄抬物价、制假售假等违反经济伦理的行为，不履行义务、故意隐瞒甚至故意传播疾病等违反公民道德甚至违法犯罪的行为，都是公共健康领域道德规范的典型表现。

传染病疫情防控中的价值冲突，不仅表现为不同价值体系之间的善恶对立，也表现为同一价值体系内具有不同价值量的各种正价值之间的冲突。后者正是主体价值选择的难题所在。这是因为，一般地说，只要是向善的主体，在相互对立的善与恶之间作出正确的道德选择并不困难，社会对主体道德选择的道德评价也很容易；困难的是在相互冲突、不可兼得甚至非此即彼的各种正价值之间的选择，选择了其中的任何一种都意味着对其他价值的放弃或背离。

传染病疫情防控面临的各种正价值之间的冲突非常复杂。一方面，疫情防控要实现的正价值很多。生命健康与政治稳定、公共健康目标与经济社会发展目标、社会整体的公共健康与公民个人权利、不同地区和不同人群的健康利益、公众的知情权与患者的隐私权、知识产权与信息共享等，都是疫情防控需要考虑和维护的正价值。另一方面，在如此繁多的各种正价值之间很难做出何种价值更大、何种价值应该优先的评价和选择。虽然，从理论上看，"任何道德体系都是由高低不同的价值准则组成的，以较高的准则作为选择依据，就可以使选择者站在新的高度、判断出冲突各方的优劣"② 但在疫情防控实践中，由于受到各种主客观因素的影响，主体很难作出正确或合理的道德选择。

虽然，对所有价值都作出高低序列的位阶关系排序非常困难，但从疫情防控目标出发仍有可能也极有必要厘清各类价值之间的位阶关系。从总体上看，疫情防控所涉及的价值可以分为生命健康、公民权利、经济发展、社会

---

① 中共中央、国务院：《新时代公民道德建设实施纲要》，2019 年 10 月。
② 罗国杰主编：《伦理学》，人民出版社 2014 年版，第 354 页。

稳定以及亲情友情、社会交往等不同序列。根据疫情防控目标，我们大体可以区分上述各类价值之间的位阶关系：生命健康具有最高价值地位。从疫情防控的目标看，人的生命健康权既是公民最基本的权利，又是疫情防控的最终目的，在疫情防控的所有价值目标中都具有优先地位。公民权利作为疫情防控的一个基本价值尺度，不仅是疫情防控要坚持的一个基本标准，疫情防控的政策措施和具体行动都要尽可能避免损害公民权利（尽管为实现公共健康目标可能在很大程度上要对公民一些权利作出限制甚至牺牲），也是疫情防控的一个直接目标——尊重和保障包括公民的生命健康权在内的各种权利。经济发展和社会稳定是实现疫情防控目标的基础和保障。亲情友情维护、交往礼仪应该服从于疫情防控的目的和需要。

生命健康、公民权利、经济社会发展等内部各种具体价值的位阶关系则存在两种情况。一种情况是可能作出区分。比如，生命健康就包括社会整体的人口生命健康、群体的生命健康、个体的生命健康。客观地说，三者之间并不存在简单的谁应优先的问题。事实上，社会整体的人口生命健康内在地包含群体的生命健康和个体的生命健康；维护社会整体的人口生命健康和群体的生命健康，最终必然落实到每一个个体的生命健康。但从疫情防控的目的出发进行考量，在疫情防控实践中，社会整体的人口生命健康要优先于群体的生命健康，群体的生命健康应优先于个体的生命健康；否则，个体的生命健康无从谈起。公民权利包括生命健康权、获得人身自由权、自主权（知情同意权）及经济政治社会等各项权利。在公民权利系列中，生命健康权是第一位的权利，具有优先于其他价值的地位。另一种情况是很难作出区分。比如，对公众的知情权和患者的隐私权在一般情况下就很难作何者优先的判断。事实上，我们不能单纯地、抽象地讨论公众的知情权优先还是患者的隐私权优先，而要在具体实践中根据具体语境和科学数据进行判断。在疫情防控中，国家为保障公众的知情权最关键的就是让公众了解传染源、远离传染源，使政府有效隔离传染源、切断传染源，达到疫情防控的目的，在公众的知情权和患者的隐私权之间作出了公众的知情权优先的政策选择，对患者行动轨迹等信息予以了公开。基本原因在于公众利益保护的迫切性，即在疫情防控的非常时期，根据《传染病防治法》《突发事件应对法》和《突发公共卫生事件应对条例》等法律法规，对平时一般不得公开的患者信息应该予以公开。

疫情防控中各种正价值之间的冲突给主体的道德选择带来两种困境。一是如上所述，在很多情况下对各类道德价值之间的位阶关系很难甚至无法作出明确区分，对不同道德价值很难作精确的高低大小权衡，从而导致主体几乎不可能根据道德价值之间的位阶关系进行道德选择。另一种困境是，无论是在可以区分道德价值位阶关系还是无法区分的情况下，主体无论作出何种选择都意味着对其他价值的放弃或背离；即使在可以区分道德价值位阶关系的情况下，主体根据道德价值位阶关系进行道德选择，也并不意味着否认那些被放弃或牺牲的道德价值的正当性与合理性。

第三节　协调公共健康治理道德冲突的基本思路

协调公共健康治理面临的道德冲突，既要从公共健康治理体系入手，转变公共健康治理理念，把公共健康治理纳入国家治理体系，提高政府保障公共健康安全和处置突发公共健康事件的能力，推进公共健康治理体系和治理能力现代化，又要从公共健康伦理层面入手，探寻协调公共健康治理道德冲突的伦理思路。

一　公共健康治理体系层面

从公共健康治理体系看，公共健康治理之所以面临诸多道德冲突，主要原因在于目前公共健康治理体系和治理能力现代化水平有待进一步提高、医疗卫生资源投入相对不足。可以想象，在医疗卫生资源非常充足、公共健康治理体系和治理能力现代化水平足够高的情况下，公共健康治理面临的很多道德冲突就可能不会发生或迎刃而解。因此，协调公共健康治理面临的道德冲突，首先要从公共健康治理体系入手，转变公共健康治理理念，推进公共健康治理体系和治理能力现代化，增加医疗卫生资源投入，为应对公共健康危机提供充分的资源保障。

具体地说，一是要把公共健康安全纳入国家总体安全体系，建立专门的公共卫生防疫体系。目前，虽然我国设立了传染病防治的相关机构，但仍缺少专门的公共卫生防疫体系，包括传染病疫情和突发公共卫生事件网络直报系统；按照传染病收治标准设置的足够数量的隔离和定点等各种医院、足够数量的床位数等在内的基础设施体系；疫情时期的紧急征用机制：一旦进入疫情暴发的战时状态，政府可以根据预案紧急征用包括酒店宾馆、体育场馆、展览馆等设施，用于隔离人群、控制传染源。为此，国家和地方各级政府要尽快规划、尽快建设专门的公共卫生防疫体系。也许有人质疑，建立一套独立的公共卫生防疫体系是一种资源浪费，因为重大疫情可能百年一遇，这么多的公共卫生基础设施可能很长时间都用不到一次。但对一个城市、一个国家而言，有了独立的公共卫生防疫体系就能从容应对任何公共治理危机，避免百年一遇的疫情对人民生命健康的威胁。因此，从长远看，建立专门的公共卫生防疫体系不仅是值得的，也是十分必要的。

二是要完善公共健康治理主体，建立有效的容错机制。推进公共健康治理体系和治理能力现代化，关键是要完善治理主体。为此，必须转变各级政府的治理理念，明确和强化各级政府及其部门在公共健康治理特别是应对公共健康危机中的角色和职责，强化属地责任和决策执行权威。更重要的是，要完善对领导干部的激励、问责和容错机制：对在公共健康治理中表现优秀、勇于担当的干部予以激励，对慢作为、不作为和乱作为的干部加大问责和惩戒力度，使各级政府增强守土有责的责任感。同时，建立有效的容错机制，客观区分治理主体的责任。作为治理主体，在公共健康治理中出现的偏差或失误，有的是由于干部庸政懒政、慢作为、不作为和乱作为导致的，有的则是由于视野、能力以及人们对问题的认识有一个过程等因素导致的。对于前者，必须严厉问责、追责；对于后者导致的不良结果，则应区别对待。从实质上看，建立容错机制就是要承认政府和领导干部的工作存在的客观风险，从而营造干部敢于作为、敢于担当的氛围。

三是要理顺疾控中心的职能及运行机制。国家和地方各级疾控中心是实施疾病预防控制与公共治理管理和服务的专门机构。客观地说，该机构的性质和地位与社会对它的期待和要求存在一定的差距："疾病预防控制中心"这一名称意味着这一机构应该是国家和地方各级疾病防控体系的核心；但事实上，疾控中心仅仅是卫生健康委的直属事业单位，其第一项职责是"开展疾病预防控制、突发公共卫生事件应急……为国家制定公共卫生法律法规、政策、规划、项目等提供技术支撑和咨询建议"。为此，建议调整疾控中心作为卫健委的直属事业单位的性质，把国家及地方各级疾控中心作为国家和各级卫健委这一卫生行政管理机构的一部分；把它的科研职能特别是从事基础研究的人员分离出来，或独立或并入相关的科研院所。

四是要实现信息公开透明和科学研判。在传染病防治和突发性公共卫生事件应对中，及时、准确、高效地传递、公布信息至关重要。为此，一方面，要及时总结信息公开方面的经验教训，在传染病防治和应对突发性公共卫生事件中充分运用大数据和人工智能等各种技术，提高疫情信息的准确性、透明度和传递效率，并实施政府信息公开清单管理和定期披露机制，做到信息完全公开透明。另一方面，要通过建立常设、长效的科学家及团队研究机制、完善传染病监测网络等措施，建立对疫情信息的科学研判体系，为科学决策提供可靠依据。

五是要增加医疗卫生资源投入。如前所述，目前我国在医疗卫生领域的投入比重仍比较低，全国大部分地方都不同程度地存在着医疗体系不健全、人员配置不到位的情况。很多地方的很多医院，编外医生和护士占了三分之一甚至更多。为此，国家要加大对医疗卫生领域的投入，尤其是要加大公共卫生基础设施的投资，提高公共卫生领域的供给质量。各级政府在制定国民经济与社会发展规划时，要充分考量、尽力满足公共卫生与防疫基础设施、人才培养、基础研究等方面的需要，加大医疗卫生领域特别是公共卫生与防疫领域的投入比重。同时，适当增加医护人员编制数量，缓解和解决医护人员不足的困境。

二　公共健康伦理治理层面

从公共健康伦理治理层面看，协调公共健康治理面临的道德冲突，应该区分对抗性与非对抗性、真实与虚假两类不同性质的冲突，坚持生命至上理念和公益、效用、公正、尊重等四个伦理原则，从而在互相冲突的道德价值之间作出合理的道德选择，并给予处于社会最不利地位的"少数人"群体应有的伦理关怀。从主体的角度看，还应该强化主体的责任伦理和角色道德意识。

（一）区分两类不同性质的道德冲突

公共健康治理面临的道德冲突，既有对抗性的冲突，也有非对抗性的冲突；既有真实的冲突，也有虚假的冲突。其中，公共健康治理中的对抗性道德冲突是不同价值体系之间即善与恶的对立和冲突。在传染病疫情防控中，"道德多数"与"少数人"权利的冲突即属于此种情况。非对抗性道德冲突则是同一价值体系内善与善、大善与小善、高层次义务与低层次义务之间的冲突。在传染病疫情防控中，生命健康与政治稳定、公共健康目标与经济社会发展目标、社会整体的公共健康与公民的个人权利、不同地区和不同人群的健康利益、公众的知情权与患者的隐私权、知识产权与信息共享的冲突以及部门合作的主体困境都属于此种情况。对待公共健康治理中的对抗性道德冲突，必须坚持基本的是非、善恶标准和道德原则，如政治领域的执政为民、责任担当、廉洁奉公，经济领域的等价交换、诚实守信，公民道德基本规范等，从而坚持善行，反对恶行，实现应有的正向道德价值。对待公共健康治理中的非对抗性道德冲突，要"正确认识道德准则要求的绝对性和相对性的辩证关系"①，在坚持相应道德准则的前提下，具体问题具体分析，合理进行道德价值排序，根据最大道德价值原则进行道德选择，从而实现最大化的价值目标。

公共健康治理中真实的道德冲突是指不同的道德义务、道德准则和道德价值之间是非此即彼的关系；人们必须作出非此即彼的选择，即选择了履行一种道德义务、遵守一种道德准则就会背离其他的道德义务和道德准则，实现了一种道德价值，就意味着放弃或牺牲其他的道德价值。在传染病疫情防控中，资源稀缺与分配公正、患者隐私权与公众知情权以及科学研究中知识产权与信息共享的冲突均属于此种情况。公共健康治理中虚假的道德冲突则是不同的道德义务、道德准则和道德价值之间表面上存在明显的矛盾和冲突，但实质上并非"势不两立"或不可兼得的关系；只要辩证认识和处理各种道德义务、道德准则和道德价值之间的关系，就可以实现相互促进和"共赢"。在传染病疫情防控中，生命健康与政治稳定、公共健康目标与经济社会发展目标以及政府干预与公民自主之间的冲突均属于此种情况。解决公共健康治理中的真实的道德冲突，最重要的是必须坚持相应的伦理原则（放下文具体讨论）；解决公共健康治理中的虚假的道德冲突，则要在坚持相应伦理原则的基础上，辩证认识和处理冲突双方的关系，既看到双方在价值取向上的差异

---

① 唐凯麟编：《伦理学》，安徽文艺出版社 2017 年版，第 293 页。

性，又看到双方在价值目标上的根本一致性和统一性，力求实现双方兼顾和相互促进。

（二）坚持生命至上理念和相应的伦理原则

在公共健康治理特别是传染病疫情防控所涉及的生命健康、公民权利、经济发展、社会稳定以及亲情友情、社会交往等诸多不同序列的道德价值中，生命健康具有最高价值地位。维护和实现生命健康不仅是疫情防控的终极目标，也是公民最基本、最重要的权利。"灾疫中的生命权利作为基本人权，它应是绝对平等、向所有人都开放的。"① 至于经济发展、社会稳定以及亲情友情、社会交往，则既要以生命健康为根本前提，也必须以生命健康为目标和尺度。习近平总书记多次强调要"始终把人民群众的生命安全和身体健康放在第一位"，也正彰显了生命健康的最高价值地位。事实上，生命至上作为生命伦理的基本理论前提，也是公共健康伦理的一个基本理论前提，应该成为协调公共健康治理价值冲突的一个基本理念。虽然，公共健康伦理的直接目标是维护社会整体的公共健康，但社会整体的公共健康最终必须落实到每一位社会成员的身上。作为一项基本伦理理念，生命至上要求把人的生命健康作为最高价值，作为价值判断和行为选择的根本依据。协调公共健康治理面临的道德冲突坚持生命至上理念，就是要把人的生命健康摆在首位，在维护社会整体的人口健康的同时，尽最大可能保障每一个人的生命健康；在疫情防控决策、干预、救治、保障、科研以及健康传播等各个环节都把人的生命健康作为最高目标和根本尺度。

坚持生命至上理念意味着抓住了纷繁复杂、相互冲突的各种价值的"领子"，把握了公共健康治理政策措施和道德选择的基本方向。在此基础上，还必须坚持相应的伦理原则，为协调各种复杂的道德冲突提供指导和依据。我们认为，协调公共健康治理面临的道德冲突，在坚持生命至上理念的基础上，应该坚持公益、效用、公正和尊重等公共健康伦理的四个基本原则。具体地说，公益原则就是要把维护社会整体的公共健康利益作为公共健康治理的出发点和归宿，把最大限度地满足维护整体人口的健康需要作为公共健康治理

---

① 王军：《灾疫生命伦理研究》，人民出版社 2017 年版，第 140 页。

的首要目标。比如，在传染病疫情防控中，实施严厉的政府干预措施对公民自主权利予以限制；为实现信息共享、集智攻关而对科研人员的知识产权予以限制；为保障公众知情权而对公民隐私权予以克减都是公益原则的要求和体现。效用原则是公益原则的进一步延伸和具体化，其基本要求是在公共健康治理的各种可能的政策和行动策略中优先选择对公共健康效用最大的方案。尊重原则即尊重人的生命和自主性，前者即生命至上理念的基本要求；后者集中体现为知情同意。在公共健康治理的中，尊重公众的知情同意权的一个基本要求是信息公开。这也正是在患者隐私权和公众知情权发生冲突时，为维护公共健康而作出优先保障公众知情权这一选择的伦理依据。公正原则是公益、效用和尊重原则的统一和综合体现，它贯穿于公共健康治理的各个方面和各个环节，要求在各个方面和各个环节中努力实现资源、机会和结果等各个方面的公平以及规则、操作方面的程序公正。

值得特别一提的是，世界卫生组织在 2016 年发布的《传染病暴发伦理问题管理指南》中提出了七个伦理原则：正义——"资源、机会和成果分配的公平"及"程序正义"；善行——"社会有义务满足个人和社区的基本需求，特别是人道主义需求，如营养食物、住所、健康和安全"；效用——"增进个人或社区的福祉"；尊重个人——"以符合和承认我们共同人性、尊严和固有权利的方式对待个人"；自由——"包括广泛的社会、宗教和政治自由，如行动自由、言论自由等"；互惠——"对人们所作的贡献进行'适当的和成比例的回报'"；团结——"使群体、社区、国家或潜在的全球社区成为一个共同体的社会关系"。① 七个伦理原则是 2014 年埃博拉病毒疫情被宣布为国际突发公共卫生事件的背景下，世界卫生组织针对传染病暴发期间伦理问题的管理提出的，对协调公共健康治理特别是传染病疫情防控面临的道德冲突极有参考价值，值得借鉴。当然，各国还应根据本国历史文化传统和现实实际进行价值优先性排序和取舍。

（三）作出合理的道德选择

协调公共健康治理面临的道德冲突，归根结底是要在互相冲突的各种道

---

① 世界卫生组织：《传染病暴发伦理问题管理指南》，熊宁宁等译，中国中医药出版社 2020 年版，第 3 页。

德价值之间作出能够获得伦理辩护的选择。应该说，在一般情况下公共健康治理中的道德选择可以根据道德价值大小和相应的伦理原则来进行，但在一些特殊情况和具体情境中，不同道德行为的价值量很难作精确比较，从而导致主体几乎无法根据道德价值大小排序来进行选择。在这样的情况下进行道德选择，应该坚持"最大善的目的"与"最小恶的手段"相结合的原则和策略。

不言而喻，公共健康治理道德冲突的真正解决，最终必然落实到主体对公共健康治理的目的与手段的合理选择上。目的与手段的关系既包含一致的情况，也包含不一致的情形。一般地说，在目的与手段一致情况下的道德选择并不困难——选择目的善与手段善的最大化；难题在于在目的与手段不一致的情况下的道德选择。从公共健康治理的目标看，实现具有最大善价值的目的是道德选择的根本方向。在这一前提下再选择实现目的的手段。一般地说，正当的手段应该是既具有有效性又具有道德合理性的手段。而手段的有效性与道德合理性两个方面并不总是统一的，很多时候有效的手段具有两面性：从某一主体或某一角度看具有道德合理性，但从另一主体或另一角度看则并不具有善价值。比如，在传染病疫情防控中为保障公众的知情权、阻断传染源、阻止疫情扩散以维护公共健康，对患者、疑似患者及其密切接触者实施追踪并公开信息的措施，从社会整体公共健康利益的角度看具有有效性和道德合理性，但从患者、疑似患者及其密切接触者的角度看，则在很大程度上侵犯了他们的隐私权。在这种情况下，就要坚持"最大善的目的"和"最小恶的手段"相结合的原则。这一原则就是蒂莫西·阿伦（Timothy Allen）等人所说的"必要性"／"最小侵权"原则：为了实现具有最大善价值的目的，在手段上采取对"恶"的适度妥协、对"善"的适度牺牲。当然，这并不意味着为了实现具有最大善价值的目的可以不择手段。相反，"必要性"／"最小侵权"原则仅"适用于为了达到一个特定目标只有一种干预的情况"①，即在实现善价值目的的手段中不存在善手段的情况下迫不得已作出的选择，这种选择必须以"必要性"／"最小侵权"为原则。

---

① Timothy Allen, Michael J. Selgelid, "Necessity and least infringement conditions in public health ethics", *Medicine*, *Health Care and Philosophy*, 2017, Vol. 20, No. 4, pp. 525 – 535.

（四）给予处于最不利地位的"少数人"伦理关怀

协调公共健康治理面临的道德冲突，从客体和对象的角度看，关键在于给予处于最不利地位的"少数人"群体伦理关怀，尊重和保障他们的应有权利。这是因为，根据生命至上理念和公益、效用、尊重、公正等伦理原则进行道德选择，虽然能够选择出对公共健康效用最大的方案，在公共健康治理的各个环节实现公平公正，在维护整体人口健康的同时，坚守尊重人的生命和自主性的道德要求；按照最优价值目标，坚持"最大善的目的"与"最小恶的手段"相结合的原则来进行道德选择，虽然能实现道德价值最大化，实现最大善的目的，但是同时，由于各种道德原则和道德价值客观上存在的价值取向的差异，在维护和实现一定道德价值的同时，客观上造成了对另一些道德价值的暂时放弃或牺牲。如在传染病疫情防控中，疫情突发之时，为阻断传染源、防止疫情扩散，实施严厉管控措施就意味着对经济发展目标的暂时放弃；实施追踪、隔离等干预措施，意味着对公民的行动自由、自主权利的暂时限制和牺牲；优先保证公众的知情权，暂时牺牲了患者的隐私权。

在各种被暂时牺牲的道德价值中，最值得关注的是处于社会最不利地位的"少数人"的权利。比如，在传染病疫情防控中，传染病患者及受其影响的人群就是处于最不利地位的"少数人"。给予处于社会最不利地位的"少数人"群体伦理关怀，就是从道德的角度对这些群体的医疗、生活状况予以更多关注，尊重他们的应有权利，有效预防和治疗个体和群体遭受的道德创伤。具体地说，一是国家在制定相关政策措施、确定疫情防控方案、实施疫情防控行动时，要充分关注这些群体的医疗、生活状况和社会处境，把这些群体纳入政策设计的重要考量因素，在医疗、物质生活方面为之提供应有的保障。二是加强疫情知识及道德认知方面的正面宣传和引导，如"病毒是人类共同的敌人""传染病患者也是受害者"等，从而形成正确的道德认识，巩固正面、积极的道德情感，恢复和重建当事者个体和群体的道德价值和道德信仰。三是要营造有利于保障"少数人"权利的良好舆论氛围，努力在全社会形成平等和谐、团结一致、守望相助的良好伦理关系。

（五）强化责任伦理和角色道德意识

协调新冠疫情防控面临的道德冲突，从主体的角度看，关键在于各级政府及其组成部门、各级各类医疗机构、媒体以及普通公众等相关主体增强责任意识，在公共健康治理中各尽所能、各尽其责，切实承担自身的职责和使命。比如，在传染病疫情防控中，各级政府作为最重要的主体，在疫情防控中的责任主要是：制定和实施疫情防控的政策措施，开展疫情防控知识和政策措施方面的宣传教育，领导和组织实施干预、救治、保障、科研和健康传播等疫情防控各个环节的行动；加大财政支持力度，合理分配疫情防控资源和物资，协调不同地区之间、群体之间以及公共健康利益与公民个人权利之间的关系；统筹疫情防控与经济社会发展关系，实现疫情防控与经济社会发展目标的同步实现。同时，政府各部门基于各自职能在疫情防控中也承担着相应的职责：各级卫健委是疫情防控的重要决策和管理机构，在疫情防控决策、组织、人员调配、信息传递等各个方面发挥重要作用，公安、司法、财政、民政、教育、发改委、交通运输、工业和信息化、农业农村以及市场监督管理和药监等部门在疫情防控中也都承担着相应的职责。此外，各级各类医疗机构的职责是患者的治疗和相关科学研究；媒体的职责是对疫情形势、防控政策及各类信息作及时、准确、全面的宣传报道；普通公众的责任是理解、支持和配合国家防控政策措施，自觉履行相应的义务，做到对自己和他人的健康负责。

当然，各级政府及其组成部门、各级各类医疗机构和媒体等相关主体的职责和使命，最终必须落实到每一个个人身上，需要每一个个人树立和增强角色道德意识，即从个人所扮演的社会角色出发，履行自己的角色责任和使命，满足社会对自身角色的期待和要求。比如，冲锋在前、勇于担当是社会对领导干部和共产党员的期待和要求；医者仁心、救死扶伤是社会对医护人员的期待和要求；坚持客观、公正地报道，真实、及时地为公众提供相关信息是社会对媒体从业人员的期待和要求；"把论文写在祖国大地上"，通过科学研究为疫情防控作出实实在在的贡献是社会对科学家和科研人员的期待和要求；积极配合国家防控政策措施、"不给国家添乱"是社会对每一位普通公众的期待和要求。如果每一位领导干部和共产党员、每一位医护人员、每一位媒体记者、每一位科研人员以及每一位普通公众都能树立和增强角色道德意识，都能真正履行自己的角色义务和责任，即使一时出现工作失误或偏差，即使一时冲突不可避免，从总体和长远看，定能积累经验和教训，克服各种困难和障碍，协调各种矛盾和冲突，从而通过自己的扎实工作和努力实现应有的道德价值。

第八章　在理论自觉与范式转换中加快构建
中国特色公共健康伦理学[*]

　　哲学社会科学理论研究除了要探讨各学科的一般理论、规律和特性外，还要关照所处国家或地区的经济、政治、文化背景和条件，立足具体现实和具体语境，构建具有该国特色的理论体系。习近平在哲学社会科学工作座谈会上强调，"要按照立足中国、借鉴国外，挖掘历史、把握当代，关怀人类、面向未来的思路，着力构建中国特色哲学社会科学"[①]，为包括公共健康伦理学在内的中国哲学社会科学的发展指明了方向。中国公共健康伦理学必须在"借鉴国外"的同时"立足中国"，以中国现实、中国语境和中国需要为出发点和落脚点，聚焦中国公共健康的现实实践，为推进健康中国建设、促进全民健康提供伦理支持。为此，必须树立和增强理论自觉的意识，形成和凸显中国特色的研究范式，加快构建中国特色公共健康伦理学。

第一节　构建中国特色公共健康伦理学的
重要性和紧迫性

　　客观地说，中国公共健康伦理学的兴起主要有两个因素：一是 2003 年"非典"暴发引发的公共健康危机及其伦理反思；二是西方公共健康伦理学的"理论东渐"。前者为中国公共健康伦理学的诞生提供了现实"契机"，后者为中国学界关注和思考公共健康危机和公共健康问题提供了新的视域和方法。

---

　　*　本章第二节以《中国公共健康伦理学的理论自觉与范式转换》为题，已发表在《伦理学研究》2023 年第 1 期；第三节以《健康伦理：全面推进健康中国建设的伦理支撑》为题，已发表在《湖南师范大学社会科学学报》2022 年第 5 期。
　　①　习近平：《在哲学社会科学工作座谈会上的讲话》，《人民日报》2016 年 5 月 19 日。

如前所述，中国公共健康伦理学在兴起至今短短十余年时间里获得了较快发展，产生了不少研究者和研究成果。但是目前，中国公共健康伦理学在分析框架、话语体系和研究范式等方面借鉴西方的痕迹还比较明显。党的十九大作出了"加快构建中国特色哲学社会科学""实施健康中国战略"等重大部署，客观上提出了加快构建中国特色公共健康伦理学的迫切要求。在这样的情况下，必须在借鉴西方公共健康伦理学理论和方法的基础上，加快构建立足中国现实和中国语境、面向中国公共健康实践特别是健康中国建设的中国特色公共健康伦理学。

一　"理论东渐"：中国公共健康伦理学的"催生"因素

如前所述，公共健康伦理学诞生于 20 世纪 90 年代的美国，并迅速在欧洲等地落地开花。中国公共健康伦理学兴起比西方晚了大约十年。2003 年"非典"暴发之后，一些从事医学伦理学、生命伦理学的学者开始从伦理学角度关注公共健康危机和公共健康问题。当时，赖以检视公共健康危机和公共健康问题的理论依据除了传统的医学伦理和生命伦理学外，一些学者也把目光投向了西方的公共健康伦理研究，将西方公共健康伦理的一些理论、方法和实践案例引入中国，为中国学界关注公共健康危机和公共健康问题提供了可资借鉴的理论和方法论资源，成为中国公共健康伦理学的重要"催生"因素。

具体而言，西方公共健康伦理学传入中国主要有两种方式。一是引介西方公共健康伦理学研究论著。2004 年肖巍发表《关于公共健康伦理的思考》一文，在中国首提"公共健康伦理学科的建立和发展"问题，引介了 9 篇（部）国外公共健康伦理学论著[1]；2006 年肖巍发表了《公共健康伦理：概念、使命与目标》一文，在讨论公共健康伦理的概念时，引介了 6 篇（部）国外公共健康伦理学论著的观点[2]。2010 年喻文德、李伦发表《国外的公共健康伦理研究》一文，介绍了国外近 20 篇（部）公共健康伦理学论著，从学

---

[1]　参见肖巍《关于公共健康伦理的思考》，《清华大学学报》（哲学社会科学版）2004 年第 5 期。

[2]　参见肖巍《公共健康伦理：概念、使命与目标》，《湘潭大学学报》（哲学社会科学版）2006年第 3 期。

科定位、道德难题和分析框架等三大方面对国外公共健康伦理学研究状况作了描述①；2019 年喻文德再次发表《国外公共健康伦理研究的新进展》一文，介绍了国外 20 多篇（部）公共健康伦理学论著，从公共健康伦理原则的价值排序、公共健康伦理的分析方法、公共健康伦理的教育普及三个方面介绍了近几年国外公共健康伦理研究的进展情况②。同时，国内已有的三部公共健康伦理学研究专著——史军的《权利与善——公共健康的伦理研究》（中国社会科学出版社 2010 年版）、喻文德的《公共健康伦理探究》（湖南大学出版社 2015 年版）、翟晓梅、邱仁宗的《公共卫生伦理学》（中国社会科学出版社 2016 年版）也引介了一些西方公共健康伦理的研究论著。

二是翻译西方公共健康伦理学研究成果。2006 年翟晓梅翻译了德国学者 Hans-Martins Sass 在北京的 10 篇演讲稿，并结集成书——《生命伦理学与卫生政策：欧洲生命伦理学家的北京演讲》，由第四军医大学出版社出版。该书收录的 Hans-Martins Sass 教授的 10 篇演讲，以公共卫生伦理学为主体，同时涉及生命伦理、临床伦理和卫生政策等诸多领域，如在紧急情况下抢救和保护生命的伦理学、健康文化、健康教育、网络健康建议、医疗公正等。2008 年肖巍翻译了美国学者斯蒂文·S. 库格林（Steven S. Coughlin）、科林·L. 索斯科尔恩（Colin L. Soskolne）、肯尼斯·W. 古德曼（Kenneth W. Goodman）的《公共健康伦理学案例研究》一书，并由人民出版社出版。该书对公共健康工作者面临的诸多伦理困境作了全面梳理，既有前沿理论，又有典型案例，是公共健康伦理学领域一部具有很高学术价值和应用价值的研究文献。2015 年赵莉翻译了美国学者郝圣格的《当代美国公共卫生：原理、实践与政策》一书，并由社会科学文献出版社出版。该书对美国公共卫生的历史、健康的社会和生态决定因素、边缘化人群的健康问题、美国公共卫生人员配置及教育、公共卫生服务、美国公共卫生体系等方面作了全面系统阐释。2016 年翟晓梅、邱仁宗翻译了瑞士学者理查德·喀什（Richard Cash）、丹尼尔·威克勒（Daniel Wikler）、阿卜哈·萨克塞纳（Abha Saxena）、亚历山大·卡普伦（Alexander Capron）主编的《国际健康研究伦理问题案例汇编》一书，并由

---

① 参见喻文德、李伦《国外的公共健康伦理研究》，《河北学刊》2010 年第 1 期。
② 参见喻文德《国外公共健康伦理研究的新进展》，《伦理学研究》2019 年第 5 期。

人民卫生出版社出版。该书搜集的典型案例涵盖性健康和计划生育项目的评价、社区的健康状况、安全的性行为、老年人群中医疗卫生实践和需求、在商业农场进行的健康促进等诸多领域。此外，高明静翻译的加拿大学者库克（Cook R. J.）的著作《生殖健康与人权》（中国人口出版社 2005 年版）；聂精保、胡林英翻译的美国学者彭斯的《医学伦理学经典案例（第四版）》（湖南科技出版社 2010 年版）；李伦翻译的汤姆·L. 比彻姆（Tom L. Beauchamp），詹姆斯·F. 邱卓斯（James F. Childress）的著作《生命医学伦理原则（第 5 版）》（北京大学出版社 2014 年版）；李建军、袁明敏翻译的德国学者马库斯·杜威尔（Marcus Düwell）的著作《生命伦理学：方法、理论和领域》（社会科学文献出版社 2017 年版）等一系列医学伦理或生命伦理学方面的著作也都不同程度地涉及公共健康伦理研究。

西方公共健康伦理学"理论东渐"催生了公共健康伦理学在中国的诞生，为中国学界关注和思考公共健康问题提供了新的视域和方法。在此之前，学界在对公共健康危机、艾滋病等重点疾病防控、弱势群体健康等公共健康问题予以伦理关注和反思所依据的理论主要是一般伦理学或医学伦理学、生命伦理学的传统理论，即根据功利论、道义论等伦理学理论或尊重、公正、不伤害、有利等生命伦理基本原则来评判公共健康活动的道德合理性，公共健康伦理问题往往是作为传统伦理学的内部问题进行讨论的。西方公共健康伦理学传入中国以后，这种局面就大为改观了。以 2003 年"非典"疫情引发的公共健康危机及其伦理反思为"契机"，学界不仅开始运用公共健康伦理学的理论和方法，在公共健康伦理学的框架下思考公共健康危机和公共健康问题，而且在借鉴西方公共健康伦理学的基础上，对公共健康伦理的一些理论和实践问题作了不同程度的探讨或研究。

二　中国公共健康伦理学研究的进展与不足

从总体上看，作为一门新兴的边缘性交叉学科，公共健康伦理学在中国兴起至今短短十余年时间里获得了较快发展，呈现出"初步繁荣"的局面：包括伦理学特别是生命伦理学和公共健康学方面在内的许多学者投入公共健康伦理学研究之中，产生了不少研究成果。这些成果又反哺公共健康实践的伦理研究，为应对公共健康危机、解决现实公共健康问题以及助力健康中国建设提供了新的视角和思路。

关于中国公共健康伦理学研究所取得的成绩和进展，我们在前文已分两个阶段进行了较为详细的梳理，这里不再赘述。这里仅简要分析中国公共健康伦理学发展的不足。客观地说，中国公共健康伦理学在短时间内虽然获得了较快发展，但与国外相比仍有明显差距，尤其是在基础理论研究、学科体系和跨学科研究共同体构建等方面存在明显不足，在观照中国语境、服务健康中国建设方面有待进一步加强，中国公共健康伦理学回答和解决现实问题的能力有待进一步提升。

具体地说，中国公共健康伦理学研究存在的问题与不足主要有三点。一是基础理论研究薄弱，学科理论体系构建尚未完成。中国公共健康伦理学只有十余年的发展历程，基础理论研究还很薄弱，诸多理论问题尚未受到应有关注。从总体上看，目前中国公共健康伦理学研究还主要停留在借鉴西方的阶段，中国学者关注和思考的问题尚未超出西方公共健康伦理学的视阈，在研究范式和话语体系等方面借鉴西方公共健康伦理学的痕迹还比较明显；根据一般的伦理学和生命伦理学理论，如根据尊重、自主、不伤害、公正等生命伦理原则来评价公共健康主体的行为和活动仍然是我国公共健康伦理研究的一个常见思路。由于公共健康伦理学基础理论研究薄弱，学科合法性至今存疑，公共健康伦理学很大程度被置于生命伦理学科理论之下而丧失独立性，其学科理论体系构建尚未完成。

二是相关学科之间理论隔阂仍然存在，构筑跨学科研究共同体草创未就。公共健康伦理学作为一门新兴的边缘性交叉学科，涉及公共健康学与伦理学的交叉融合，也与管理学、法学、社会学等诸多学科有密切联系。事实上，这些学科领域很多学者也在关注公共健康伦理研究。在这样的情况下，打破学科界限，整合队伍、凝聚共识、融汇思想，打造跨学科交流平台、构筑跨学科研究共同体也是构建中国特色公共健康伦理学的必由之路。但是目前，我国学界对公共健康伦理是什么、公共健康伦理学的学科定位等基本理论问题的认识仍然存在明显分歧，导致在公共健康伦理学的研究对象、研究内容、理论工具等方面仍然存在诸多歧见，加上不同学科之间在研究视角、话语体系、研究方法等方面存在的客观差异与理论隔阂，各学科在很大程度上出现"各自为政""自说自话"的局面；公共健康伦理学与公共健康学、伦理学及相关学科之间的交流、比较和对话比较困难，未能形成综合研究、联合攻关的体系和氛围，难以适应回答和解决复杂现实问题的需要。

三是未能充分观照中国语境，服务健康中国建设力不从心。健康中国建设是以促进全民健康为目标的建设。而公共健康伦理学正是关于公共健康问题"应当"或"应该"的学问，为解决公共健康问题、促进全民健康提供伦理支持不仅是公共健康伦理学的"天职"和使命，也是公共健康伦理学发展的基本价值所在。但由于中国公共健康伦理学是在借鉴西方公共健康伦理学的基础上诞生的，未能构建立足中国现实和中国语境的中国特色的学科体系，中国公共健康伦理学回答和解决现实问题的能力仍显不足，为中国公共健康实践特别是健康中国建设提供的伦理支持还很乏力。

值得欣慰的是，我国实施健康中国战略后，学界迅速作出反应，从伦理学角度对健康中国建设予以了关注。特别是 2017 以来历届中国伦理学大会均专设了健康伦理论坛，聚焦健康中国建设开展研讨，取得了要为健康中国建设提供全方位伦理支持的重要共识。这既为中国公共健康伦理学的发展提供了非常广阔的"用武之地"，也为建立中国公共健康伦理学研究范式和话语体系提供了契机。可以说，目前中国公共健康伦理学服务健康中国建设总体上还处于起步阶段，为健康中国建设服务的战略意识、使命意识和问题意识有待进一步增强。比如，在我国新冠疫情防控的伦理研究中，公共健康伦理学者的贡献主要在于伦理观念和道德意识的倡导。这当然是必要的。同时，也需要深入疫情防控的具体领域和具体环节，为回答疫情防控面临的公共卫生、法律政策和社会管理等方面的问题提供伦理思路和伦理方案，为破解疫情防控面临的现实难题作具有可操作性的对策研究。但是目前，从总体上看，这方面的研究尚不多见。

三　构建中国特色公共健康伦理学的重要意义

中国公共健康伦理学面对自身发展的问题和不足，面对健康中国战略的伦理呼唤，面对日益频仍的公共健康危机，必须顺势而为，加快构建立足中国土壤、以马克思主义为指导、服务中国公共健康实践的中国特色公共健康伦理学。

从理论层面看，一方面，构建中国特色公共健康伦理学是构建中国特色哲学社会科学的客观要求。党的十九大明确提出要"加快构建中国特色哲学社会科学",为新时代中国哲学社会科学的发展指明了方向。"我国是哲学社会科学大国,研究队伍、论文数量、政府投入等在世界上都是排在前面的,但目前在学术命题、学术思想、学术观点、学术标准、学术话语上的能力和水平同我国综合国力和国际地位还不太相称。"① 在这样的情况下,必须加快构建中国特色哲学社会科学,尽快解决中国哲学社会科学发展面临的突出问题。构建中国特色哲学社会科学是一项系统工程,不仅包括马克思主义理论、哲学、经济学、政治学、法学、社会学、民族学、新闻学、人口学等一系列基础学科或支撑学科,也包括林林总总具有重要现实意义的新兴学科和交叉学科。公共健康伦理学作为一门新兴的边缘性交叉学科,是哲学一级学科之下的二级学科——伦理学的一个分支,自然也是哲学社会科学的组成部分。同时,由于公共健康伦理学的对象关涉公共健康、人的生命及其价值实现问题而事实上在伦理学甚至整个哲学学科中占据了十分重要的位置。从这个意义上可以说,如果不能完成中国特色公共健康伦理学的构建,中国特色伦理学乃至中国特色哲学社会科学就是不完整的。中国公共健康伦理学必须跟上中国特色哲学社会科学发展的步伐,遵循构建中国特色哲学社会科学的基本要求,根据自身学科特点和中国实际,立足中国现实和中国语境,加强协同攻关,加快构建中国特色的学科理论体系。

另一方面,构建中国特色公共健康伦理学也是伦理学和公共健康伦理学自身发展的内在要求。众所周知,从学科性质上看,伦理学不仅是一门哲学理论科学和特殊的价值科学,也是一门特殊的实践科学。伦理学之所以被很多学者视为一门"令人光荣的学问",基本原因即在于此。无论是康德的"实践理性",还是马克思的"实践—精神",实质上强调的都是伦理学的实践特性:伦理学的基本对象——道德总是以行为和活动的形式存在的;伦理学只有通过对人们道德行为和活动的指导才能实现完善个体道德和社会道德的作用和功能。公共健康伦理学作为伦理学的一个应用分支,其实践特性更为显著:为维护公共健康、提高人民健康水平提供伦理支持是公共健康伦理学的"天职"和根本使命。要有效发挥公共健康伦理学的作用和功能,完成服务公

---

① 习近平:《在哲学社会科学工作座谈会上的讲话》,《人民日报》2016 年 5 月 19 日。

共健康实践的学科使命，尽快构建中国特色公共健康伦理学是一条必由之路。只有面向中国公共健康的现实实践，加强基础理论研究，并从中国实际和中国语境出发，探寻中国公共健康伦理学的真问题，实现中国特色理论探索和实践研究的相辅相成和相互促进，构建中国公共健康伦理学的学科体系和话语体系，才能为中国公共健康问题的解决找到学科支撑。否则，就会出现用西方公共健康伦理学理论来回答和解释中国的公共健康问题，甚至把西方国家的公共健康问题直接当作中国的公共健康问题的现象，从而导致公共健康伦理学与公共健康实践的严重脱节。若此，公共健康伦理学研究就只能是"自说自话"，不能发挥应有的现实功能。

从实践层面看，构建中国特色公共健康伦理学是健康中国战略的伦理呼唤、是推进健康中国建设的客观要求。健康中国建设是一项社会系统工程，是"以普及健康生活、优化健康服务、完善健康保障、建设健康环境、发展健康产业为重点"① 的多方面、多层次的建设。可以说，健康中国建设不仅具有浓厚的伦理意蕴，彰显了尊重生命、以人民为中心、共建共享、健康正义等伦理精神，而且有内在的"道德需要"，需要多维伦理支持。如普及健康生活需要健康道德意识和观念的指引；优化健康服务、完善健康保障、建设健康环境、发展健康产业需要道德价值的导向。同时，公共健康制度和政策安排需要伦理论证；公共健康行为和活动需要道德原则和道德规范的约束和导向；回答和解决各类公共健康问题、破解健康中国建设面临的现实难题需要伦理依据和伦理方案，等等。只有树立中国意识、立足中国土壤，从中国实际出发，构建中国特色公共健康伦理学，才能为探寻解决中国公共健康问题的伦理途径和伦理方案、服务健康中国建设提供有力的学科支撑。

第二节 中国公共健康伦理学的理论
自觉与范式转换

理论自觉是一门学科理论构建和持续发展的关键一环，也是该学科理论走向成熟的重要标志。中国公共健康伦理学也不例外。如前所述，中国公共

---

① 习近平：《在全国卫生与健康大会上的重要讲话》，《人民日报》2016 年 8 月 21 日。

健康伦理学是西方的"舶来品"。目前，中国公共健康伦理学研究虽然取得了一定的成绩和进展，但总体上仍处于借鉴西方公共健康伦理学的阶段。而"加快构建中国特色哲学社会科学"、推进健康中国建设特别是应对新冠疫情等公共健康危机，都在理论和实践上提出了加快构建中国特色公共健康伦理学的迫切要求。为此，必须树立和增强理论自觉的意识、形成和凸显中国特色的公共健康伦理研究范式。

一　中国公共健康伦理学理论自觉的三个基点

不容否认，借鉴西方公共健康伦理学，并以之作为中国公共健康伦理学发展的理论和方法论资源，是一种客观的必然；从一定意义上说，也是中国公共健康伦理学发展的必经途径。只有以诞生较早、发展相对成熟的西方理论和方法作为"他山之石"，中国公共健康伦理学才能迅速站在世界公共健康伦理学发展的前沿。但显然不能仅仅停留于此。中国公共健康伦理学要获得持续发展、增强解释和服务现实的能力，为解决中国健康问题、推进健康中国建设提供应有的伦理支持，必须树立和增强理论自觉的意识，形成基于中国公共健康伦理学"真问题"的分析框架和研究范式。

中国公共健康伦理学的理论自觉，是对中国公共健康伦理学自身质的规定性以及怎样建设和发展中国公共健康伦理学的自觉认识和自觉努力。其中，核心是要有鲜明的理论立场，凸显公共健康伦理学研究的中国意识和中国特色。中国公共健康伦理学虽然是在借鉴西方的基础上诞生的，但并不意味着中国公共健康伦理学不能或不需要有中国特色。相反，中国公共健康伦理学要获得长远发展、发挥现实功能，必须凸显中国意识和中国特色。事实上，公共健康伦理学兴起至今，在美国、欧洲等地，各国的发展也是既有学科的共同特性，又有基于不同历史文化背景、不同经济与社会发展状况的差异。同时，在不同的国家和社会，公共健康问题的状况、影响因素和解决政策都千差万别。中国作为最大的发展中国家，与欧美国家在经济、政治、文化、历史传统等各个方面都存在显著差异；中国的公共健康问题与欧美国家既有一定的共同性和全球性联系，又有历史、现实和国家政策等方面的不同特征。作为从伦理学角度研究中国公共健康问题的学问，中国公共健康伦理学必须正视这种差异和特征，准确把握中国公共健康问题的历史脉络、现实状况、影响因素和制度政策。这既说明在中国公共健康伦理学发展中凸显中国意识和中国特色的必要性和极端重要性，也是中国公共健康伦理学的中国意识和中国特色的重要来源。

可以说，理论自觉不仅是中国公共健康伦理学科发展的关键环节和重要标志，直接关乎中国特色公共健康伦理学的理论构建，也是中国公共健康伦理学发挥应有现实功能的理论基础和力量源泉，直接关乎中国公共健康伦理学能否具有可持续发展的内生动力。就前者而言，理论自觉不仅直接关系到中国需要什么样的公共健康伦理学，也直接关系到中国能够构建什么样的公共健康伦理学。党的十九大明确提出要"加快构建中国特色哲学社会科学"，为中国公共健康伦理学的发展指明了方向：中国公共健康伦理学必须响应时代号召、回应时代呼唤，构建兼具世界眼光和中国气派的中国特色公共健康伦理学。就后者而言，健康中国建设为中国公共健康伦理学的发展提供了广阔的"用武之地"：中国公共健康伦理学必须面向健康中国建设主战场，为解决中国公共健康问题、推进健康中国建设贡献伦理智慧。显然，这一切都离不开公共健康伦理学的理论自觉。只有在借鉴西方公共健康伦理学理论和方法的基础上，承扬中国历史上深厚独特的伦理文化传统，立足中国现实和中国语境，开展具有原创性的理论探索和创新，构建中国特色公共健康伦理学才有可靠的理论和现实根基，中国公共健康伦理学才能真正发挥服务现实的社会功能。否则，中国公共健康伦理学的持续发展、中国公共健康伦理学走向世界公共健康伦理学的学术中心都只能是一句空话；中国公共健康伦理学就不能跳出西方公共健康伦理学的藩篱，最终可能沦为西方公共健康学的一个案例。

当然，客观地说，西方公共健康伦理学的理论传入、对公共健康危机的伦理反思以及中国公共健康伦理学的兴起和发展本身都已然反映了一定程度的理论自觉，但还远远不够。作为西方的"舶来品"，中国公共健康伦理学如果没有立足中国公共健康问题、基于中国伦理文化自信、以构建中国特色公共健康伦理学为目标的更高层次的理论自觉，一旦由西方公共健康伦理学理论传入和对公共健康危机的伦理反思所带来的研究热情消退，中国公共健康伦理学发展就会缺乏内生动力，其学科化发展和现实功能的发挥就会受到严重制约。这正是目前中国公共健康伦理学发展的一个隐忧。消除这一隐忧，当务之急是要树立和增强理论自觉的意识，形成和凸显中国特色的研究范式。

中国公共健康伦理学的理论自觉有三个基点。第一，以马克思主义为指导。习近平总书记在哲学社会科学工作座谈会上指出，"当代中国哲学社会科学是以马克思主义进入我国为起点的，是在马克思主义指导下逐步发展起来的"①。伦理学也不例外。"十月革命"不仅给中国送来了马克思主义，也送来了马克思主义的哲学观、伦理观。中华人民共和国成立以后，我国的哲学、伦理学都是以马克思主义为指导、在马克思主义理论框架下来构建自己的学科体系的。1982年罗国杰主编的中国第一部马克思主义伦理学教材《马克思主义伦理学》为中国马克思主义伦理学研究奠定了重要基础。随后，国内陆续出版了一大批伦理学教材，总体上都是在马克思主义伦理学的基本框架下构建伦理学学科体系。构建中国特色公共健康伦理学也必须旗帜鲜明地坚持以马克思主义为指导，坚持马克思主义基本原理和基本立场，坚持用马克思主义伦理学的基本理论、观点和方法来审视和解释中国的公共健康问题。为此，在学者的价值立场和价值选择上，必须坚持实事求是的价值立场。当前，我国社会学界乃至社会科学界，都有一些学者主张"价值中立"，甚至把"价值中立"视为社会科学研究的"规范性原则"。这一观点也影响了伦理学界。事实上，"价值中立是一个在总体上包含根本缺陷但又有局部合理性的西方社会学方法论原则"②，"通过所谓'价值中立'不仅不能达到科学性，还会引起十分有害的后果"③。因此，在公共健康伦理学研究中，必须坚持实事求是的价值立场，即从中国公共健康问题的客观实际出发，准确把握中国公共健康问题的历史和现状，从而保持公共健康伦理学研究的科学性，实现立足现实、服务现实的应用价值目标。

第二，立足中国语境。准确把握中国制度语境、治理语境、道德语境及经济、政治发展状况，从中国实际出发，找到中国公共健康伦理学的真问题，是发挥公共健康伦理学的现实功能、完成服务健康中国建设使命的基本前提。虽然，中国公共健康伦理学的兴起比西方晚，而且是在借鉴西方公共健康伦

---

① 习近平：《在哲学社会科学工作座谈会上的讲话》，《人民日报》2016年5月19日。
② 郑杭生：《中国特色社会学理论的探索》，中国人民大学出版社2005年版，第171页。
③ 郑杭生：《中国特色社会学理论的探索》，中国人民大学出版社2005年版，第150页。

理学的基础上诞生的，但这并不意味着不需要或不可能立足中国语境、从中国实际出发来构建中国公共健康伦理学。相反，中国有着十分深厚的伦理文化传统和极富特色的伦理思想体系，中国古代大量鸿篇巨制中包含着非常丰富伦理思想和道德智慧，为人类道德文明作出了巨大贡献；中华人民共和国成立特别是改革开放以来，伦理学发展百花齐放、百家争鸣，理论研究和应用研究相辅相成、相得益彰，中国特色伦理学理论建设、社会主义道德建设、公民道德建设工程扎实推进、深入人心，为新时代中国公共健康伦理学的发展提供了丰富的理论资源和实践经验。更为重要的是，中国古代拥有十分丰富的医学伦理思想和优良医学道德传统，为今天构建中国特色公共健康伦理学提供了强大的伦理文化自信。从远古时期的《淮南子·修务训》《帝王世纪》《世本》《通鉴外记》，春秋战国时期的《黄帝内经》，一直到清代喻昌的《医门法律》，在我国历史发展各个阶段问世的一大批医学和医德文献，展现了中国古代医德和医学伦理思想从萌芽、发展到成熟的历程。所有这些文献虽然都并不是直接的公共健康伦理学，但毋庸置疑，它为当代中国公共健康伦理学的发展提供了重要思想资源和伦理文化自信。正是以强大的伦理文化自信为基础，中国公共健康伦理学的发展能够立足中国语境，并在研究范式、话语体系等方面体现应有的中国特色、中国风格和中国气派。

第三，坚持问题导向。坚持问题导向既是马克思主义的理论品格，也是哲学社会科学发展的根本要求。马克思曾说"问题就是时代的口号"；习近平总书记多次强调："问题是创新的起点，也是创新的动力源。"公共健康伦理学作为一门新兴独立学科，基本价值就在于为回答和解决现实的公共健康问题提供伦理依据或伦理方案；中国公共健康伦理学自然应该以服务中国公共健康实践、为回答和解决中国的现实公共健康问题提供伦理支持为根本使命。因此，坚持问题导向也是中国公共健康伦理学理论自觉的一个重要基点。具体地说，中国公共健康伦理学坚持问题导向，就是要面向中国公共健康的现实实践，以回答和解决中国公共健康实践面临的伦理问题为突破口；就是要聆听健康中国战略的"时代口号"，为回答健康中国建设面临的重大问题提供伦理思路，为破解健康中国建设面临的现实难题贡献伦理方案，从而为实现健康中国建设的战略目标作出应有的学科贡献。健康中国建设作为一项社会系统工程，面临的现实问题很多：医疗卫生体制改革、公共健康危机应对、重点疾病预防控制、公共健康风险管理等各个领域，普及健康生活、优化健康服务、完善健康保障、建设健康环境、发展健康产业等各个环节中都有诸多亟待研究和突破的重要理论和实践问题。以新冠疫情防控为例。从公共健康伦理的视角出发，深入疫情防控决策、干预、救治、保障及健康传播等具体领域和具体环节，为破解疫情防控面临的公共卫生、法律政策和社会管理等方面的现实难题提供伦理思路和伦理方案，是公共健康伦理学科价值和现实功能的集中体现。因此，中国公共健康伦理学要响应健康中国战略的时代号召，回应健康中国建设的伦理呼唤，树立服务健康中国建设的使命意识，聚焦健康中国建设的重点领域，为推进健康中国建设提供全方位的伦理支持。

二 中国公共健康伦理学理论自觉的主要维度

作为对中国需要和能够构建什么样的公共健康伦理学以及怎样建设和发展中国公共健康伦理学的自觉认识和努力，中国公共健康伦理学的理论自觉意味着把自身同生命伦理学等别的学科区分开来，认识到自身与其他学科具有的不同特质和功能；意味着把自身同西方公共健康伦理学区别开来，认识到中国公共健康伦理学与西方公共健康伦理学具有的不同文化背景、现实语境和任务使命；意味着中国公共健康伦理学研究必须承扬中国伦理文化传统，认识到中国公共健康伦理学发展离不开对中国古代医德和医学伦理思想的批判继承；意味着中国公共健康伦理学研究必须立足现实并服务现实，认识到中国公共健康伦理学发展离不开对中国公共健康问题的准确把握。反过来说，学科关系、中西关系、古今关系以及理论与实践的关系既是中国公共健康伦理学研究必须正视的几组基本关系，也是中国公共健康伦理学理论自觉的几个基本维度。

其一，对学科关系的自觉：树立学科意识和跨学科研究共同体意识。从学科属性看，公共健康伦理学是一门应用性和综合性的伦理学。公共健康伦理学的理论自觉首先意味着应在理论立场上与别的学科区分开来。公共健康问题是一个受到各界广泛关注的问题，公共卫生学、医学、管理学、法学、社会学等学科都有研究。公共健康伦理学作为一门伦理学，在对公共健康问题进行研究时必须秉持伦理学的立场和视角。否则，公共健康伦理学对公共健康问题的研究与别的学科就没有什么分别，公共健康伦理学就将被置于别的学科理论之下而丧失独立性，很难产生独特的学科价值和贡献。同时，公共健康伦理学作为一门应用伦理学，与生命伦理学等其他应用伦理学科在研究主题和方法等方面也既有联系又有差异，以至公共健康伦理学自诞生以来就一直存在"是一门独立学科还是生命伦理学的一个分支"的巨大争议。公共健康伦理学研究应该自觉认识到学科差异，不简单套用生命伦理学的一般理论和方法。否则，也会影响公共健康伦理学作为一门独立学科的地位。当然，树立中国公共健康伦理学的学科意识，自觉认识公共健康伦理学与别的学科之间的差异，并不意味着公共健康伦理学与别的学科之间"老死不相往来"。相反，由于各学科之间存在不同程度的联系，在研究视角、理论工具和研究方法等方面可以而且应该互相补充、互相借鉴。为此，消除不同学科之间的学术壁垒，树立跨学科研究共同体意识，促进公共健康伦理学与其他学科之间的交流、对话，实现多学科合作和联合攻关，也是中国公共健康伦理学理论自觉的客观要求。

其二，对中西关系的自觉：借鉴西方与超越西方。中国公共健康伦理学对中西关系的自觉，就是要把自身与西方公共健康伦理学区别开来，对西方公共健康伦理学的理论逻辑和历史文化背景保持自觉；在中国公共健康伦理学研究中，辩证对待中国公共健康伦理学与西方公共健康伦理学的关系，不简单套用西方公共健康伦理学的理论和方法来分析和解决中国的公共健康问题。必须承认，公共健康伦理学最早诞生于西方，目前世界公共健康伦理学的学术中心也在西方；中国公共健康伦理学的发展离不开对西方公共健康伦理学的学习和借鉴。但目前中国学界在学习和借鉴西方的过程中存在两个突出问题：一是对西方公共健康伦理学的把握尚不够全面，尚未出现系统介绍西方公共健康伦理学理论和方法的论著；二是直接用西方公共健康伦理学理论来分析中国的公共健康问题，研究中存在"两张皮"现象。解决这些问题，必须增强对中西关系的自觉，既要吸收、借鉴西方公共健康伦理学的优秀成果，又不能简单停留在对西方公共健康伦理学的模仿和借鉴；既要有本土风格和中国特色，又要有世界眼光和前沿意识。具体而言，一要承认差距，对世界公共健康伦理学发展格局有清醒的认识。目前，欧美是世界公共健康伦理学的学术中心；中国公共健康伦理学的发展比西方晚了十年，与西方相比，存在明显差距。二要借鉴西方，"洋为中用"。在对西方公共健康伦理学作客观、全面、准确把握的基础上，要有世界眼光和全球视野，增强开放意识和前沿意识，在全面、准确把握西方公共健康伦理学理论和方法的基础上，吸收、借鉴西方公共健康伦理学的合理成分，为构建和发展中国特色公共健康伦理学服务。三要立足本土，敢于超越西方。要立足中国传统和现实实践，树立中国意识和问题意识，彰显中国特色、中国风格和中国气派；同时，与西方公共健康伦理学开展交流和对话，提升中国公共健康伦理学的话语权。

其三，对古今关系的自觉：承接传统与"双创"原则。中国公共健康伦理学对古今关系的自觉，就是要正确认识和处理当代中国公共健康伦理学与中国传统医德和医学伦理思想之间的关系。中国古代有着十分丰富的医德和医学伦理思想，上面提到中国古代大量医学和医德方面的鸿篇巨制都蕴含着博大精深的道德思想和伦理精神。虽然，这些医学和医德伦理方面的思想不是直接的公共健康伦理学，但毋庸置疑，它是当代中国公共健康伦理学发展的重要思想资源，是中国公共健康伦理学树立中国意识的理论基础，是形成中国风格和中国特色的重要来源。因此，中国公共健康伦理学的理论自觉，在古今关系维度就是要承接中国的学术传统和思想脉络，注重对中国传统医德和医学伦理思想的挖掘、整理和分析，做到批判继承、古为今用、推陈出新，实现中国传统医德和医学伦理思想的"创造性转化和创新性发展"。这不仅是中国公共健康伦理学理论自觉的题中之义，也是实现公共健康伦理学的本土化和学科化发展、形成公共健康伦理学的中国特色和中国风格的直接来源和本质要求。

其四，对理论与实践关系的自觉：立足现实与服务现实。理论与实践的关系作为学术研究中的一对基本关系，也是中国公共健康伦理学理论自觉的重要维度。一方面，公共健康伦理学作为一门新兴的边缘性交叉学科，要实现学科理论构建，需要有基础理论研究的自觉，为面向实践、解决现实问题的研究提供有力的理论支撑；另一方面，伦理学不仅是一门哲学理论学科，也是一门特殊的实践科学。公共健康伦理学作为一门应用伦理学，其实践特性更为显著：为维护公共健康贡献伦理智慧是公共健康伦理学的"天职"和根本使命。但是目前，中国公共健康伦理学研究中仍然存在以面向现实之名而忽视基础理论研究和以学术研究之名而脱离现实两种倾向，前者表现为诸如公共健康与伦理之间的关系、公共健康伦理何以可能之类的前提性基本理论问题迄今未能受到应有重视；后者表现为一些脱离现实、不从实践中提炼的"无根"的理论，不能服务现实，无法指导实践。解决这一问题，必须增强对公共健康伦理学理论与实践关系的自觉，坚持理论研究立足现实、服务现实的原则。具体而言，就是要从中国实际和中国语境出发，面向健康中国建设的现实实践，广泛开展实地调查研究，在对中国的公共健康问题予以概括提炼的基础上，形成富有原创意义的学术理论，进而为解决中国公共健康问题、推进健康中国建设提供伦理依据和伦理支持。否则，公共健康伦理学理论研究就会沦为少数学者的"自说自话"甚至"自娱自乐"，不能发挥应有的现实功能。

三　中国公共健康伦理学的范式转换

范式意识的自觉既是一门学科发展成熟的方法论标志，也是中国公共健康伦理学理论自觉的重要方面。美国科学哲学家库恩在《科学革命的结构》一书中认为，"范式是一个科学共同体的成员所共有的东西"，即"团体承诺的集合"和"共有的范例"。[①] 库恩所指的范式主要是就自然科学而言的。作为科学家进行科学研究、解释世界的基本规则、标准、模型、范例或基本方式，范式"是常规科学的先决条件"，"取得一个范式……是任何一个科学领域在发展中达到成熟的标志"。[②] 事实上，对任何一门人文社会学科来说，研究范式都同样重要。就中国公共健康伦理学而言，范式意识的自觉也是其理论自觉和发展成熟的方法论标志。当前，中国公共健康伦理学研究需要实现以下三个层次的范式转换。

第一层次，从西方范式向马克思主义范式转换。"坚持以马克思主义为指导，是当代中国哲学社会科学区别于其他哲学社会科学的根本标志。"[③]根据马克思主义范式，中国公共健康伦理学要基于唯物史观的基本原理和辩证法的方法论，坚持用马克思主义伦理学的基本理论、观点和方法来观察、审视和

---

　　① ［美］库恩：《科学革命的结构》，金吾伦、胡新和译，北京大学出版社 2003 年版，第 158—168 页。

　　② ［美］库恩：《科学革命的结构》，金吾伦、胡新和译，北京大学出版社 2003 年版，第 10 页。

　　③ 习近平：《在哲学社会科学工作座谈会上的讲话》，《人民日报》2016 年 5 月 19 日。

解释中国的公共健康问题。具体地说，一方面，要坚持用唯史观来观察和分析中国的公共健康问题。公共健康伦理学是从伦理学角度研究公共健康问题的学问，准确把握中国公共健康问题的历史和现实，是中国公共健康伦理学研究的根本基础。唯物史观认为，在社会生活的各种因素中，物质生活的生产方式是决定性的，"物质生活的生产方式制约着整个社会生活、政治生活和精神生活的过程"①，当然也制约着公共健康活动和公共健康现实问题的解决。因此，只有在中国的物质生产和物质关系的发展进程、在中国的经济与社会发展的总体进程中，准确把握中国公共健康问题的历史和现状，才能为中国的公共健康伦理学研究提供可靠的现实基础。另一方面，要摒弃二元对立、非此即彼的思维方式，用辩证统一思维、世界性和本土性、国际环境和国内因素之间相互联系、相互影响、相互作用的开放思维来审视和把握中国的公共健康问题。当代世界和中国的公共健康实践正在发生一系列变革。可以说，中国公共健康领域发生的每一个变化都是国际与国内两种因素相互作用的结果，即源于世界公共健康问题与中国的公共健康实践特别是"新医改""健康中国战略"等中国本土公共健康实践的特殊脉动。正是这两种环境、两个因素的相互影响和相互作用，使中国公共健康状况、国家解决公共健康问题的制度政策发生了重大变革。比如，我国艾滋病防控法律政策的变革历程、2003 年应对"非典"危机引发我国在应对公共健康危机方面的重大转折——一套全新公共健康危机应对机制得以建立等，都是国际国内两种力量相互作用的产物。

第二层次，从个体论或整体论向个体论与整体论相结合的范式转换。从学科性质看，公共健康伦理学是一门应用伦理学。关于应用伦理学的研究范式，历来有个体论与整体论两种倾向。前者强调个体，注重个体的道德主体性；后者强调社会，注重社会秩序和整体利益的伦理价值。历史地看，个体论与整体论作为伦理学史上的两种基本范式，各有优长与不足。个体论以追求个人幸福或德行为主旨，伦理学的主体主要是作为个体的人。比如，亚里士多德的德性伦理学为了实现"人的善和人的幸福"而研究德性及其践行，可以视为个体论范式。而黑格尔、康德的伦理学则可以归入整体论。如黑格

---

① 《马克思恩格斯文集》第 2 卷，人民出版社 2009 年版，第 591 页。

尔认为原子论（个体论）是"没有精神的，因为它只能做到集合并列，但精神不是单一东西，而是单一物和普遍物的统一"①；康德的义务论伦理学要求个体必须服从普遍理性："不论做什么，总该做到使你的意志所遵循的准则同时能够成为一条永远普遍的立法原理。"② 事实上，个体与整体是不可分割的，无论是个体论还是整体论都不能全面反映个体与整体之间伦理关系的本质。因此，作为一门应用伦理学，公共健康伦理学研究应该坚持个体论与整体论相结合的范式，即从个体与社会整体辩证统一关系的性质出发来确立道德原则和规范，审视公共健康资源分配和公共健康利益关系协调方式，评价公共健康制度以及主体行为和活动的道德合理性。

第三层次，从职业伦理或实践伦理向职业伦理与实践伦理相结合的范式转换。目前，中国公共健康伦理学研究有两个趋向。一是集中研究公共健康专业人员的道德规范、道德责任和道德评价。这一研究主要以职业伦理学的学科范式进行，即根据公共健康的不同领域，为公共健康专业人员制定相应的道德规范或准则，分析这些规范或准则在具体情境中的运用。我们可以称之为职业伦理范式。它主要关注公共健康专业人员应该怎样行为才符合道德规范，公共健康专业人员应该承担哪些道德责任，以及伦理上的好的公共健康专业人员应该符合什么标准。二是"以实践中的公共卫生伦理问题为其逻辑出发点"③，研究公共卫生资源配置、传染病控制、遗传学与公共卫生、精神卫生、药物依赖、老龄化和长期照护等公共健康实践活动中的伦理问题。这种研究面向公共健康的现实实践，旨在为解决公共健康实践中的伦理问题、促进公共健康提供伦理支持。这种研究我们可以称之为面向公共健康实践的实践伦理范式。笔者认为，公共健康伦理学作为公共健康问题和公共健康活动的伦理研究，无论从公共健康问题的形成、现状和解决方式还是从公共健康活动的主体、对象和具体内容看，职业伦理和实践伦理研究都是不可或缺的两个方面。从这个意义上说，中国公共健康伦理学增强范式意识的自觉，就是要实现从单一的职业伦理或实践伦理范式向职业伦理与实践伦理相结合的范式转换：

---

① ［德］黑格尔：《法哲学原理》，范扬、张企泰译，商务印书馆1961年版，第173页。

② ［德］康德：《实践理性批判》，关文运译，广西师范大学出版社2001年版，第12页。

③ 翟晓梅、邱仁宗编著：《公共卫生伦理学》，中国社会科学出版社2016年版，第1页。

既要从职业伦理的角度出发，着力研究公共健康专业人员的道德规范、道德责任和道德评价，又要立足公共健康实践，通过对公共健康制度和政策安排、公共健康行为和活动以及公共健康与经济、政治、文化、生态环境等各因素之间关系的伦理检视和规导，为解决公共健康现实问题、破解公共健康实践难题、协调公共健康实践冲突提供伦理依据和伦理方案。

第三节　中国特色公共健康伦理学的现实使命：服务健康中国建设

不言而喻，树立和增强理论自觉的意识、形成和凸显中国特色的公共健康伦理研究范式、加快构建中国特色公共健康伦理学，根本现实使命和任务在于服务中国的公共健康实践，为中国的公共健康实践提供全方位的伦理支持。当前，我国正在全面实施健康中国战略，健康中国建设无疑是当前我国最基本、最集中的公共健康实践。因此，面向健康中国建设主战场，坚持为健康中国战略服务的方向，为全面推进健康中国建设提供全方位的伦理支持就自然成为中国特色公共健康伦理学的根本现实使命。

健康中国战略是国家基于人民群众的健康需要，为提高全民健康水平而实施的一项重大战略举措。2015 年 3 月 5 日李克强总理在十二届全国人大三次会议所作的《政府工作报告》中首次提出"健康中国"概念；2015 年 10 月 26 日党的十八届五中全会对推进健康中国建设作出了明确的制度性安排；2016 年 8 月 19 日在全国卫生与健康大会上习近平总书记明确提出了健康中国建设要"以普及健康生活、优化健康服务、完善健康保障、建设健康环境、发展健康产业为重点"；2016 年 10 月 25 日中共中央、国务院印发《"健康中国 2030"规划纲要》，制定了推进健康中国建设的具体行动纲领；党的十九大作出"实施健康中国战略"的重大部署，把健康中国建设上升为国家战略；党的二十大进一步对"推进健康中国建设"作出了新的战略安排。作为一项国家战略，健康中国建设正面回应人民群众对医疗卫生、食品药品安全、健康服务和保障以及生态环境等方面的重大关切，以提升全民健康水平为核心，以改善健康公平和增进全民健康福祉为目标，把卫生健康事业置于优先发展的战略地位，把卫生健康从治疗疾病、促进健康提升到民族昌盛、国家富强的高度。健康中国建设把健康融入所有政策、把健康优先体现在经济社会发展的全过程，在客观上指明了中国公共健康伦理学的"用武之地"：为解决健康问题、推进健康建设、促进全民健康作出学科贡献正是中国公共健康伦理学的"天职"和根本任务。

一　公共健康伦理与健康中国建设具有价值统一性

健康不仅是一个国家经济与社会发展的重要基础，是民族昌盛和国家富强的重要标志，也是每个人实现人生理想和幸福的基本前提，是人民群众共同的价值追求。把健康中国建设明确为一项国家发展战略，将人民健康置于优先发展的战略地位，将健康融入所有政策，为人民提供全方位全周期健康服务，不断改善健康公平和增进全民健康福祉，本身就内在地蕴含了尊重生命、以人为本、共建共享、公平正义等重要伦理精神，体现着在设计健康政策、实施健康活动、协调健康利益关系时的"应当"或"应该"。而公共健康伦理正是关于公共健康问题"应当"或"应该"的学问。为解决公共健康问题、提升全民健康水平提供伦理支持正是公共健康伦理的基本价值取向。可见，公共健康伦理与健康中国建设具有价值统一性：健康中国建设所蕴含的伦理精神正是公共健康伦理的价值追求；公共健康伦理的价值取向正是健康中国建设的价值目标。

具体而言，公共健康伦理与健康中国建设的价值统一性主要表现在三方面。一是以提升全民健康水平为核心和价值目标。公共健康伦理与健康中国建设的核心和价值目标高度契合、殊途同归，都是维护公众健康，提升全民健康水平。目前，我国卫生健康事业取得了重大进步，但健康问题依然突出，如慢性病、传染病的疾病负担日益加重，人口老龄化、疾病谱发生明显变化，环境污染和食品安全问题对健康的影响更加明显，等等。党的十九大明确提出"要完善国民健康政策"，"深化医药卫生体制改革"，"加强基层医疗卫生服务体系和全科医生队伍建设"，"健全药品供应保障制度"，"倡导健康文明生活方式"，"实施食品安全战略"，"发展健康产业"[①]；党的

[①]　习近平：《决胜全面建成小康社会 夺取新时代中国特色社会主义伟大胜利——在中国共产党第十九次全国代表大会上的报告》，人民出版社2017年版，第48页。

二十大针对我国健康建设的实际,对"推进健康中国建设"作出了新的战略安排,强调要"把保障人民健康放在优先发展的战略位置,完善人民健康促进政策","深入开展健康中国行动和爱国卫生运动,倡导文明健康生活方式"①,从而把促进人民健康的范畴从传统的疾病防治拓展到为人民群众提供全方位全周期的健康服务。健康中国建设的核心是要从影响健康的广泛因素入手,转变卫生与健康发展方式,把健康融入所有政策,以提升全民健康水平。而公共健康伦理作为公共健康问题的伦理解读,正是要从伦理学角度研究公共健康制度和政策安排、公共健康行为和活动以及公共健康与经济、政治、文化、生态环境等各因素之间的关系,从而为规范健康领域人们的行为和活动提供伦理遵循、为协调健康利益关系和矛盾冲突提供伦理指导,并最终为解决公共健康问题、提升全民健康水平提供伦理支持。

二是以保障公民健康权利为动力和价值尺度。提升全民健康水平作为健康中国建设和公共健康伦理的核心和价值目标,说到底是要尊重和保障每一位公民的健康权利,充分激发每一位公民作为健康中国建设的参与者与支持者的主动性和创造性。这不仅是实现全民健康的题中之义,也是健康中国建设的内在动力和公共健康伦理的基本价值尺度。前面提到,健康权利是"人人享有可能达到最高标准的,维持身体的生理机能正常运转以及心理良好状态的权利"②。作为一种人人都应享有的普遍权利,健康权利的本质特点是主体平等。但是,由于受经济与社会发展程度的制约,我国医疗卫生资源仍处于相对不足的匮乏状态,不同地区、不同群体的人们健康权利的实现状况仍然存在不同程度的差异。开展健康中国建设,就是要通过一系列健康政策的设计和出台,为全体社会成员提供公平的健康服务和健康保障,从而为最终实现所有社会成员的健康权利在事实上的完全平等创造条件。而健康权利的平等与合理分配也是公共健康伦理的一个重要议题。从一定意义上可以说,公共健康伦理作为关于公共健康问题"应当"或"应该"的学问,无论是研

---

① 习近平:《高举中国特色社会主义伟大旗帜 为全面建设社会主义现代化国家而团结奋斗——在中国共产党第二十次全国代表大会上的报告》,人民出版社 2022 年版,第 49 页。

② 林志强:《健康权研究》,中国法制出版社 2010 年版,第 33 页。

究公共健康制度和政策安排的价值导向和伦理要求、确立公共健康行为与活动的伦理原则和规范、协调各方面健康利益关系和道德冲突，还是探讨公共健康与经济、政治、文化、生态环境等各因素之间的关系，一个基本的价值追求也是要尊重和保障每一位公民的健康权利。可见，公共健康伦理与健康中国建设具有一致的价值尺度。

三是以公平分享健康建设成果为价值原则。什么样的建设才是合乎伦理的？这既是健康中国建设的一个基本价值考量，也是公共健康伦理的题中之义。从公平正义的视角审视健康中国建设，就是要使所有社会成员公平分享健康建设成果。1948 年联合国大会通过的《世界人权宣言》明确规定："任何人都有为他和他的家人的健康和幸福而得到相应的生活标准的权利，这包括食物、衣服、住房、医疗和必要的社会服务；在遭到失业、疾病、残废、守寡、衰老或在其他不可能控制的情况下丧失谋生能力时有权享受保障。"《"健康中国 2030"规划纲要》明确规定健康中国建设要以共建共享为基本路径。所谓共建，就是通过充分调动社会各方面的积极性和创造性，统筹政府、社会、行业和个人各个层面的力量，实现社会各界和所有社会成员的广泛参与；所谓共享，就是健康建设成果要惠及全人群和所有社会成员，"使全体人民享有所需要的、有质量的、可负担的预防、治疗、康复、健康促进等健康服务"①。这不仅直接体现健康中国建设以促进全民健康为根本目的，也直接体现健康中国建设要依靠全社会力量、健康建设成果要让全体人民公平分享的价值原则。显然，共建共享作为健康中国建设的基本路径，也是公共健康伦理的题中之义：通过基本医疗卫生制度的正义安排，实现健康建设成果的公平分配，并通过一些倾斜性的政策安排来保障社会弱势群体公平分享国家健康建设成果，是公共健康伦理正义的题中之义和内在要求。正如罗尔斯所言："由于出身和天赋的不平等是不应得的，这些不平等就多少应给予某种补偿……社会必须更多地注意那些天赋较低和出生于较不利的社会地位的人们。"② 这既是健康中国建设应该遵循的价值原则，也是健康伦理正义的内在要求和公共健康伦理的重要课题。

---

① 中共中央、国务院：《"健康中国 2030"规划纲要》，2016 年 10 月 25 日。
② ［美］约翰·罗尔斯：《正义论》，何怀宏等译，中国社会科学出版社 1988 年版，第 95—96 页。

二 健康中国建设需要公共健康伦理支持

"现代学术的本质，应该是'现实中的理论'和'理论中的现实'相统一。"① 公共健康伦理也不例外。作为一门关于公共健康问题"应当"或"应该"的学问，公共健康伦理既要有理论研究的自觉，要构建自己的学科理论体系，又需要有立足现实、服务现实的实践研究，要为解决现实公共健康问题、推进健康建设、促进全民健康贡献伦理智慧。就二者的关系而言，公共健康伦理的理论研究必须观照现实、提炼现实、服务现实，不能脱离现实醉心于从理论到理论的自说自话和"自娱自乐"；公共健康伦理的实践研究必须重视理论的总结和提炼，不能停留在对现实的简单描述和解释上。

公共健康伦理与健康中国建设的价值统一性表明，健康中国建设作为我国公共健康实践最基本、最集中的"战场"，是中国公共健康伦理学要面对和研究的最基本的现实实践；中国公共健康伦理学应该以解决中国公共健康问题、服务健康中国建设、满足健康中国建设的"道德需要"为自己的基本价值取向和现实使命。然而，在中国已有的公共健康伦理研究中，一定程度上存在未能准确把握和针对中国公共健康问题的"现实"的情况，主要表现为直接运用西方理论来解释中国的公共健康问题，甚至把西方国家的公共健康问题直接作为中国公共健康"现实"问题来讨论的现象。

这里所说的"现实"有两层含义，既包括具体的或偶然的、看得见、摸得着的社会现象或表象，也包括造成一定社会现象或表象背后的必然性或理性。正如黑格尔所说的，"凡是合乎理性的东西都是现实的，凡是现实的东西都是合乎理性的"②，就是在哲学意义上而言的"现实"，即存在于偶然性和感性现象背后的必然性和社会理性。从这两个层面来理解，公共健康伦理要立足、提炼和服务的"现实"，也是偶然与必然、感性与理性的统一，它既指公共健康领域林林总总的具体现实问题、偶然事件或现象，如新冠疫情、"非典"事件、禽流感、甲型 H1N1 流感等公共健康危机，艾滋病、职业病等重

---

① 韩庆祥、王海滨：《建构"理论中的中国"与中华民族的"学术自我"》，《江海学刊》2017 年第 3 期。

② ［德］黑格尔：《法哲学原理》，范扬、张企泰译，商务印书馆 1961 年版，第 11 页。

点疾病，公共健康风险、食品安全事件、精神卫生、药物依赖、老龄化问题等，又指这些问题、事件或现象背后的规律、思想观念、体制机制及社会、法律、伦理等各种因素。在实施健康中国战略的新时代，公共健康伦理要面对和研究的最基本的"现实"无疑就是健康中国建设的现实实践；公共健康伦理的现实使命，无疑就是要满足健康中国建设的"道德需要"，从而为促进全民健康贡献伦理智慧。

　　关于道德需要，目前学界尚未形成一致的界定。其中，一个比较认可的看法是把道德需要视为作为道德主体的人对道德的内在要求、心理意愿或依赖性、倾向性。① 当然，道德需要的主体不仅可以是个体的人，也可以是集体和社会整体的人，如"社会的道德需要"。同时，道德需要的内容不仅是一种心理或主观上的意愿和倾向，也可以是一种客观的存在和规定，即一种不以人的意志为转移的社会要求和社会倾向。据此，我们认为，健康中国建设的道德需要就是在实施健康中国战略的过程中，主体基于道德对健康中国建设的意义的认识而产生的对道德的内在要求和客观需要。

　　客观地说，健康中国建设的目标实现以及健康中国建设本身内蕴的伦理精神都必然在一定程度上带来道德领域的积极变化。但是同时，健康中国建设本身蕴含的伦理意义尚不足以使健康中国建设的各项政策完全具备道德合理性，不足以使各种行为和活动以及各种现实难题和冲突的解决自然符合道德要求和伦理精神，也不足以带来社会道德环境和道德风尚的全面改善。为此，需要通过伦理学研究和道德建设，为健康中国建设的各个方面和环节提供价值导向和伦理支持。这就是健康中国建设的道德需要；满足健康中国建设的道德需要正是公共健康伦理的现实使命。

　　第一，健康政策设计需要伦理价值导向。健康政策是国家解决健康问题、分配健康资源、调节健康利益关系的工具。作为社会公共意志的体现，健康政策是促进健康的重要保证。因此，健康中国建设的一个首要任务就是作出正义、合理的健康政策安排。应该说，《"健康中国 2030"规划纲要》把"健康的制度体系更加完善"作为到 2030 我国健康建设的目标之一，《"健康中国 2030"规划纲要》和党的十九大报告确立的健康优先、公平公正以及把

---

① 参见彭柏林《道德需要论》，上海三联书店 2007 年版。

健康融入所有政策等都体现了国家对健康政策顶层设计的高度重视和日益合理。同时，健康中国建设是一项社会系统工程，包含公共卫生、医疗服务和保障、食品药品安全、生活方式、健康教育、生态环境等诸多领域，其各个方面和各个环节都离不开一定的政策安排；为各方面政策设计提供伦理价值导向和伦理论证、实现政策设计的道德合理性正是公共健康伦理的基本使命。

第二，健康行为和活动需要道德准则的规导。健康中国建设说到底是人的建设，要依靠人的行为和活动来予以推动。《"健康中国2030"规划纲要》把"共建共享、全民健康"作为健康中国建设的战略主题，明确要求"坚持政府主导与调动社会、个人的积极性相结合，推动人人参与、人人尽力、人人享有"[①]。毋庸置疑，在健康中国建设中，无论是政府、健康服务机构及其专业人员还是一般公民都要遵循一定的道德规范和准则，所有组织和个人的行为和活动都应符合一定的道德要求。如政府在健康建设中应该承担怎样的道德责任、怎样实现卫生投入和资源分配的公正合理、怎样实现健康服务的平等和普遍可及；健康服务机构和专业人员应该承担怎样的道德责任、应该遵守怎样的职业道德规范；普通公民在健康建设中应该享有哪些权利、履行哪些义务，等等。深入研究并从正面回答这些问题正是公共健康伦理的重要任务。

第三，健康中国建设现实难题的解决需要伦理论证和伦理方案。健康中国建设包含非常广泛的领域，涉及人民健康与经济、政治、文化、生态环境等各方面因素的错综复杂的关系，需要面对一系列复杂的现实难题和价值冲突。比如，在健康建设的一般层面上，存在维护公共健康与保障公民权利的冲突、健康资源稀缺与分配公正难题、不同群体之间的健康利益冲突，等等；具体到健康建设的某一领域，如在新冠疫情防控中，除了存在上述冲突外，还存在公共健康目标与经济发展目标、政府干预与公民自主、公众的知情权与患者的隐私权、"道德多数"与"少数人"权利等诸多价值冲突。这些现实难题和冲突的解决既需要卫生学、法学、管理学、社会学等学科的努力，也离不开伦理学方面的智慧和贡献。从伦理学角度关注和研究这些问题，为合理解决这些现实难题和冲突提供伦理依据和伦理方案也正是健康伦理的重要任务。

---

① 中共中央、国务院：《"健康中国2030"规划纲要》，2016年10月25日。

三　中国公共健康伦理学支持健康中国建设的重点领域

中国公共健康伦理学以满足健康中国建设的"道德需要"为现实使命，意味着中国公共健康伦理的研究和建设要直接服务健康中国建设，为健康中国建设提供应有的伦理支撑。为此，必须在全球视野下准确把握中国人特有的生活方式、中国的公共健康治理语境和社会道德环境，探寻、解决健康中国建设中的"真问题"，从而为实现健康中国建设的战略目标作出应有贡献。健康中国建设要研究的"真问题"非常广泛。2016年全国卫生与健康大会、《"健康中国2030"规划纲要》和党的十九大报告都明确了健康中国建设的战略重点，即"普及健康生活、优化健康服务、完善健康保障、建设健康环境、发展健康产业"。当前，中国公共健康伦理研究必须聚焦这些重点领域，立足中国语境，坚持问题导向，为推进健康中国建设提供有力的伦理支撑。

第一，为普及健康生活提供道德意识的引领。健康中国建设的最终目标是促进全民健康；促进全民健康重在普及健康生活；普及健康生活必须着眼于提高全民健康素养，养成健康的生活习惯和行为方式。为此，既需要健康知识和技能层面的教育和宣传，也需要公共健康道德意识的引领。就前者而言，我国已经相继开展了爱国卫生运动、国民健康素养行动计划等活动，发布了《全民健康素养促进行动规划（2014—2020年）》《中国公民健康素养——基本知识与技能》等文件，为提高公民健康素养、帮助公民养成健康生活方式提供了知识和技能层面的指导。后者是普及健康生活的道德向导，也正是公共健康伦理的题中之义。公共健康道德意识要求人们从道德价值观的高度充分重视健康的价值，把养成健康生活方式视为对自身和他人的道德责任，做到对自身和他人的健康负责。目前，我国公民健康素养仍然不高，不良生活习惯和行为方式仍然广泛存在，一个重要深层因素即在于公共健康道德意识不强，未能认识到健康生活也是对自身和他人的道德责任，从而有意或无意放任明知有害健康的行为和习惯。可见，通过公共健康伦理的研究和建设，为"倡导健康文明生活方式""提高全民健康素养""塑造自主自律的健康行为"开展公共健康道德教育，帮助人们树立和增强公共健康道德意识，是普及健康生活、解决人们在公共健康领域"知行不统一"问题的必由之路。

　　第二，为优化健康服务提供伦理原则的指导。健康服务既是一个医疗卫生问题、政策问题，也是一个伦理问题。作为一个医疗卫生问题、政策问题，优化健康服务首先需要科学、理性的政策安排。前面提到，早在2009年卫生部等部委就联合制定了《关于促进基本公共卫生服务逐步均等化的意见》；2016年中央印发的《"健康中国2030"规划纲要》对"推进基本公共卫生服务均等化"作了具体安排；党的十九大明确提出了"为人民群众提供全方位全周期的健康服务"的新要求，为优化健康服务作了良好的顶层设计。作为一个伦理问题，健康服务也是公共健康伦理的重要对象，为优化健康服务提供伦理原则的指导也是公共健康伦理的一个重要任务。健康服务的伦理原则，除了微观层面的健康服务态度、服务方式及服务者与服务对象的关系等方面要坚持的尊重、有利、不伤害等原则外，更重要的是宏观层面的基本公共卫生服务均等化问题。目前，我国基本公共卫生服务在城乡之间、不同地区之间以及不同群体之间仍然存在一定差距，基本公共卫生服务均等化仍然是健康中国建设的一个重要目标。从公共健康伦理角度看，基本公共卫生服务不均等也是社会缺乏公平的一个重要表现；为解决这一问题提供伦理思路也是公共健康伦理的一个重要任务。它要求用平等、公平、责任等伦理原则来安排基本公共卫生服务的分配，让每一位社会成员均等地享有健康服务的机会，并以之作为政府的一项责任伦理要求和健康中国建设的基本伦理方向。

　　第三，为完善健康保障提供伦理检视的标准。党的十九大明确要求全面建立中国特色的医疗保障制度和药品供应保障制度。这正是完善健康保障的两个着力点。从伦理学角度看，医疗保障制度和药品供应保障制度虽然不是直接的道德规范，但国家在创制这些制度时离不开道德维度的考量，必须能够经受伦理检视。这也正是公共健康伦理学的一个重要领域——公共健康制度伦理。它以公共健康制度中的伦理问题为对象，是公共健康制度通过其强制性的规则体系在协调各种健康利益关系中所表现出来的道德性。公共健康制度伦理作为检视公共健康保障道德合理性的标准，就是要根据正义、公益和效用等原则，从道德价值层面对公共健康保障制度的各个方面，包括医保体系的覆盖面、医保管理服务、商业健康保险、药品医疗器械流通和国家药物政策等予以伦理检视，为更加科学、理性的公共健康保障制度设计提供伦理依据。特别是在医疗卫生资源相对稀缺的现实条件下，这些原则可以为处理医疗卫生资源的相对不足与不断增长的健康需要之间的矛盾提供基本标准和依据。党的十九大再次强调"坚持预防为主",就鲜明体现了公共健康保障的重点在预防保健、基本医疗和大病住院三者之中所作的价值选择,彰显了惠及全民的公共健康伦理价值观念。

第四,为建设健康环境提供伦理反思的依据。如前所述,健康环境建设中的伦理问题是公共健康伦理的一个重要论域。事实上,健康环境建设既是健康中国建设的一个重点,也是健康中国建设的一大难点。健康环境包括健康的自然生态环境和人文社会环境。其中,建设健康的自然生态环境,要求实行最严格的生态环境保护,治理影响健康的突出环境问题。2016年中央印发的《"健康中国2030"规划纲要》明确提出要"深入开展爱国卫生运动","加强城乡环境卫生综合整治","建设健康城市和健康村镇";要"加强影响健康的环境问题治理","深入开展大气、水、土壤等污染防治","实施工业污染源全面达标排放计划","建立健全环境与健康监测、调查和风险评估制度"。① 建设健康的人文社会环境,最重要的是要完善食品药品安全和公共安全体系,保障食品药品安全,减少公共安全事件对人民生命健康的威胁。《"健康中国2030"规划纲要》明确提出要"保障食品药品安全",加强食品和药品安全监管;要"完善公共安全体系","强化安全生产和职业健康","促进道路交通安全","预防和减少伤害","提高突发事件应急能力","健全口岸公共卫生体系"。② 建设健康的自然生态环境和人文社会环境都离不开对环境问题的反思。这种反思既包括医疗卫生、法律政策等层面,也包括伦理层面。对健康环境问题的伦理反思正是公共健康伦理的一个重要内容。它除了应反思经济发展与环境保护之间的关系这一传统问题外,还要反思在健康环境建设中不同主体的道德责任;对政府、公共健康组织以及公众的行为和活动进行道德评价;对国家治理环境问题的政策措施予以伦理审视;如何协调公共健康利益与经济利益、个人权利之间的冲突;在应对全球性健康环境问题的过程中,怎样处理国家利益与全球健康的关系,等等。这一系列问题正是公共健康伦理的重要论域。从正面解答这些问题,或者为之提供伦理

---

① 中共中央、国务院:《"健康中国2030"规划纲要》,2016年10月25日。
② 中共中央、国务院:《"健康中国2030"规划纲要》,2016年10月25日。

依据或方案也是公共健康伦理的一个重要使命。

第五，为发展健康产业提供伦理价值的导向。健康产业发展中的伦理问题也是公共健康伦理的一个具体领域。同时，"支持社会办医，发展健康产业"是党的十九大提出的健康中国建设的一个重要抓手。发展健康产业，既是一种经济活动，也是一种健康实践活动。作为一种经济活动，健康产业可以而且应该遵循市场规律；作为一种健康实践活动，健康产业又具有公益性和公共服务价值。作为健康中国建设的一个重要抓手，发展健康产业必须遵循健康规律，接受健康伦理价值的导向，把促进健康作为首要价值。这也正是公共健康伦理的重要目标：在公共健康伦理价值的引导下，健康产业主体坚持质量伦理、信用伦理理念，在经济效益与健康效益之间，坚持健康效益第一的原则，从而实现促进健康的目标。事实上，在发展健康产业的过程中，客观、自发的市场规律是一只"看不见的手"，而道德理性是把握这只手的向导。公共健康伦理的基本作用就在于通过道德理性的价值导向，对健康产业主体进行价值引导，使之在追求自身利益的过程中充分尊重他人和社会的健康利益，坚守健康产业作为一种健康实践活动的公益属性和健康价值导向，自觉承担促进健康的道德责任。

总之，健康中国建设需要公共健康伦理学；服务健康中国建设、为健康中国建设提供应有的伦理支撑是中国公共健康伦理学的现实使命和根本任务。当前，中国公共健康伦理研究要树立和增强服务健康中国建设的意识，围绕重点领域，坚持问题导向，为破解健康中国建设的现实难题、实现健康中国战略的美好蓝图作出应有的学科贡献。

参考文献

一 中文文献

（一）专著

曹刚：《道德难题与程序正义》，北京大学出版社 2011 年版。

陈焱、高立冬主编：《现代公共卫生》，科学技术文献出版社 2017 年版。

陈颖健：《公共健康全球合作的国际法律制度研究》，上海社会科学院出版社 2010 年版。

樊立华主编、孙涛副主编：《基本公共卫生服务均等化理论与实践》，人民卫生出版社 2014 年版。

冯惠玲主编：《公共危机启示录：对 SARS 的多维审视》，中国人民大学出版社 2003 年版。

甘绍平：《应用伦理学前沿问题研究》，江西人民出版社 2002 年版。

高兆明：《伦理学理论与方法》，人民出版社 2005 年版。

高兆明：《道德失范研究》，商务印书馆 2016 年版。

郭喜等：《健康、人口与环境基本公共服务均等化研究》，中国社会科学出版社 2017 年版。

郭岩、吴群红主编：《中国卫生政策》，北京大学医学出版社 2010 年版。

郭湛：《主体性哲学》，云南人民出版社 2002 年版。

韩跃红等：《生命伦理学维度：艾滋病防控难题与对策》，人民出版社 2011 年版。

韩跃红等：《生命伦理学视域中人的尊严》，云南教育出版社 2017 年版。

李德顺、孙伟平：《道德价值论》，云南人民出版社 2005 年版。

李立明、姜庆五主编：《中国公共卫生概述》，人民卫生出版社 2017 年版。

林志强：《健康权研究》，中国法制出版社 2010 年版。

刘娟：《疫病防治与健康传播》，中国传媒大学出版社 2016 年版。

刘民权、顾昕、王曲主编：《健康的价值与健康不平等》，中国人民大学出版社 2011 年版。

卢风、肖魏主编：《应用伦理学导论》，当代中国出版社 2002 年版。

卢伟、吴立明主编：《公共健康风险评价》，上海科学技术出版社 2013 年版。

罗国杰主编：《伦理学》，人民出版社 2014 年版。

彭柏林：《道德需要论》，上海三联书店 2007 年版。

邱仁宗：《生命伦理学》，中国人民大学出版社 2010 年版。

邱仁宗：《艾滋病、性和伦理学》，首都师范大学出版社 1997 年版。

沈中、许文洁：《隐私权论兼析人格权》，上海人民出版社 2010 年版。

史军：《权利与善：公共健康的伦理研究》，中国社会科学出版社 2010 年版。

谭晓东主编：《突发性公共卫生事件预防与控制》，湖北科学技术出版社 2003 年版。

唐凯麟编：《伦理学》，安徽文艺出版社 2017 年版。

万俊人：《现代性的伦理话语》，黑龙江人民出版社 2002 年版。

万俊人主编：《现代公共管理伦理导论》，人民出版社 2005 年版。

王滨有主编：《性健康教育学》，人民出版社 2011 年版。

王军：《灾疫生命伦理研究》，人民出版社 2017 年版。

王文科、叶姬：《健康中国战略背景下公共健康伦理研究》，上海三联书店 2020 年版。

王延光：《艾滋病预防政策与伦理》，社会科学文献出版社 2006 年版。

吴双全：《少数人权利的国际保护》，中国社会科学出版社 2010 年版。

向德平等：《挑战与应对：艾滋病防治专题研究》，社会科学文献出版社 2009 年版。

晓非：《归责与规范》，商务印书馆 2019 年版。

许树强、王宇主编：《突发事件公共卫生风险评估理论与实践》，人民卫生出版社 2017 年版。

鄢洪涛等：《发展型社会政策视域下的中国医疗卫生事业管理创新研究》，湘潭大学出版社 2014 年版。

杨敏等：《民法典视野中的公民医疗权利研究》，山东大学出版社 2009 年版。

姚新中：《道德活动论》，中国人民大学出版社 1990 年版。

俞可平主编：《治理与善治》，社会科学文献出版社 2000 年版。

喻文德：《公共健康伦理探究》，湖南大学出版社 2015 年版。

余涌：《道德权利研究》，中央编译出版社 2001 年版。

翟晓梅、邱仁宗主编：《生命伦理学导论》（第 2 版），清华大学出版社 2005 年版。

翟晓梅、邱仁宗编著：《公共卫生伦理学》，中国社会科学出版社 2016 年版。

张晓玲主编：《突发公共卫生事件的应对及管理》，四川大学出版社 2017 年版。

张自力：《健康传播学》，北京大学出版社 2014 年版。

赵增福主编：《医学伦理学》，高等教育出版社 2007 年版。

郑玉敏：《作为平等的人受到对待的权利》，法律出版社 2010 年版。

曾光主编：《中国公共卫生与健康新思维》，人民出版社 2006 年版。

朱凤才、沈孝兵主编：《公共卫生应急——理论与实践》，东南大学出版社 2017 年版。

［丹麦］格兰·莱文拉克：《增权型公共卫生实践》，傅华译，复旦大学出版社 2018 年版。

［德］黑格尔：《法哲学原理》，范扬、张企泰译，商务印书馆 1961 年版。

［古希腊］亚里士多德：《政治学》，吴寿彭译，商务印书馆 1965 年版。

［美］埃德加·博登海默：《法理学：法律哲学与法律方法》，邓正来译，中国政法大学出版社 1999 年版。

［美］富勒：《法律的道德性》，郑戈译，商务印书馆 2005 年版。

［美］H. T. 恩格尔哈特：《生命伦理学基础》（第二版），范瑞平译，北京大学出版社 2006 年版。

［美］约翰·罗尔斯：《正义论》，何怀宏等译，中国社会科学出版社 1988 年版。

［美］约瑟夫·弗莱彻：《境遇伦理学》，程立显译，中国社会科学出版社 1989 年版。

［美］托马斯库恩：《科学革命的结构》，金吾伦、胡新和译，北京大学出版社

2003 年版。

［美］罗纳德·德沃金:《至上的美德:平等的理论与实践》,冯克利译,江苏人民出版社 2003 年版。

［美］汤姆·L. 彼彻姆:《哲学的伦理学》,雷克勤等译,中国社会科学出版社 1990 年版。

（二）期刊论文

巴璐、蔡慧媛、戎彧:《公共卫生监测中的伦理问题及其借鉴意义》,《医学与哲学》(人文社会医学版) 2019 年第 12 期。

白丽萍:《公共卫生政策的缘起及其伦理关涉》,《医学与哲学》(人文社会医学版) 2011 年第 7 期。

蔡昱:《论作为公共卫生伦理基础的"超个体的个体"和"人类生命共同体"——兼论自由主义和社群主义的前提错误》,《中国医学伦理学》2020 年第 4 期。

曹刚:《责任伦理:一种新的道德思维》,《中国人民大学学报》2013 年第 2 期。

曹瑞琪:《公共卫生事件中科技新闻报道伦理失范探析》,《新闻传播》2020 年第 17 期。

丛亚丽:《公共卫生伦理核心价值探讨》,《医学与哲学》2015 年第 10A 期。

方军:《制度伦理与制度创新》,《中国社会科学》1997 年第 3 期。

樊嘉禄、刘燕、陈发俊:《对非典的伦理反思》,《安徽农业大学学报》(社会科学版) 2004 年第 2 期。

龚群:《公共健康领域里的几个相关伦理问题》,《伦理学研究》2008 年第 2 期。

韩庆祥、王海滨:《建构"理论中的中国"与中华民族的"学术自我"》,《江海学刊》2017 年第 3 期。

韩跃红、孙书行:《人的尊严与生命的尊严释义》,《哲学研究》2006 年第 3 期。

何力平:《试论转型时期的道德冲突与道德困惑》,《理论与改革》1999 年第 4 期。

何建华：《论道德冲突中的行为选择》，《中共浙江省委党校学报》2001 年第 6 期。

贾新奇：《论道德选择中的权变问题》，《北京师范大学学报》（社会科学版）2004 年第 2 期。

那力：《国际卫生法的新使命：全球公共健康治理》，《云南大学学报》（法学版）2008 年第 11 期。

李超：《公益伦理：一种必要而不必然的社会正义》，《东南大学学报》（哲学社会科学版）2015 年第 3 期。

李迪豪：《道义论与效益论域下公共卫生政策伦理评估体系建构》，《求索》2013 年第 4 期。

李红文：《个人权利与共同善：公共卫生政策中的伦理冲突及其解决》，《医学与哲学》2016 年第 9A 期。

李伦、喻文德：《论公共健康的社会正义问题》，《湖南大学学报》（社会科学版）2010 年第 3 期。

李诗悦：《重大突发公共卫生事件跨界治理的伦理秩序重建》，《思想教育研究》2020 年第 4 期。

李玉梅、吴晓娜：《公共卫生事件传播应遵守的公共健康伦理道德》，《首都公共卫生》2014 年第 5 期。

林玉美：《试论健康伦理对生命伦理的拓新》，《河北工程大学学报》（社会科学版）2012 年第 2 期。

鲁国强：《论自由市场与政府干预》，《当代经济管理》2012 年第 1 期。

鲁琳、胡晓燕：《公共卫生伦理学的研究内容及伦理思考》，《中国医学伦理学》2016 年第 2 期。

卢先明：《论公益伦理的特点》，《道德与文明》2010 年第 3 期。

马洪亮、王飞：《环境健康领域公共卫生干预的必要性和发展定位》，《河北大学学报》（哲学社会科学版）2014 年第 5 期。

马乔恩、马俊峰：《马克思对公共卫生的生命伦理批判及当代启示》，《甘肃社会科学》2020 年第 3 期。

［美］麦金太尔：《道德困境》，莫伟民译，《哲学译丛》1992 年第 2 期。

彭柏林、戚小村：《论作为公益伦理原则的公平》，《湖南师范大学社会科学学报》2008 年第 3 期。

彭柏林：《重大公共卫生事件防控所应倡导的道德理念》，《江汉论坛》2020
    年第 3 期。

邱仁宗：《公共卫生伦理学刍议》，《中国医学伦理学》2006 年第 1 期。

孙福川：《论健康伦理学及其基本理论架构——"九大理论"视野中的健康伦
    理》，《医学与哲学》2005 年第 10 期。

史军：《公共健康实践的伦理原则探析》，《科学技术与辩证法》2007 年第 2 期。

史军：《以公共健康之名干预个人权利何以可能？》，《自然辩证法研究》2007
    年第 6 期。

史军：《遭遇公共健康的生命伦理学》，《伦理学研究》2008 年第 4 期。

苏玉菊、王晨光：《论公共卫生规制的伦理与法律原则——寻求公共利益与个
    人权益的平衡》，载姜明安主编《行政法论丛》第 16 卷，法律出版社
    2014 年版。

田海平：《伦理治理何以可能》，《哲学动态》2017 年第 12 期。

万俊人：《论道德目的论与伦理道义论》，《学术月刊》2003 年第 1 期。

万俊人：《道德类型学及其文化比较视境》，《北京大学学报》（哲学社会科学
    版）1995 年第 6 期。

王春水、翟晓梅、邱仁宗：《试论公共卫生伦理学的基本原则》，《自然辩证法
    研究》2008 年第 11 期。

王佳、程实、陈波涛：《H7N9 疫情危机处置的公共卫生伦理问题研究》，《医
    学与哲学》2018 年第 1A 期。

王喜文、张肖阳、肖巍：《社会公正：公共健康伦理的时代课题》，《河北学
    刊》2010 年第 1 期。

王艳桥、魏兴格、杨静：《健康中国战略语境下的公共健康伦理》，《中国卫生
    事业管理》2019 年第 12 期。

王珏、王硕：《公共健康的伦理博弈与道德边界》，《探索与争鸣》2020 年第
    4 期。

肖巍：《论公共健康的伦理本质》，《中国人民大学学报》2004 年第 3 期。

肖巍：《关于公共健康伦理的思考》，《清华大学学报》（哲学社会科学版）
    2004 年第 5 期。

肖巍:《公共健康伦理:概念、使命与目标》,《湘潭大学学报》(哲学社会科学版) 2006 年第 3 期。

肖巍:《公共健康伦理:一个有待开拓的研究领域》,《河北学刊》2010 年第 1 期。

喻文德、李伦:《论公共健康伦理的主导价值取向》,《兰州学刊》2009 年第 12 期。

喻文德、李伦:《论公共健康伦理的理论实质》,《社会科学辑刊》2008 年第 6 期。

喻文德、李伦:《国外的公共健康伦理研究》,《河北学刊》2010 年第 1 期。

喻文德:《国外公共健康伦理研究的新进展》,《伦理学研究》2019 年第 5 期。

袁菲、沈春明:《公共健康伦理的公益性原则刍议》,《医学与哲学》2019 年第 12 期。

袁明华:《论道德冲突》,《江苏社会科学》1992 年第 2 期。

翟晓梅:《公共卫生的特征及其伦理学问题》,《医学与哲学》(人文社会医学版) 2007 年第 11 期。

张斌:《公共卫生实践中诸主体的道德责任》,《医学与哲学》2013 年第 7A 期。

张福如:《关于建立公共健康伦理的思考》,《江西社会科学》2004 年第 12 期。

张福如:《论公共健康伦理在公共健康危机管理中的作用》,《江西师范大学学报》(哲学社会科学版) 2009 年第 4 期。

张海洪、丛亚丽:《世界卫生组织〈公共卫生监测伦理指南〉要点及启示》,《医学与哲学》(人文社会医学版) 2018 年第 11A 期。

张肖阳、肖巍:《"全球公共健康伦理":建构危机时刻的全球伦理共识》,《探索与争鸣》2020 年第 4 期。

张燕:《埃博拉疫情爆发和防控中的"道德两难"和伦理反思》,《伦理学研究》2015 年第 1 期。

周瑾平、刘激扬:《重大公共卫生事件中的公共伦理责任》,《云梦学刊》2020 年第 3 期。

周山东、王泽应:《突发公共卫生事件中公民健康责任的伦理分析》,《东南学术》2020 年第 4 期。

二　英文文献

Alberto Giubilini, Julian Savulescu, "Demandingness and Public Health Ethics", *Moral Philosophy and Politics*, 2019, Vol. 6, No. 1.

Amanda Littell, "Can a Constitutional Right to Health Guarantee Universal Health Care Coverage or Improved Health Outcome: A Survey of Selected States", *Connecticut Law Review*, 2002, Vol. 35, No. 1.

Angela Ballantyne, "Adjusting the focus: A public health ethics approach to data research", *Bioethics*, 2019, Vol. 33, No. 3.

Angus Dawson, Marcel Verweij, *Ethics, Prevention, and Public Health*, Clarendon Press, 2007.

Bruce Jennings et al. , *Emergency Ethics: Public Health Preparedness and Response*, Oxford University Press, 2016.

Callahan Daniel, Jennings Bruce, "Ethics and Public Health: Forging a Strong Relationship", *Public Health*, 2002, Vol. 92, No. 2.

Carlo Petrini and Sabina Gainotti, "A personalist approach to public-health ethics", *Bulletin of the World Health Organization*, 2008, Vol. 86, No. 8.

Carlo Petrini, "Person: centre both of clinical ethics and of public health ethics", *Istituto Superiore di Sanita. Annali*, 2018, Vol. 48, No. 1.

Dan E. Beauchamp, Bonnie Steinbock, *New Ethics for the Public Health*, Oxford University Press, 1999.

Daniel S. Goldberg, *Public Health Ethics and Social Determinants of Health*, Springer International Publishing, 2017.

David B. Resnik, "Food and Beverage Policies and Public Health Ethics", *Health Care Analysis*, 2015, Vol. 23, No. 2.

Debra DeBruin, Jonathon P. Leider, "COVID-19: The Shift From Clinical to Public Health Ethics", *Public Health Management & Practice*, 2020, Vol. 26, No. 4.

Fabrizio Turoldo, "Responsibility as an Ethical Framework for Public Health Interventions", *Public Health*, 2009, Vol. 99, No. 7.

Fairchild Amy L. , Dawson Angus, Bayer Ronald, et al. , "The World Health Organization, Public Health Ethics, and Surveillance: Essential Architecture for Social Well-Being", *Public Health*, 2017, Vol. 107, No. 10.

James F. Childress, et al. , "Public Health Ethics: Mapping the Terrain", *Law, Medicine and Ethics*, 2002, Vol. 30, No. 2.

Jennifer Prah Ruger, "Positive Public Health Ethics: Toward Flourishing and Resilient Communities and Individuals", *Bioethics*, 2020, Vol. 20, No. 7.

Jennings Bruce, "Right Relation and Right Recognition in Public Health Ethics: Thinking Through the Republic of Health", *Public Health Ethics*, 2016, Vol, 9, No. 2.

Jones, David Albert, "Human Dignity in Healthcare: A Virtue Ethics Approach", *The New Bioethics*, 2015, Vol. 21, No. 1.

Lawrence O. Gostin, *Public Health Law and Ethics*, University of California Press, 2002.

Lisa M. Lee, "A Bridge Back to the Future: Public Health Ethics, Bioethics, and Environmental Ethics", *Bioethics*, 2017, Vol. 17, No. 9.

Lisa M. Lee, "Adding justice to the clinical and public health ethics arguments for mandatory seasonal influenza immunisation for healthcare workers", *Medical Ethics*, 2015, Vol. 41, No. 8.

Lisa M. Lee, "An Ethics for Public Health Surveillance", *Bioethics*, 2020, Vol. 20, No. 10.

Liza Dawson, Stephen R, "Latham. Molecular HIV Surveillance and Public Health Ethics: Old Wine in New Bottles", *Bioethics*, 2020, Vol. 20, No. 10.

L. O. Gostin AND Madlson Powers, "What Does Social Justice Require For The Public s' Health?", *Public Health Ethics and Policy Imperatives*, *Health Affairs*, 2006, Vol. 25, No. 4.

Mahmoud Abbasi, Reza Majdzadeh, Alireza Zali, et al. , "The evolution of public health ethics frameworks: systematic review of moral values and norms in public health policy", *Medicine, Health Care and Philosophy*, 2018, Vol. 21, No. 3.

Mann, Jonathan, "Medicine and Public Health, Ethics and Human Rights", *The*

Hastings Center Report，1997（27）．

Marckmann Georg，Schmidt Harald，Sofaer Neema，et al.，"Putting public health ethics into practice：a systematic framework"，*Frontiers in Public Health*，2015，Vol. 3. No. 6.

Michael Boylan ed.，*Public Health Policy and Ehtics*，Jluwer Academic Publishers，2004.

Michael D. Rozier，"Structures of Virtue as a Framework for Public Health Ethics"，*Public Health Ethics*，2016，Vol. 9，No. 1.

Michele Battle Fisher，*Application of Systems Thinking to Health Policy & Public Health Ethics*，Springer，Cham，2015.

M. Wynia，"Over simplifications：Physicians Don't do public health"，*Bioethics*，2005，Vol. 5，No. 4.

Nancy E. Kass，"A Journey in Public Health Ethics"，*Perspectives in Biology and Medicine*，2017，Vol. 60，No. 1.

Nancy E. Kass，"An Ethics Framework for Public Health"，*Public Health*，2001，Vol. 91，No. 11.

Nancy E. Kass，"Public Health Ethics：From Foundations and Frameworks to Justice and Global Public Health"，*Law，Medicine & Ethics*，2004，Vol. 32，No. 2.

Nancy M. Baum and Sarah E. Gollust，"Looking Ahead：Addressing Ethical Challenges in Public Health Practice"，*Law，Medicine & Ethics*，2007，Vol. 35，No. 4 .

Peter Schröder-Bäck，Peter Duncan，William Sherlaw，et al.，"Teaching seven principles for public health ethics：towards a curriculum for a short course on ethics in public health programmes"，*BMC Medical Ethics*，2014，Vol. 15，No. 2.

Rajczi Alex，"Liberalism and Public Health Ethics"，*Bioethics*，2016，Vol. 30，No. 2.

Rod Knight，Jean Shoveller，Devon Greyson，et al.，"Advancing population and public health ethics regarding HIV testing：a scoping review"，*Critical Public Health*，2014，Vol. 24，No. 3.

Roger Yat-Nork Chung，Alexandre Erler，Hon-Lam Li，et al.，"Using a Public

Health Ethics Framework to Unpick Discrimination in COVID-19 Responses", *Bioethics*, 2020, Vol. 20, No. 7.

Ronald Bayer and Amy L. , "Fairchild. The Genesis of Public Health Ethics", *Bioethics*, 2004, Vol. 18, No. 6.

Ronald Bayer, (EDT) / Lawrence O. Gostin (EDT) / Bruce Jennings (EDT) / Bonnie Steinbock (EDT), *Public Health Ethics*, Oxford University Press, 2006.

Ruth Gaare Bernheim, James F. Childress, Richard J. Bonnie, Alan Melnick, *Essentials of Public Health Ethics*, Jones and Bartlett Publishers, Inc, 2013.

Stephen Holland. , *Ethics and Governance of Public Health Information*, Rowman & Littlefield, 2019.

Sudhir Anand, Fabienne Peter, Amartya. Sen, *Public Health, Ethics, and Equity*, Oxford University Press, 2006.

Timothy Allen, Michael J. Selgelid, "Necessity and least infringement conditions in public health ethics", *Medicine, Health Care and Philosophy*, 2017, Vol. 20, No. 4.

Viens A. M. , Vass Caroline, McGowan Catherine R, et al. , "Education, training, and experience in public health ethics and law within the UK public health workforce", *Public Health*, 2020, Vol. 42, No. 1.

Walker, Kathryn, "A Rawlsian Approach to Public Health Ethics", *Health Law Review*, 2014, Vol. 22, No. 2.

Wild V, Dawson A, "Migration: a core public health ethics issue", *Public Health*, 2018, Vol. 158, No. 2.

Winter Sebastian F. , Winter Stefan F. , "Human Dignity as Leading Principle in Public Health Ethics: A Multi-Case Analysis of 21st Century German Health Policy Decisions", *Health Policy and Management*, 2018, Vol. 7, No. 3.

后　记

本书是 2017 年度国家社科基金一般项目"公共健康伦理的基本理论研究"（17BZX020）的最终成果。

2012 年、2016 年本人分别主持完成了国家社科基金青年项目"艾滋病防控面临的道德冲突及实践对策研究"和"艾滋病危险性行为干预面临的伦理难题及对策研究"。两项课题拟定的研究视角都是生命伦理，即在生命伦理学框架下研究艾滋病防控面临的道德冲突和艾滋病危险性行为干预面临的伦理难题。但随着研究的深入，我们越来越感受到艾滋病防控是一个公共健康问题，把艾滋病防控的伦理研究放在生命伦理学框架下存在一定的局限；既然艾滋病防控属于公共健康问题，理应放在公共健康伦理学的框架下进行研究。更为重要的是，应对日益频仍的公共健康危机、完善公共卫生体系、推进健康中国建设都迫切需要公共健康伦理学的智慧和贡献。但是，脱胎于生命伦理学、在借鉴西方公共健康伦理学背景下诞生的中国公共健康伦理学理论研究还比较薄弱，对中国公共健康问题和公共健康实践的研究大多是沿用生命伦理学和西方公共健康伦理学的一些理论和方法。这种研究对健康中国建设的支持还很乏力，中国公共健康伦理学解释和服务现实的能力亟待提升。

在这样的背景下，本人于 2017 年主持申报并获准立项了国家社科基金一般项目"公共健康伦理的基本理论研究"。该项目旨在对公共健康伦理的基本理论展开专题研究，推动学界对公共健康伦理基础理论研究的更多重视和不断深化，为公共健康伦理学支持中国公共健康实践提供理论基础。作为该项目的最终成果，本书聚焦公共健康伦理的基本理论，在正面解答公共健康伦理何以可能、解决公共健康伦理学科"合法性"的基础上，阐释了公共健康伦理的一系列基础理论问题，为构建公共健康伦理的基本理论体系作了初步尝试。

　　本书的出版得到了湖南师范大学教育部人文社会科学重点研究基地中华伦理文明研究中心的资助，得到了基地主任向玉乔教授的大力支持；中国社会科学出版社郝玉明老师为本书的出版付出了艰辛的劳动。同时，本书参考了学界的很多研究成果，在此一并表示诚挚的谢意。

朱海林
2023 年 5 月